L'aventure r'Ose Transat

Tenir le cap après un cancer du sein

IMPRIM'VERT®

Éditions Favre SA

Siège social et bureaux :
29, rue de Bourg – CH-1002 Lausanne
Tél. : (+41) 021 312 17 17 – Fax : (+41) 021 320 50 59
lausanne@editionsfavre.com
www.editionsfavre.com

Groupe Libella

Dépôt légal en Suisse en mai 2020.

Transcriptions des interviews et édition des textes : Andréane Leclercq
Photographies : Caroline Ackermann, Germain Arias-Schreiber, Anne Beaugé, Wiktoria Bosc
Photographie de couverture : © Germain Arias-Schreiber
Lithographie : Anne Beaugé
Mise en pages et graphisme : recto verso, Gletterens

ISBN : 978-2-8289-1871-2

Les Éditions Favre bénéficient d'un soutien structurel de l'Office fédéral de la culture pour les années 2016-2020.

Cet ouvrage a été réalisé grâce au soutien de la Loterie Romande

LOTERIE ROMANDE

Imprimé en France par SEPEC à Péronnas (01) - N° d'impression : 00432200305

PEFC 10-31-1470 / Certifié PEFC / Ce produit est issu de forêts gérées durablement et de sources contrôlées. / pefc-france.org

Elisabeth Thorens-Gaud

L'aventure r'Ose Transat

Tenir le cap après un cancer du sein

FAVRE

« Enfants des étoiles, nous sommes tous intimement liés à l'Univers. »

Trinh Xuan Thuan

À toutes celles et ceux qui traversent la tempête

Sommaire

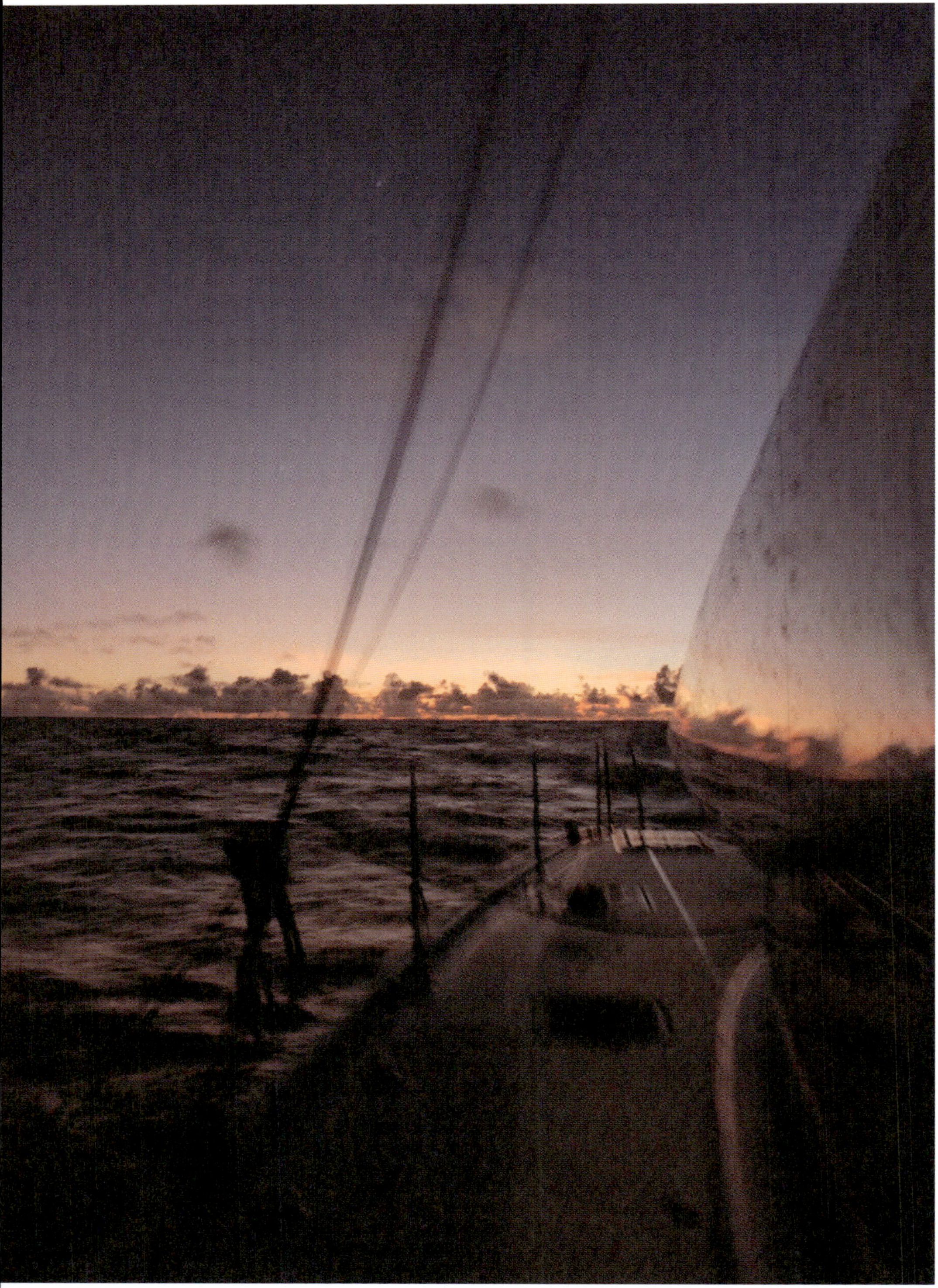

© Caroline Ackermann

Prologue
Plénitude

Poussé par les alizés, pilote automatique enclenché, le catamaran file à belle allure sur les flots sombres. Je viens de prendre mon quart de nuit. Muriel, notre skipper, est allongée dans le carré, tandis que le reste de l'équipage de r'Ose Transat dort dans les flotteurs de *Puma III*.
C'est la lune noire. La voûte céleste épouse l'océan. Parmi les milliers d'astres, je reconnais Altaïr, le plus brillant de la constellation de l'Aigle, et la Voie lactée qui traverse le ciel. Soudain, deux étoiles filantes… Je fais un vœu.

Cette nuit, seule au milieu de l'immensité de la mer, le regard plongé dans le dôme étoilé, je vis un moment de grâce en contemplant ce spectacle nocturne si merveilleux.
Mon esprit agité se calme. Mes pensées se taisent.
Comme si je me trouvais dans un lieu sacré, dans le temple de l'univers.
J'éprouve une immense gratitude pour tout ce que la vie m'a apporté.
J'épouse le cosmos. Je ressens un bonheur profond et intense, un sentiment de transcendance, comme une évidence.
Comme si j'avais pu accéder à la source, à la vérité.
Mon cerveau trouve à peine les mots pour exprimer ce ressenti si puissant.
Seul le cœur peut comprendre cette expérience spirituelle.
À partir de cet instant, je n'aurai plus qu'une envie: retrouver cette sensation.
Je suis devenue «accro» aux quarts de nuit sur *Puma III*.

Le cancer m'a laissé un cadeau.
Et cela, j'étais loin de l'imaginer en ce terrible jour d'octobre 2016.

Première partie

Tempête

« Cela ne me fait pas plaisir de vous dire ça, mais je vois quelque chose.
– …
– Je vais faire une biopsie sous anesthésie, ce ne sera pas douloureux. »

J'entends encore ces mots glaçants et terrifiants prononcés par mon médecin radiologue, spécialisé en sénologie. C'était le jeudi 13 octobre 2016 à 14 heures. Je m'en souviens parfaitement, car je pensais me débarrasser de ce contrôle de routine – la mammographie annuelle – avant d'aller rejoindre mes élèves à l'école où j'enseigne. Je portais mon cardigan préféré, rose à motifs japonais. Depuis ce jour-là, je n'ose plus l'enfiler lorsque j'ai un rendez-vous médical.

© Caroline Ackermann

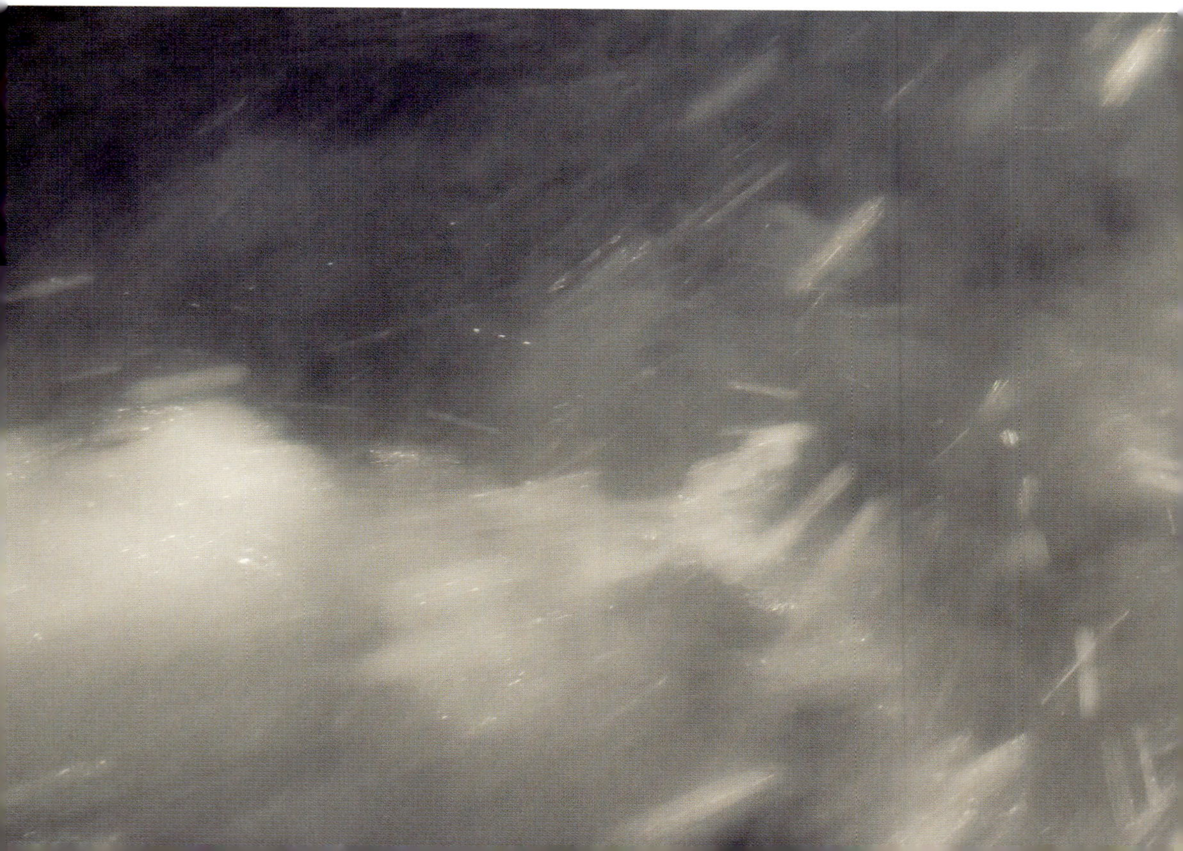

Prendre sur soi

Quelques minutes plus tard, encore couchée sur la table d'examen, l'infirmière m'invite à vérifier mon nom sur l'étiquette qu'elle s'apprête à coller sur le tube de prélèvement. Je dois faire un gros effort pour me concentrer. Non seulement la salle est peu éclairée, ce qui rend la lecture difficile, mais surtout, je suis sidérée. Mon cerveau semble gelé.

Je parviens à rassembler mes idées et trouve la force de demander au médecin:
« Quand recevrez-vous les résultats?
– Nous sommes jeudi, je pense qu'il faudra patienter jusqu'à lundi prochain.
– Mon Dieu, comment vais-je faire? Trois jours dans l'angoisse et l'incertitude, c'est long.
– Oui, c'est vrai. Il va falloir prendre sur vous. »

Je ne me rappelle plus comment s'est terminée la consultation. Mais cette phrase, « Il va falloir prendre sur vous », résonne chaque fois que je repense à cet instant.

N'ayant jamais souffert ni de kystes ni de quelconque problème aux seins, je me suis doutée immédiatement que mon état de santé était préoccupant. Toutefois, le médecin avait raison. Je n'avais pas d'autre choix que de prendre sur moi. Je ne suis pas allée travailler cet après-midi-là. Le lendemain, en revanche, je me suis rendue au Beau-Rivage Palace à Lausanne afin d'interviewer Samantha Polgar, la meilleure gouvernante générale de Suisse, qui devait figurer dans un livre que j'étais en train d'écrire.

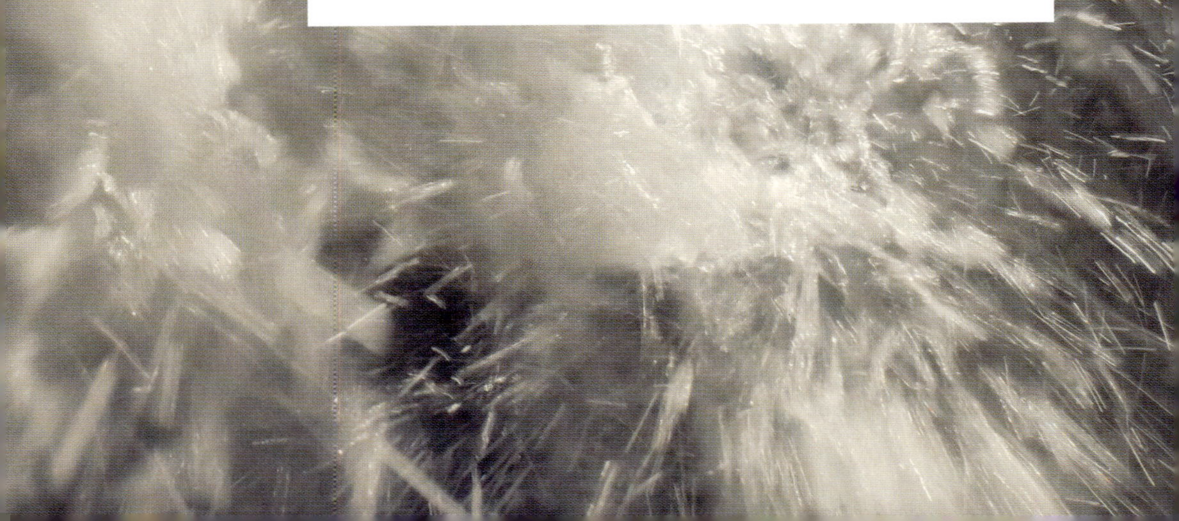

J'ignore par quel tour de passe-passe cela s'est produit, mais les résultats sont arrivés contre toute attente le lendemain. C'est la Dre Carine Clément Wiig, ma gynécologue, qui m'en a informée par téléphone alors que je terminais l'interview. J'ai quitté le bureau sur-le-champ, le cœur battant, pour poursuivre la conversation dans les jardins de l'hôtel.
« C'est grave ? Qu'est-ce que c'est exactement ? J'ai besoin de connaître les termes précis.
– Un carcinome invasif. »

Je n'ai retenu de cet échange qu'une seule autre chose : opération cinq jours plus tard. De retour dans le hall de l'hôtel, je me suis appuyée contre une colonne en marbre, en état de choc. Samantha s'est approchée et m'a tendu des mouchoirs. En quelques secondes, ma vie avait basculé. J'avais brutalement été éjectée du monde des vivantes. Faire les courses pour le repas du soir, avancer dans mes projets professionnels, planifier mes prochaines vacances, tout cela paraissait soudain sans importance. J'étais devenue une cancéreuse.

Les examens médicaux complémentaires et l'opération se sont enchaînés très rapidement. La bonne nouvelle, je pouvais conserver mon sein. La mauvaise, le prélèvement du ganglion sentinelle[1] avait révélé des micrométastases dans deux ganglions. En plus de la radiothérapie, j'allais peut-être subir une chimiothérapie. Pour en avoir le cœur net, les médecins me proposaient de passer un test génétique, qui leur permettrait de choisir le traitement le plus adéquat.

L'attente des résultats a duré quatre semaines. Les quatre semaines les plus difficiles de ma vie. Jusqu'au jour où enfin, j'ai reçu l'appel de mon oncologue, le Dr Didier Jallut : « J'ai une bonne nouvelle, madame Thorens, vous n'avez pas besoin de chimiothérapie ! » Deux jours plus tard, je démarrais la radiothérapie à raison d'une séance hebdomadaire pendant six semaines. J'ai relativement bien supporté les effets secondaires et n'ai été que très peu brûlée, grâce

1 Sentinelle : voir définition p. 69.

à une amie qui possède le don du secret. Laquelle, dans un élan du cœur, m'avait généreusement proposé de m'aider. Chaque jour, à l'heure précise où je recevais les rayons, elle récitait la prière du secret. De nos jours, les médecins encouragent leurs patientes à solliciter l'aide de ces guérisseuses et guérisseurs.

Trois mois plus tard, j'apprenais bouleversée qu'elle était à son tour touchée par un cancer du sein.

À l'issue du traitement, j'ai découvert la signification de « vivre avec un cancer ». Certes, j'étais en rémission - guérie pour le moment -, mais la maladie pouvait revenir sans crier gare. J'allais devoir apprivoiser ce sentiment de peur que connaissent la plupart des personnes qui ont traversé cette épreuve et composent avec cette maladie. Certains jours, j'étais terrorisée, d'autant que quatre de mes amis étaient en train de mourir de ce fléau.

Le traumatisme

Au mois de janvier 2017, je reprenais la pratique de mes sports favoris : marche, randonnée à ski et natation. J'avais besoin de me prouver que la maladie n'appartenait plus qu'aux mauvais souvenirs. Hormis une fatigue persistante, un effet secondaire de la radiothérapie, je me sentais en pleine forme. J'allais cependant vite déchanter.

Comme j'avais eu un cancer hormonodépendant - qui touche deux tiers des femmes atteintes d'un cancer du sein -, j'allais devoir me soumettre pendant cinq ans à un traitement d'hormonothérapie qui permettrait de diminuer sensiblement le risque de récidive grâce à des anti-aromatase ou inhibiteurs de l'aromatase. Ces derniers entrent en compétition avec l'aromatase, une enzyme qui permet à l'organisme de continuer à produire des œstrogènes par transformation des androgènes chez la femme ménopausée. Au moment de commencer la prise de ce médicament, si contente d'avoir échappé à la chimiothérapie, j'ai avalé les comprimés sans aucun a priori. Et pour ne pas induire des effets secondaires, je n'ai pas voulu lire la notice.

Une vie avant et une vie après

Mais les premiers symptômes, parmi lesquels des douleurs articulaires très pénibles et invalidantes, sont apparus après un mois seulement. J'éprouvais des difficultés à me lever d'une chaise, à sortir de mon lit, à marcher les pieds bien à plat et pour couronner le tout, mes anciennes lombalgies se sont réveillées de manière fulgurante. La littérature spécialisée et des forums de discussion sur internet m'ont vite confirmé dans l'idée que je faisais partie des milliers de femmes qui souffrent des effets indésirables de ce traitement. Les médecins, quant à eux, m'encourageaient à tenir bon, dans le but de réduire le risque de rechute. Chaque jour, chaque heure de la journée, ces douleurs me rappelaient que j'avais eu un cancer. Impossible d'oublier. Pendant cette période, j'ai pris conscience qu'il y avait une vie avant et une vie après le cancer.

Dorénavant, des contrôles réguliers auprès des oncologue, gynécologue et radiologue seraient inscrits dans mon calendrier. J'allais devoir apprendre à gérer la peur de ces examens, et celle qui m'envahissait chaque fois que je sentais quelque chose de différent dans mon corps. Tous les petits bobos que je ne remarquais pas auparavant déclenchaient désormais la sonnette d'alarme: «Et si c'était grave?» Même ma généraliste enfilait ses lunettes «cancer» pour établir un diagnostic. «Madame Thorens, certes, vous avez toujours souffert de lombalgies, mais ce serait plus prudent de faire une radiographie.»

Abattue par cette nouvelle réalité, je cherchais du réconfort en me tournant vers l'acupuncture, la sophrologie, la méditation de pleine conscience, le yoga et les massages. Cela m'aidait, sans toutefois calmer ma crainte incessante de la récidive, ravivée chaque fois qu'un proche décédait.

Six mois après la fin du traitement, j'ai touché le creux de la vague. Au printemps, un matin, je me suis réveillée paniquée, submergée par l'angoisse. Mon mari s'apprêtait à partir pour un déplacement professionnel de longue durée, et cela me plongeait dans un état de stress anormal. J'ai décidé d'aller aux urgences psychiatriques de l'hôpital le plus proche. Je ne pouvais pas rester dans cet état.

La discussion avec l'infirmier de liaison m'a soulagée, au contraire de celle avec le médecin. Lequel proposait d'aller consulter un psychiatre qui, selon lui, pourrait peut-être soulager mes crises d'angoisses avec de l'électrothérapie. Si ce médecin a recommandé ce traitement, j'en suis certainement en partie responsable. Envahie par des pensées négatives, j'avais noirci le tableau. Si j'ai trouvé son conseil inadéquat, ses paroles, elles, ont eu l'effet de l'électrochoc qu'il préconisait.

J'ai aussitôt pris un rendez-vous auprès d'une psychiatre expérimentée dans le suivi de personnes touchées par le cancer. Après quelques séances, j'ai réalisé que son approche freudienne ne me convenait pas. Finalement, suite à une discussion avec ma mère, j'ai décidé de consulter une psychologue. Cela a été salutaire. Grâce à cette thérapeute, j'ai compris que j'avais vécu un traumatisme qu'il fallait maintenant évacuer. Après quelques séances déjà mon mal-être disparaissait. Quant à l'activité physique, elle est restée ma meilleure alliée pour supporter les effets secondaires de l'hormonothérapie.

Les thérapeutes qui accompagnent les femmes touchées par le cancer du sein connaissent ce creux de la vague auquel je n'ai pas échappé, qui survient souvent six mois après la fin des traitements. Si pendant des mois, les personnes malades ont été suivies, accompagnées par les équipes soignantes et leur entourage, une fois leurs thérapies terminées, il est fréquent qu'elles ressentent comme un grand vide. Certaines sombrent parfois dans la dépression. « Et pour cause, le choc, l'annonce de la maladie, n'a pas toujours eu le temps d'être digéré par les patientes pressées de se battre pour guérir.[2] »

---

2 Thierry Janssen, *Vivre le cancer du sein autrement*, éd. Robert Laffont, 2006, p. 144

Voici quelques anecdotes qui ont jalonné cette période post-cancer :

- *rassurer mes amis quand je décelais la peur dans leur regard à l'évocation du mot « cancer » ;*
- *sourire à ces mêmes amis quand ils me disaient « Tu as une mine radieuse » alors que l'angoisse d'une récidive me broyait le ventre parce qu'une amie venait de mourir d'un cancer du sein ;*
- *rester zen quand une amie « bienveillante » essayait de m'expliquer que si j'étais tombée malade, c'était un peu ma faute, car je n'avais pas suivi le bon régime alimentaire et que je n'avais pas su gérer le stress ;*
- *passer une journée entière à essayer de dénicher le soutien-gorge miracle sans armature métallique qui n'appuierait pas sur la cicatrice et ne gratterait pas ma peau irritée par la radiothérapie ;*
- *me sentir comme une adolescente à la poitrine naissante quand une vendeuse, à défaut du soutien-gorge parfait, me propose une jolie brassière en coton ;*
- *tester tous les déodorants sans aluminium disponibles sur le marché pour découvrir finalement qu'ils irritent ma peau, décider de m'en passer et sentir mauvais parce que je n'ai pas mis de déodorant ;*
- *sur les conseils d'une amie, mettre du bicarbonate de soude sous les aisselles, puis cesser pour ne pas développer une irritation, en assumant le risque de sentir mauvais ;*
- *essayer de ne plus consommer de sucre, car tout le monde dit que c'est un poison qui favorise le cancer, et finalement craquer chaque jour pour du chocolat, en culpabilisant de ne pas pouvoir vivre sans sucre ;*
- *faire des séances de méditation de pleine conscience, puis de sophrologie, puis de réflexologie, puis d'acupuncture, puis réaliser que cela ne m'empêche pas d'être angoissée ;*
- *finalement, poursuivre les activités physiques qui me plaisent, car elles sont le meilleur remède à mes maux !*

La seconde chance

Un jour, en plein traitement de radiothérapie, je me suis sentie remplie de reconnaissance envers l'Univers. Il m'offrait une seconde chance. Tout à coup, j'ai réalisé l'immense privilège de contempler un paysage magnifique depuis ma chambre à coucher. J'avais décroché le bon ticket de la loterie, un numéro gagnant, je pouvais continuer à vivre. Cela me paraissait tellement incroyable. Un véritable cadeau!

J'avais vu la mort en face et j'avais pris conscience de ma finitude. Me sentir si vulnérable m'avait permis de retrouver confiance en la vie. Bien sûr, comme de nombreuses quinquagénaires, j'avais déjà perdu des êtres très chers et traversé plusieurs chemins de deuil pénibles. Je savais combien l'existence est fragile. Toutefois, le cancer est venu bousculer, comme l'exprime si bien David Servan-Schreiber, «cette curieuse myopie, ces hésitations. [...] Tant que la maladie ne nous a pas frôlés, la vie nous paraît infinie, et nous croyons qu'il sera toujours temps de nous battre pour le bonheur. Il faut d'abord que je décroche mes diplômes, que je rembourse mon crédit, que les enfants grandissent, que je prenne ma retraite...[3]»

Soudain, mon appétit de vivre avait décuplé. «Profiter de l'instant présent, ici et maintenant», tels étaient mes nouveaux préceptes, ma nouvelle philosophie.

Tout devenait urgent, car de quoi demain sera-t-il fait... Je ne voulais plus remettre à plus tard mes projets et mes rêves. J'avais besoin de relations authentiques, de dire à mes proches combien je les aimais. Je me sentais en décalage avec celles et ceux qui ne sont pas «passés par là». Je trouvais leurs préoccupations futiles, je les trouvais inconscients. «Ne réalisent-ils pas qu'ils vont mourir...», pensais-je souvent. Je ressentais aussi ce décalage avec mon mari Bernard.

---

[3] David Servan-Schreiber, *Anticancer: Les gestes quotidiens pour la santé du corps de l'esprit*, Pocket, 2010, p. 61.

J'ai célébré avec joie le jour où j'ai repris mon travail. Les contraintes prenaient une couleur différente. Ce qui n'avait pas toujours été le cas autrefois. Tant mieux si certaines choses me contrariaient, cela signifiait que j'étais vivante.

Dans cette période d'après-cancer – certes jamais terminée –, j'ai décidé de mettre de l'ordre dans mon existence en refusant de subir ce que je percevais comme des obligations. J'avais besoin de donner du sens à mon travail, à mes activités. Il fallait que je sente couler la vie en moi, que je me reconnecte à mon essence, que je vive ma « légende personnelle », selon l'expression si bien trouvée par Paulo Coelho dans son récit initiatique *L'Alchimiste*.

La voile pour se reconstruire

Le flux de la vie circulait à nouveau en moi. Je me sentais soulevée par une vague d'énergie. Était-ce parce que cela me permettait de donner du sens aux difficultés que je venais de rencontrer ? L'envie de partir en mer m'a saisie, comme une évidence. Je sentais que la voile m'aidait à reprendre confiance en l'existence, à rebondir vers un nouveau cap. En naviguant, j'avais l'impression de reprendre la barre de mon destin. J'étais de retour dans le monde des vivants.

Premiers bords sur le Léman

Le goût de la voile m'est venu grâce à mon marin préféré, mon mari. Un soir en rentrant du travail, il nous a annoncé joyeusement : « J'ai acheté un Surprise, pour naviguer tous ensemble ! »

Je nous revois, des étoiles plein les yeux, assis autour de la table familiale avec Aline et Olivier, nos enfants, cherchant un nom pour notre bateau. Le choix s'est très vite porté sur Monhegan, une île située au large

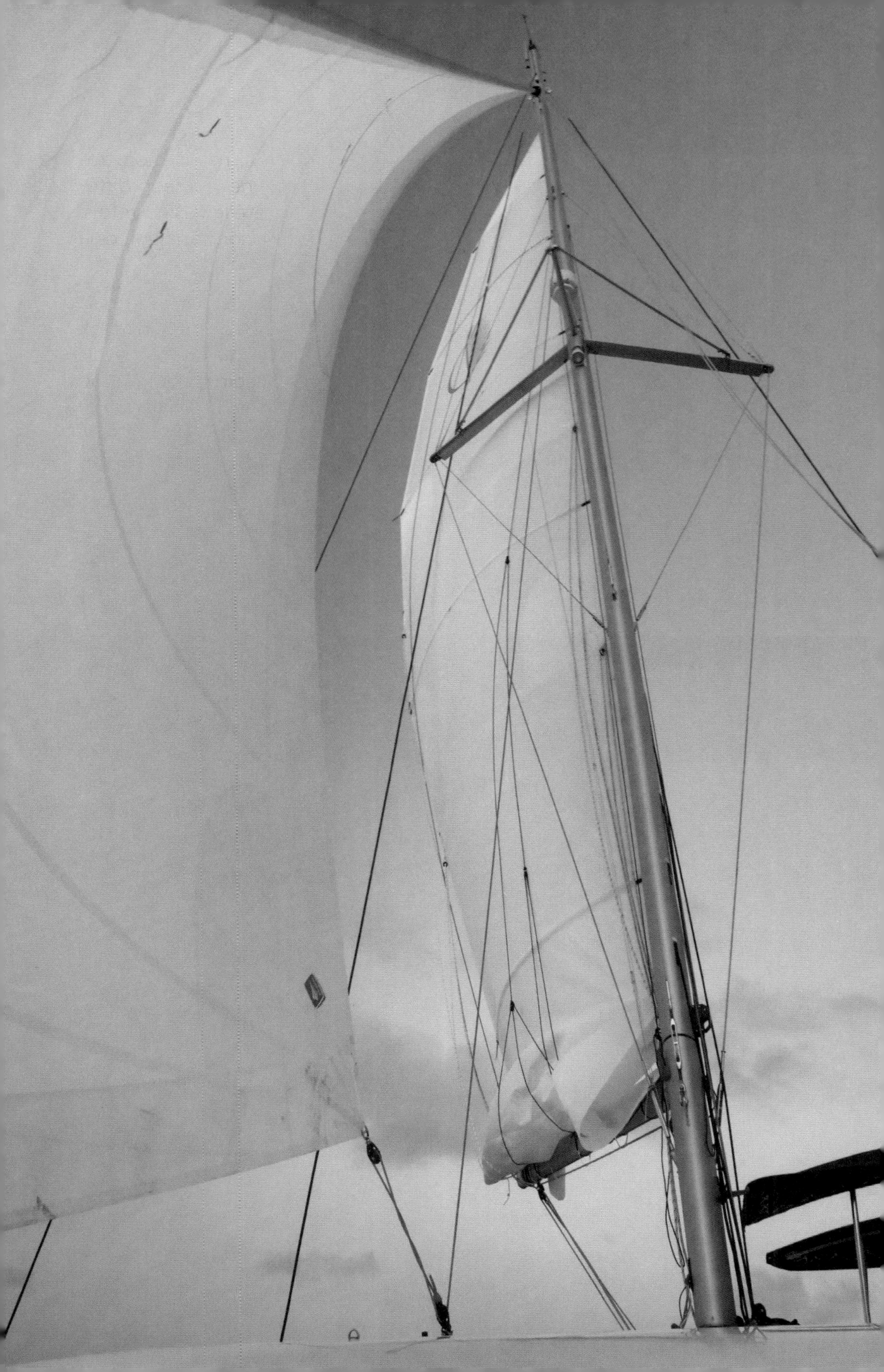

du Maine aux États-Unis. Lieu que nous avions visité et dont nous étions tombés amoureux lorsque nous habitions à Boston.

Depuis vingt ans, *Monhegan* nous fait vivre des moments inoubliables sur le Léman. Malgré son âge avancé, notre vaillant petit voilier peut même s'enorgueillir d'avoir participé à plusieurs Bol d'Or Mirabaud, la plus grande régate du monde en bassin fermé qui attire régulièrement des navigateurs et navigatrices confirmés.

Mais si je possédais un permis pour naviguer sur le lac et barrais parfaitement bien *Monhegan*, j'avais fini par m'en désintéresser, préférant m'investir dans des projets littéraires et culturels.

L'épreuve du cancer a regonflé mes voiles. Au mois d'août 2017, j'ai eu envie d'acheter un bateau pour partir en mer. Bernard envisageait l'aventure sous un autre angle, n'écartant toutefois pas complètement l'idée de lever l'ancre le jour où il prendrait sa retraite. Seul à posséder un permis mer, il souhaitait néanmoins pouvoir partager la charge mentale avec moi. Bernard avait raison, je n'avais aucune expérience de navigation en mer. Les vacances en Méditerranée ou dans le Pacifique, en qualité de passagère et non d'équipière, ne faisaient pas de moi une navigatrice aguerrie. Or, sillonner les océans en équipage réduit ne s'improvise pas. Sans compter que le voyage au long cours requiert de nombreuses aptitudes techniques telles que préparer une route, lire et analyser des bulletins météo, réparer un moteur, entre autres. Je voulais acquérir aussi des compétences pour être capable de barrer seule pendant les quarts. Ainsi, nous formerions un équipage solide. Si je voulais réaliser mon rêve, je devais m'en donner les moyens.

C'est ainsi qu'au mois de janvier 2018, j'ai commencé à suivre les cours théoriques dispensés par le groupe lémanique du Cruising Club Suisse CSS, bien décidée à obtenir ce fameux permis de navigation en mer.

La suite s'est enchaînée de manière tellement naturelle que j'ai envie de croire au dicton « Dans la vie, rien n'arrive par hasard » – sauf pour expliquer les causes des maladies. Premièrement, je n'avais pas besoin de me déplacer pour assister au cours puisqu'il se déroulait dans une salle de l'école professionnelle dans laquelle j'enseigne, le jeudi de surcroît, jour où j'étais justement sur place. Deuxièmement, « coïncidence » encore plus incroyable, j'y ai retrouvé deux femmes formidables, déjà croisées à des moments clés de mon existence. Anne, lorsque je travaillais à l'écriture de mon premier livre, et Samantha, qui m'avait consolée ce terrible jour au Beau-Rivage Palace de Lausanne.

L'émotion était vive lorsque nous nous sommes reconnues le soir du premier cours. Et quelle joie partagée, euphorie presque, en apprenant que nous avions réussi l'examen théorique, après avoir étudié pendant de nombreuses et longues soirées d'hiver.

Passer le permis mer pour se reconstruire

Trente ans après avoir quitté l'université, j'ai adoré me retrouver sur les bancs de l'école pour me pencher sur les matières, très denses, que nous devions maîtriser pour devenir cheffe de bord. Quelle satisfaction de constater à quel point les réseaux neuronaux qu'on ne mobilise pas dans sa vie quotidienne et professionnelle peuvent se reconnecter rapidement, même s'ils n'ont pas été stimulés pendant plusieurs années. Quelle joie de travailler sur la carte de Saint-Malo et des îles anglo-normandes, que toutes celles et tous ceux qui suivent les cours du CSS connaissent par cœur. Mais j'ai bien cru que je n'arriverais jamais à utiliser la règle Cras et le compas à pointe sèche! J'ai élargi ma zone de confort en apprenant à dessiner les routes sur ma carte papier. Point de GPS pour tracer la trajectoire, point d'application pour les horaires des marées et les directions des courants. Tous les calculs se font à la main. Un apprentissage nécessaire, qui peut se révéler plus qu'utile si les instruments de bord tombent en panne.

Me plonger dans un nouvel environnement et étudier assidûment ont canalisé mon mental et m'ont aidée à mettre de la distance avec la réalité du cancer. Les cours du permis mer ont été un moment clé dans ma période de reconstruction, dont ils représentent la première étape.

Pendant l'été, lors d'un stage dans le golfe du Morbihan, j'ai découvert le plaisir de naviguer au féminin. J'aime la sororité qui se dégage de ces équipages, le respect mutuel, la coopération, cette dynamique singulière dans laquelle nous osons exprimer nos émotions, nos doutes et nos peurs. Un équipage mixte est peut-être moins propice à ce genre d'échanges. Ce stage a confirmé mon envie de partir en mer. J'ai aussi compris qu'il ne fallait pas attendre mon mari, ou quiconque, pour réaliser mon rêve. À cette époque, je me demandais parfois si je serais encore vivante dans douze ou dix-huit mois. Cette urgence de vivre, cette impatience, a été mon moteur. Puisqu'il en était ainsi, j'allais réaliser ce rêve de navigation. L'idée d'une traversée de l'océan Atlantique à la voile en compagnie d'autres femmes ayant vécu la même épreuve a commencé à germer dans mon esprit. Cela me permettrait de vivre une passion, tout en partageant l'expérience de la maladie.

Un rêve et des médecins qui le soutiennent

Vendredi 7 septembre 2018

La première fois que j'ai rencontré le Dr Didier Jallut, oncologue, c'était quelques semaines après mon opération. Je me sentais terriblement vulnérable, il l'avait très bien senti. Avant de quitter son cabinet, en signe de réconfort, il a posé sa main sur mon épaule. Ce geste chaleureux, si rassurant, si humain, m'a portée et permis de mieux accepter les contrôles réguliers des dix années à venir. Sa spécialité, l'oncologie, me rappelle chaque fois que j'ai failli mourir.

Un jour, lors d'un de ces contrôles, le Dr Jallut me pose les questions usuelles, quand soudain mon regard s'arrête sur un dépliant intitulé « Cours d'aviron destinés aux femmes atteintes d'un cancer du sein ». Soudain, je m'entends lui demander avec audace : « Vous ne voudriez pas soutenir un projet de traversée transatlantique à la voile par des patientes ayant souffert d'un cancer du sein ? » Les mots avaient jailli de ma bouche spontanément.

Dans un même élan, le Dr Jallut, également directeur du Réseau Lausannois du Sein, me répond : « C'est tout à fait envisageable, envoyez-moi un concept. » Et de poursuivre : « Je me mobilise depuis des années pour promouvoir le sport auprès des patientes et des patients. La pratique d'une activité physique est particulièrement efficace, tant dans la lutte contre les effets secondaires des traitements que pour minimiser le risque de récidive du cancer. Je ne peux qu'encourager votre initiative. »

De retour chez moi, je saisis mon ordinateur pour rédiger le document demandé. Quelques heures plus tard, j'envoie par mail le dossier au Dr Jallut. Quand, le surlendemain, je reçois sa réponse qui confirme le soutien du Réseau Lausannois du Sein, je laisse éclater ma joie.

Le vendredi suivant, une autre magnifique surprise m'attend lors de mon rendez-vous avec la Dre Carine Clément Wiig, spécialiste en gynécologie et obstétrique. Elle me demande des nouvelles et je

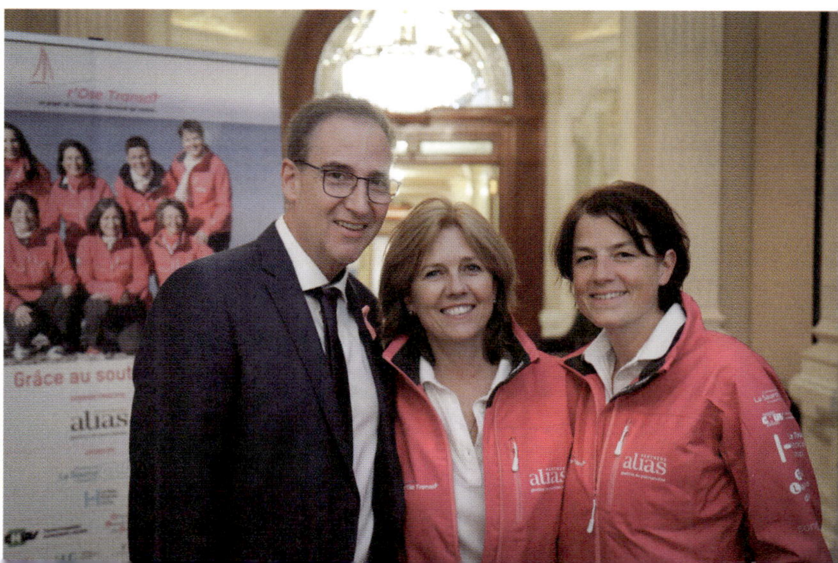

Soirée de présentation du projet r'Ose Transat au Beau-Rivage Palace, septembre 2019. Dr Didier Jallut, Elisabeth Thorens-Gaud, Dre Carine Clément Wiig

© Germain Arias-Schreiber

m'empresse de lui parler de mon projet de transat au féminin. Sans imaginer un seul instant voir ses yeux s'illuminer.
«Vous aimez la voile? lui dis-je.
– Oui. Je suis en train de terminer mon permis mer. J'ai besoin de naviguer pour obtenir les 700 milles qui me restent sur les 1000 requis.»

Sans réfléchir, j'ajoute:
«Je suis à la recherche d'une femme médecin de bord pour la transat, seriez-vous intéressée?»

Un encadrement médical pour la traversée me rassurait. On ne sait jamais ce qui peut arriver. Une docteure pourrait assurer les premiers secours en cas de besoin. Je pourrais aussi lui confier la responsabilité de la pharmacie de bord. «Ce serait fantastique!» s'exclame-t-elle.

À la fin de la consultation, Carine avait déjà réservé quatre semaines pour la transat qui se déroulerait quatorze mois plus tard, et organisé une rencontre avec la Clinique de La Source à Lausanne, qui allait bientôt devenir un sponsor important.

Autre nouvelle réjouissante, le Dr Abderrahim Zouhair, radio-oncologue que j'avais toujours eu plaisir à voir lors des séances de rayon tant il était confiant et positif, avait également proposé de soutenir notre aventure. Non seulement ces trois médecins m'avaient sauvé la vie, mais à présent ils me soutenaient pour que je puisse réaliser mon rêve. Je leur en serai éternellement reconnaissante.

Le projet r'Ose Transat était né.

Un équipage et un bateau

Pour effectuer cette traversée, je n'imaginais qu'une seule femme capitaine, Muriel Andrey Favre. Je la connaissais peu, mais chaque fois que je l'avais rencontrée, je l'avais trouvée inspirante. Nous possédions de nombreux points communs. Outre des valeurs familiales, nous partagions les mêmes centres d'intérêt: amour des voyages, de la montagne, de la voile et de l'écriture.

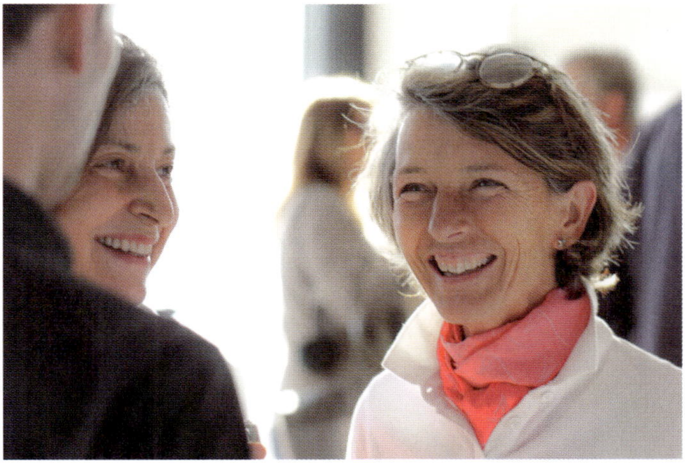

Muriel Andrey Favre

© Germain Arias-Schreiber

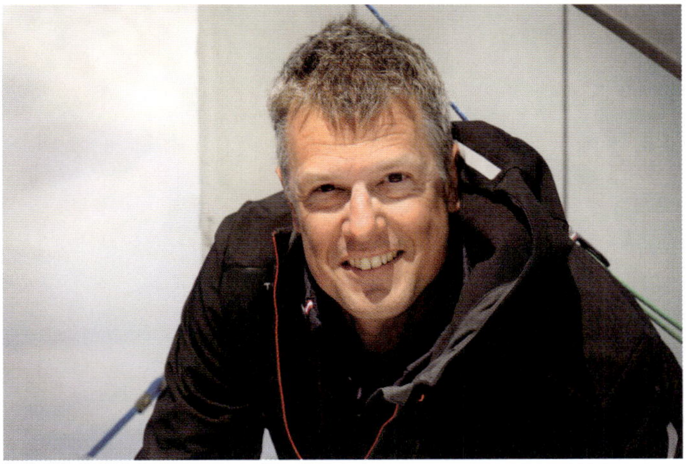

Markus Burkhardt

© Wiktoria Bosc

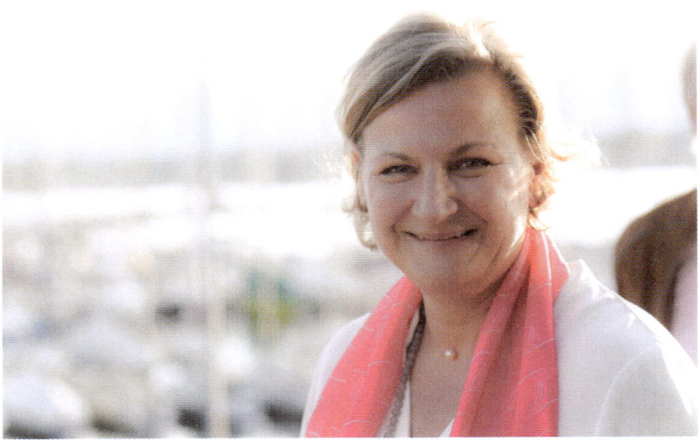

Samantha Polgar

© Germain Arias-Schreiber

Muriel m'avait fait rêver quand j'avais lu son récit d'aventures, *Le sillage des Favre en mer*, un tour du monde à la voile en famille pendant trois ans sur un catamaran qu'elle et son mari avaient préparé. Enthousiaste, Muriel a beaucoup d'humour et voit toujours le verre à moitié plein. Surtout, elle est dotée de grandes qualités humaines. Atout essentiel pour une skipper responsable d'un équipage de sept personnes. De plus, spécialiste en hypnose ericksonienne, elle dispose de la sensibilité nécessaire pour accompagner six femmes touchées par l'épreuve du cancer. Quand je lui ai proposé de monter à bord, Muriel n'a pas attendu bien longtemps avant d'accepter.

C'est ainsi qu'à la mi-septembre 2018, l'équipage comptait déjà trois membres sur les huit prévus! Markus Burkhardt, passionné de voile rencontré lors des cours du permis mer, m'avait généreusement proposé de soutenir le projet en devenant notre chef technique. Samantha, elle, m'apportait son aide bénévole pour toute la logistique, se rendant disponible chaque fois que j'avais besoin de conseils en management.

Beau-Rivage Palace, 25 septembre 2019

© Germain Arias-Schreiber

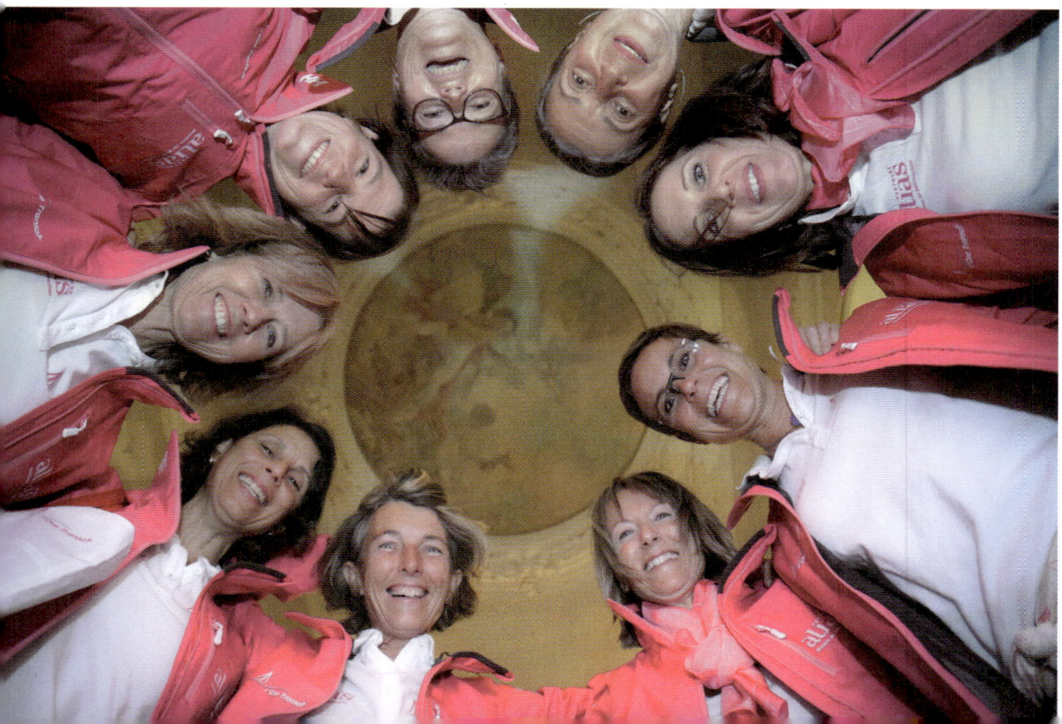

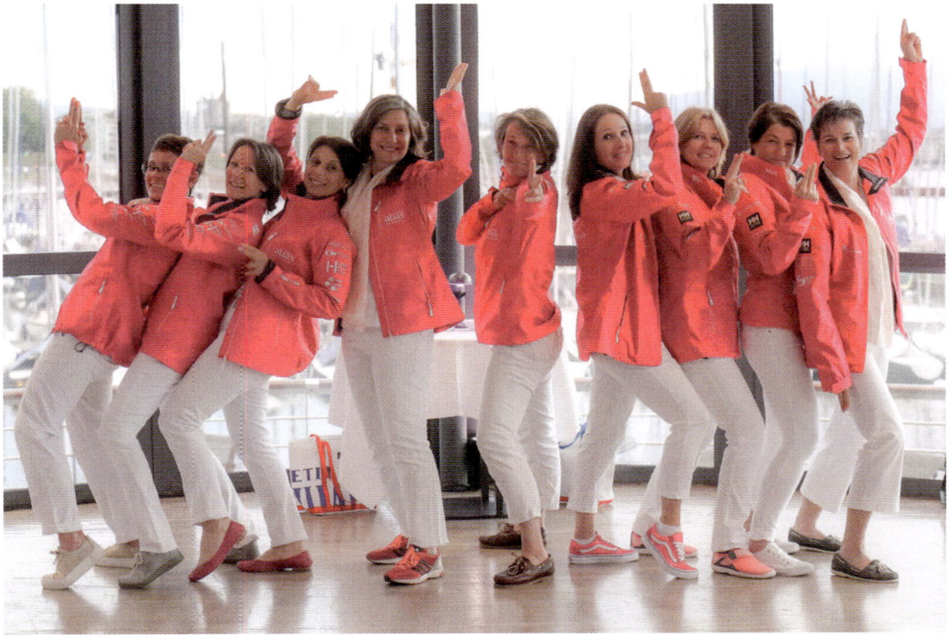

Société nautique de Genève, 29 mai 2019

Notre petite équipe s'agrandissait et c'était enthousiasmant. Toutefois, il manquait toujours l'élément clé du projet : le bateau. À qui louer un catamaran ? Mon choix s'était en effet arrêté sur un multicoque, offrant davantage d'espace et de confort qu'un monocoque. Vivre à huit dans un lieu confiné pendant quatre semaines est un sacré défi. Je désirais mettre tous les atouts de notre côté pour que l'aventure se déroule harmonieusement.

Je cherchais encore cinq équipières motivées par cette odyssée ainsi que des sponsors. Je souhaitais également trouver un éditeur qui publierait notre livre de bord ainsi qu'une réalisatrice qui tournerait un film documentaire. Des anges m'accompagnaient certainement, l'organisation s'est déroulée en toute fluidité. J'ai rencontré chaque fois des personnes incroyablement gentilles, dévouées, réunies autour des mêmes valeurs d'amour au sens large et de partage.

Quant à l'équipage, il s'est constitué de façon instinctive, grâce aux réseaux sociaux, au bouche-à-oreille et au fil des rencontres. À la fin du mois de janvier 2019, il était au complet. À mon grand regret, certaines femmes qui m'avaient contactée n'ont pas pu embarquer.

Un catamaran sinon rien

La plupart des navigatrices et navigateurs partent sur leur propre bateau. Il est également possible, mais plutôt rare, de trouver des propriétaires qui recherchent un équipage, lequel – professionnel dans la majorité des cas – est payé, pour traverser l'océan. Restait une autre possibilité, celle de louer un voilier à un spécialiste de la location qui chercherait à le faire convoyer de la France jusqu'aux Antilles quand il sortirait d'usine. Après quelques recherches sur internet, j'ai pris contact avec Thibaud Bouffard, directeur de Star Voyage Antilles. Sensible à notre histoire, il m'a proposé un Lagoon 46, une unité d'une nouvelle gamme dont la mise à l'eau était programmée en août 2019.

Société nautique de Genève, 29 mai 2019, l'équipe d'Alias Partners, sponsor principal de r'Ose Transat

© Germain Arias-Schreiber

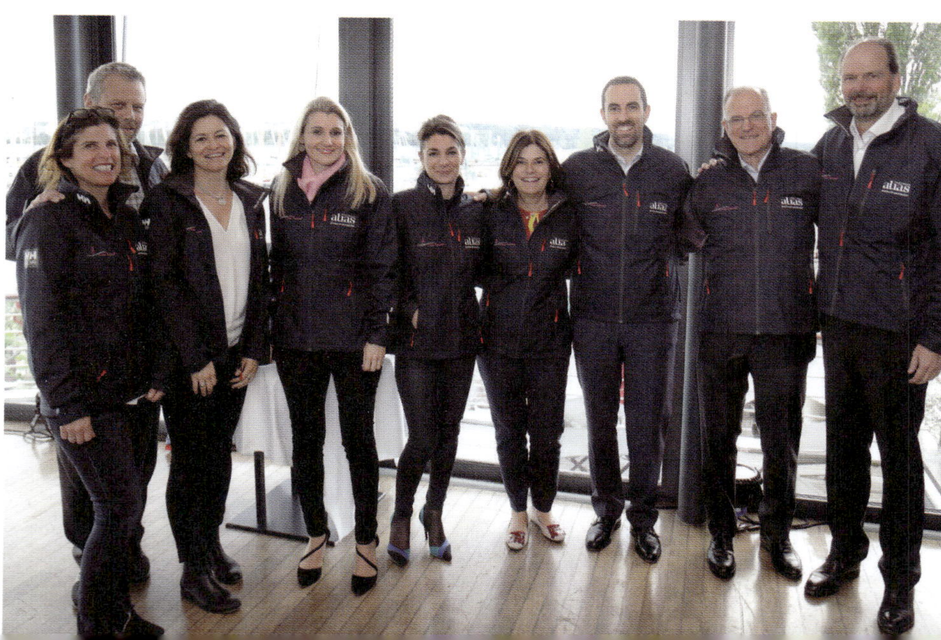

Accompagnée par Fabienne et Cyril Lanfranchi, deux passionnés de voile qui ont créé l'agence de location de voiliers Voile Evasion basée en Suisse romande, je me suis rendue en décembre au salon nautique de Paris afin d'y rencontrer Thibaud. Lequel nous a présenté Alexandre Dauberville, responsable marketing et communication du chantier Construction navale Bordeaux, pour établir un partenariat. Tous deux adoraient le projet. À l'issue de cette rencontre, nous avions conclu un accord. Fabienne s'occuperait de gérer le contrat.

Un élément me chicanait cependant ; la marque ne pouvait pas nous dire quand le bateau serait prêt exactement. Si tout se déroulait selon le programme établi, le catamaran serait mis à flot à La Rochelle, fin août, soit deux mois avant de lever l'ancre. Thibaud aurait alors juste le temps de l'équiper, puis de le faire convoyer de La Rochelle à Santa Cruz, notre point de départ aux Canaries.

En me fiant à ma bonne étoile, j'ai décidé de courir ce risque et signé un contrat. Tout s'était déroulé sans encombre jusqu'à présent, il n'y avait pas de raison qu'il en soit autrement. Pourtant, le chantier a pris du retard et l'unité réservée ne pouvait être livrée selon le calendrier. J'ai décidé dans un premier temps de ne rien dire ni à l'équipage – pour ne pas l'affoler – ni aux sponsors, déjà engagés financièrement. Jusque-là,

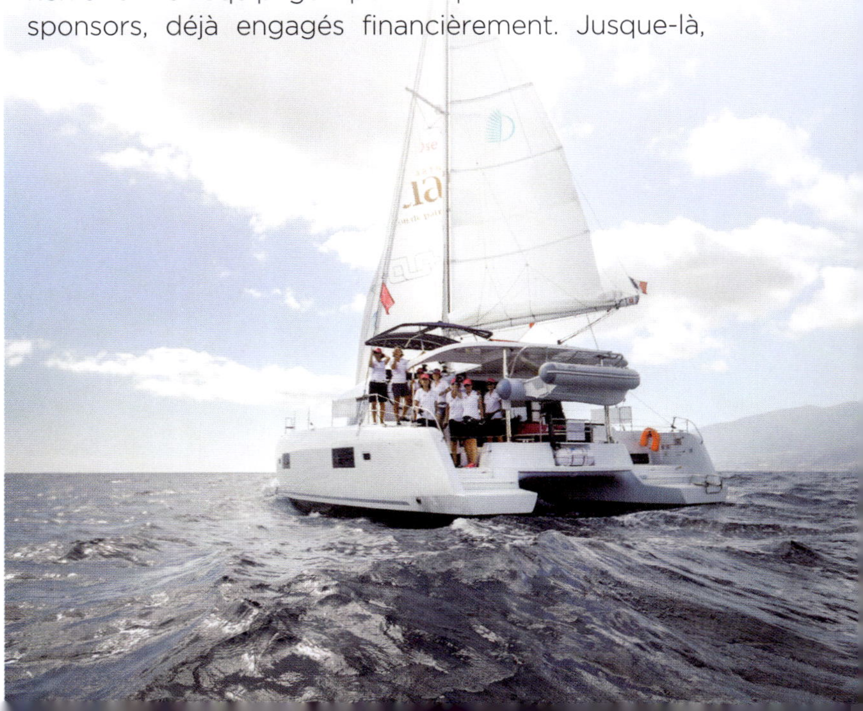

Puma III

© Germain Arias-Schreiber

j'avais «vendu» du vent, puisque le projet n'existait que sur le papier. Je devais impérativement trouver une solution. Heureusement, Thibaud a réussi à mettre la main sur un modèle plus petit, un Lagoon 42.

Ce contretemps m'avait donné quelques sueurs froides, tout comme il avait occasionné du travail supplémentaire à Pierre-Yves Jorand, de la voilerie North Sails, obligé de retailler le gennaker déjà fabriqué pour le 46 pieds.

Dès la fin du mois de septembre, *Puma III* serait amarré au port de La Rochelle. Il ne nous restait plus qu'à y aller avec Samantha, Muriel et Markus pour apporter du matériel et faire le contrôle technique avant qu'il ne parte en convoyage pour les Canaries. Le samedi 5 octobre, nous assistions au départ de la Mini-Transat avant d'aller travailler sur le Lagoon. L'excitation était à son comble.

Trois semaines plus tard, *Puma III* serait à Santa Cruz aux Canaries, où nous devions enfin le prendre en main avec l'aide d'Hervé, l'époux de Muriel, et celle de Bernard.

Cyril et Fabienne Lanfranchi

© Germain Arias-Schreiber

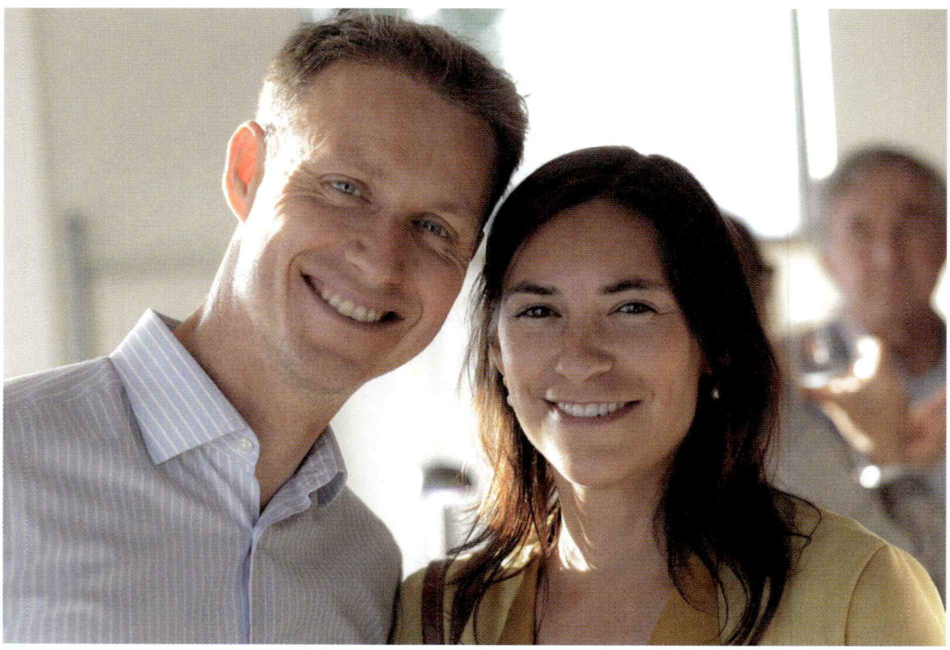

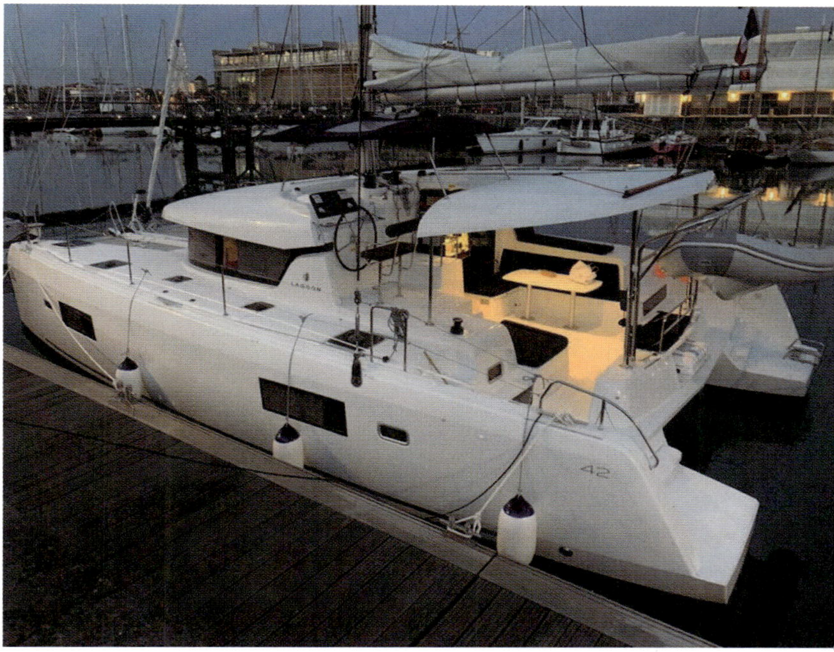

Puma III, La Rochelle

© Elisabeth Thorens-Gaud

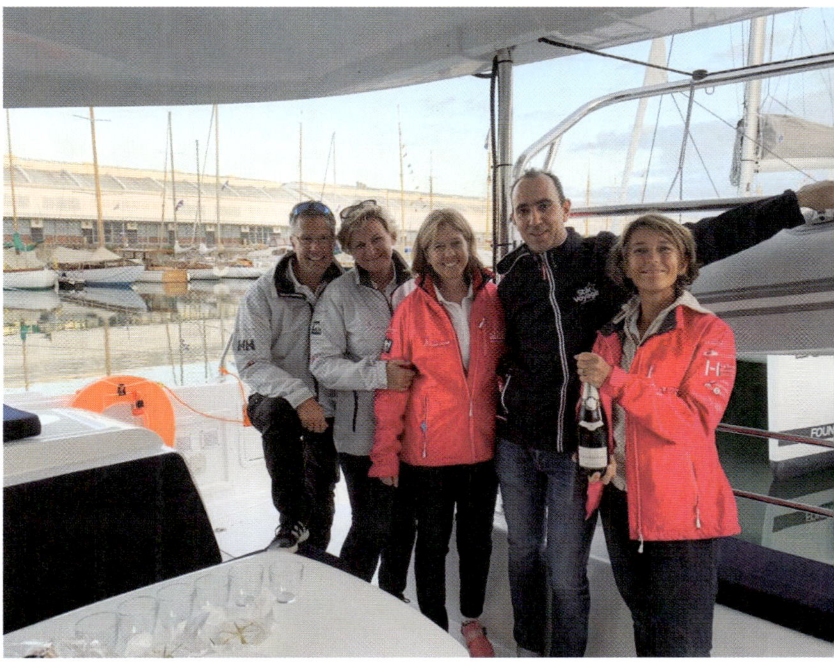

Markus, Samantha, Elisabeth, Thibaud, Muriel

© r'Ose Transat

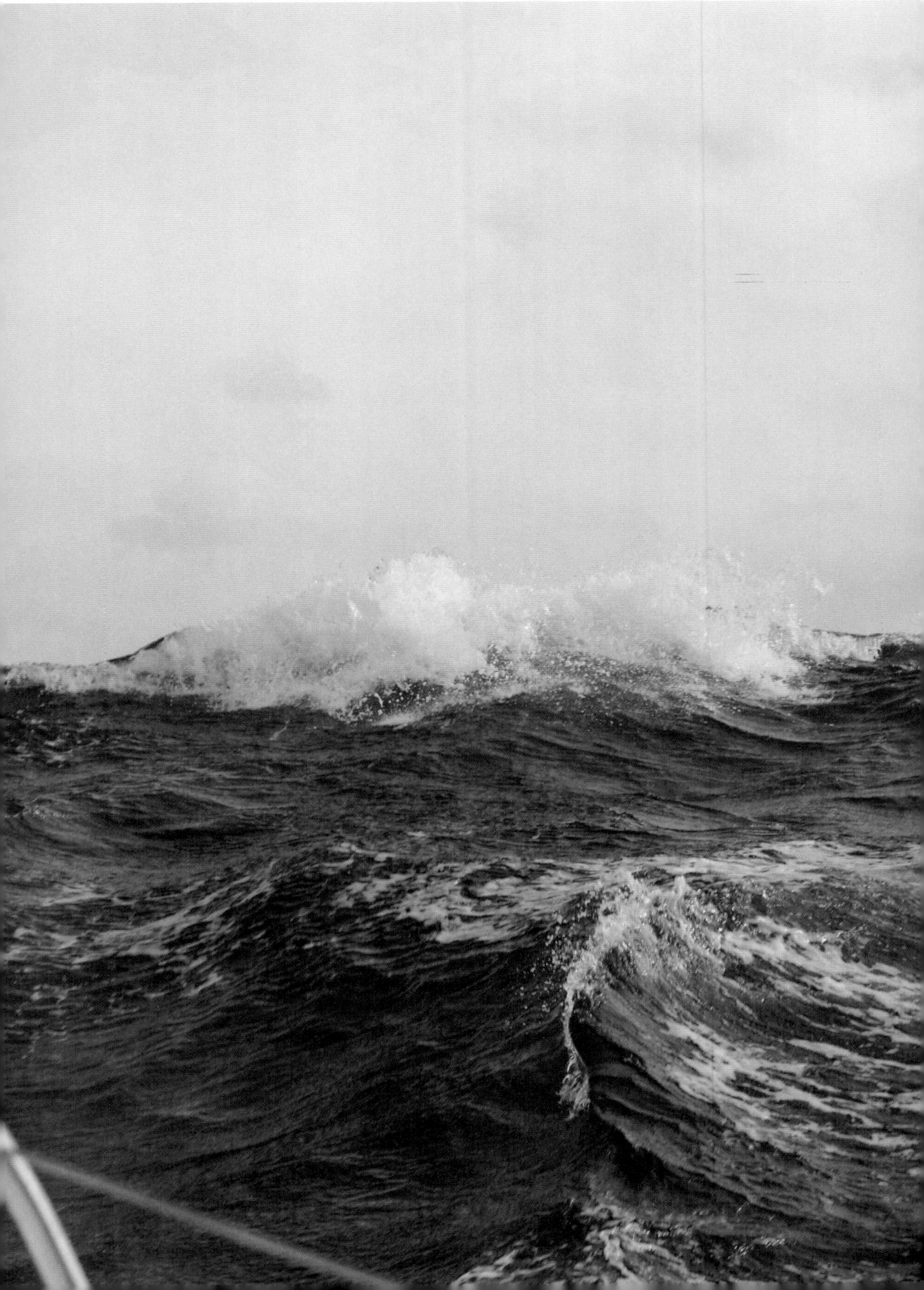

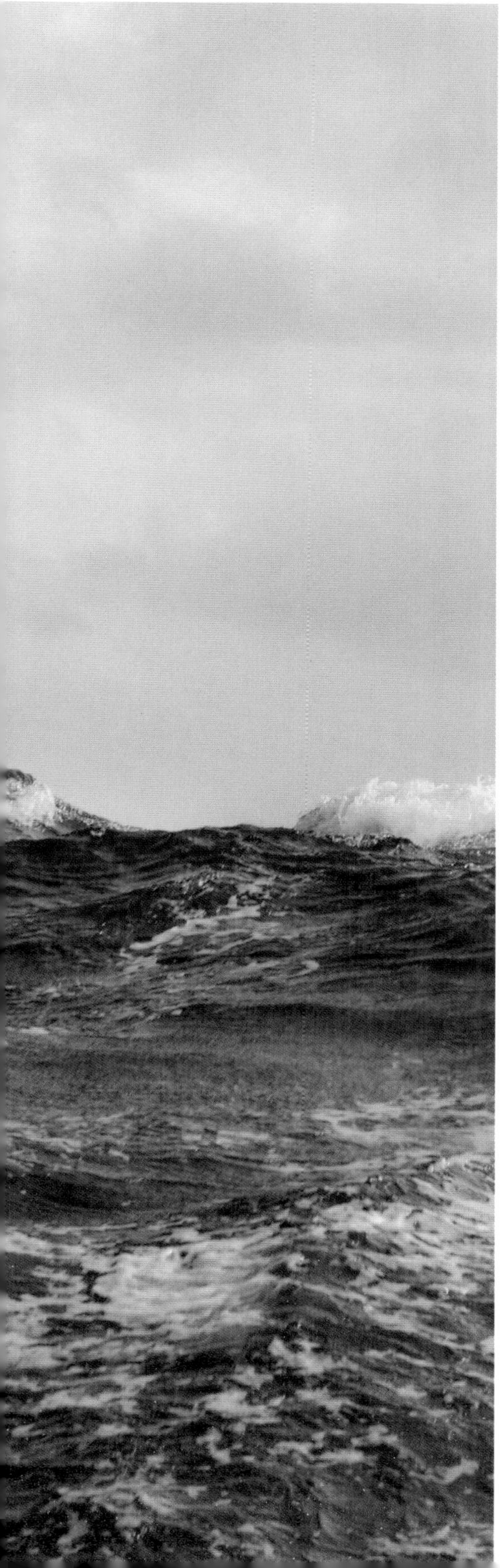

L'instant poétique

Vague scélérate

13 octobre 2016

On vient de me diagnostiquer un
cancer du sein,
Comme ça, dans un examen
de routine,
Juste avant d'aller travailler.
Je suis sidérée.
Incapable de réagir,
Comme tant d'autres,
Quand tombe cette nouvelle.

Je pense à mes amis,
Bientôt emportés par la maladie.
Il me terrorise,
Ce combat,
Le cancer.
Il paraît que dans mon malheur,
J'ai de la chance.
C'est un cancer pas trop méchant.
Je suis une bonne petite soldate,
Je me laisse soigner,
Je fais confiance aux médecins.
Ils sont si gentils et très positifs,
Opération, radiothérapie.
Quelle chance,
Je conserve mon sein,
Et je n'aurai pas de chimio.
Je supporte la radiothérapie,
Ce n'est pas si terrible.
Un ange me protège
Tous les jours des brûlures,
Il s'appelle Claire.
Mon amie coupe le feu.

Moi je me bats,
Le crabe ne m'aura pas.
La bête ne pourra pas
Se reproduire dans ma chair.

Je pense à mes amis,
En train de partir,
Je suis terrorisée.
Alors pour oublier,
Je me plonge dans des projets.

Un jour,
Dans un élan de panique,
J'appelle mon amie Christine.
Christine a eu deux cancers,
Christine a survécu.
« Tu ne vas pas mourir demain »,
Cela me rassure, un peu,
C'est vrai, finalement,
Le cancer, on n'en meurt pas subitement.

Mon traitement est terminé,
Ma famille, mes amis,
Sont à mes côtés.
Mes enfants médecins me disent :
« Maman, tu ne mourras pas de ce cancer,
Tu mourras d'autre chose »,
Cela me rassure, 10 minutes durant,
Puis l'angoisse me reprend.
Mon mari affirme,
« Tu es guérie »,
Une proche me dit,
« N'y pense plus, tourne la page »,
Mais comment faire,
Quand le corps et l'esprit sont encore meurtris ?

Je dois aussi rassurer mon entourage,
Quand je vois la peur dans leurs yeux.

Un proche est pragmatique,
« Eli, tu es guérie.
Apprends maintenant,
À gérer les angoisses de la rechute. »
Parfois, j'appelle mon amie Nathalie,
Une survivante du cancer du sein,
Comme on dit.
Nathalie est une battante,
Nathalie dévale les pistes de ski,
Nathalie court en forêt,
Nathalie est positive.
Quand je pense à elle,
Mes craintes s'envolent.
Puis elles reviennent,
Alors j'appelle Sabine,
Sabine aussi a eu un cancer du sein,
Un tout petit, comme moi,
Et Sabine est vivante.

Mais la peur ne me lâche pas.

Tous les jours, j'appelle Alice, ma maman,
Elle a eu un cancer du sein, il y a dix-huit ans.
Un petit cancer, comme moi,
Je me raccroche à son exemple,
Pour me rassurer.

Mais cela ne me rassure pas.

Anne est morte,
C'est si injuste,
On l'enterre aujourd'hui.
Lors de la cérémonie,
Je me sens triste pour elle, pour sa famille.
Terrorisée aussi,
Par le miroir que la mort me tend.

28 décembre

Encore une séance de
radiothérapie,
L'avant-dernière,
Ça commence à brûler.
Claire, mon ange gardien,
Continue à couper le feu.
J'ai mal au ventre, tous les jours,
Quand je pense à celles et ceux
qui sont partis.

29 décembre

Dernière séance de radiothérapie,
On peut partir en vacances,
Enfin.

Mon corps est guéri,
Mon âme est meurtrie.
J'ai mal au ventre tous les jours,
Pas le cœur cette année,
À célébrer la Saint-Sylvestre.

J'ai demandé à mon amour
De m'accompagner dans une
cabane,
Perdue au milieu des cimes et des
glaciers.
Rien que nous deux,
Pour oublier l'horreur
De celles et ceux qui sont partis,
De celles et ceux qui vont partir.
Immergée dans la blancheur
immaculée des glaciers,
J'ai besoin de laver mon esprit,
de le purifier.
Surtout, je veux oublier,
Oublier et faire le vide.

Mars 2017

Claire m'apprend qu'elle a un
cancer du sein,
Un tout petit, comme moi...
Et ça continue...
Comme dans la chanson de
Stromae,
« Cancer, cancer, qui sera le
prochain ? »
De nouveaux amis sont frappés,
Je ne veux plus y penser.

Août 2017

J'apprivoise mes peurs,
J'essaie de les surmonter.
Refaire confiance au corps,
Refaire confiance à la vie,
Refaire confiance au destin,
qui m'a joué un sale tour.

Aujourd'hui,
Je suis EN VIE.
Merci l'Univers,
La vie est si précieuse.
Tant pis si parfois j'ai peur,
C'est le prix, peut-être.
Un jour, le temps effacera mes
tourments,
À présent, je savoure chaque
instant.
Je profite de chaque seconde,
Pour vivre et respirer.
Pour aimer celles et ceux
qui me sont chers.

Saint-Luc, août 2017

Alan Roura, parrain de cœur

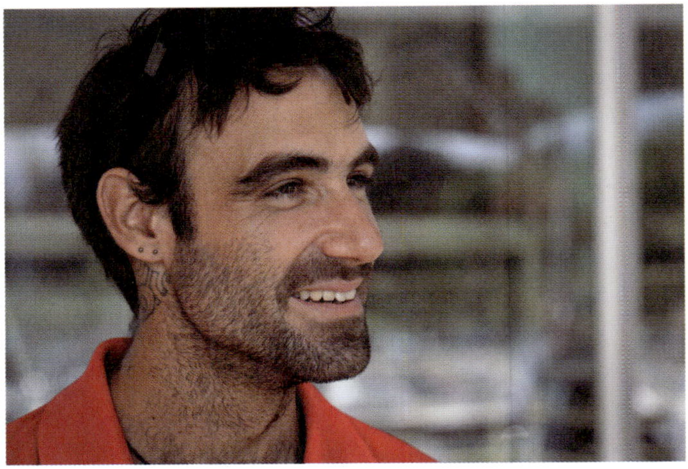

Alan Roura, soirée r'Ose Transat, Société nautique de Genève, 2019

« À projet exceptionnel, parrain exceptionnel ! » r'Ose Transat prenant son ancrage dans les liens du cœur, la rencontre avec le navigateur suisse Alan Roura s'est faite naturellement. Le plus jeune participant de l'histoire du Vendée Globe (12e de l'édition 2016-2017 à seulement 23 ans), à nouveau aligné au départ qui aura lieu en novembre 2020, a accepté de parrainer le projet r'Ose Transat, devenant ainsi un soutien à l'équipage.

Dans une petite vidéo, Alan s'est adressé à notre équipage avant notre départ. Nous avons toutes été très émues en la visionnant.

Extrait :

« r'Ose Transat pour moi c'est l'aventure de femmes qui ont l'envie de se prouver quelque chose. C'est un projet solide, dans le sens où elles ont envie de vivre quelque chose d'incroyable et l'océan va le leur permettre.

Peu importe ce qu'elles ont vécu dans leurs vies, elles vont pouvoir tourner la page parce que l'océan a ce pouvoir de faire oublier, ou du moins de faire grandir le gens. C'est ce que je leur souhaite.

Ce projet me tient à cœur parce que lorsqu'on se rapproche de l'océan pour vivre quelque chose de différent, je pense que c'est le meilleur des choix. Je pense qu'elles trouveront ce qu'elles iront chercher. Je leur souhaite de prendre beaucoup de plaisir, de faire attention aussi, car l'océan reste une force imprévisible. Mais d'en prendre plein les yeux, car traverser l'océan n'est pas quelque chose d'anodin. Je leur souhaite aussi l'entente car j'ai, pour ma part, souvent eu un peu de peine en équipage (rires). Je leur souhaite que ce soit leur meilleur souvenir. »

5 questions à Alan Roura

« L'histoire de ces femmes m'a également touché et il était important pour moi de saluer ce projet 100% féminin : notre sport est l'un des derniers encore véritablement mixte, il doit le rester. »

Nous avons aussi eu le bonheur d'être accompagnées dans notre projet par Aurélia Roura Mouraud, la chargée de communication d'Alan (sa femme aussi).

Souvent la vie nous fait des cadeaux.

© Germain Arias-Schreiber

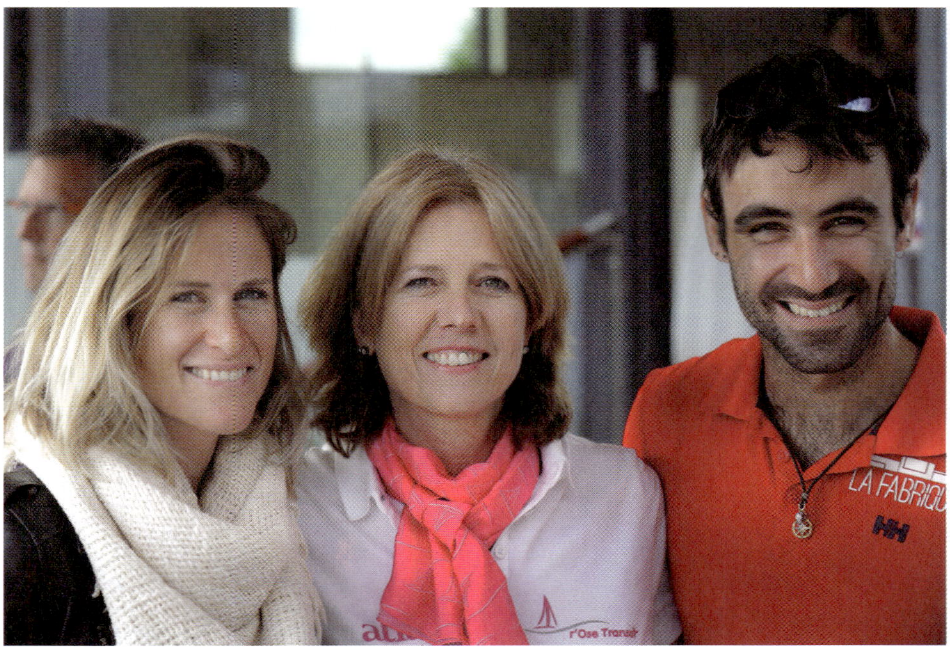

Deuxième partie

La traversée de la maladie, témoignages

Les équipières de r'Ose Transat touchées de près ou de loin par le cancer ont accepté de raconter leurs parcours à travers la maladie. Voici leurs histoires.

---

par Carine Clément Wiig

42 ans, médecin du bord

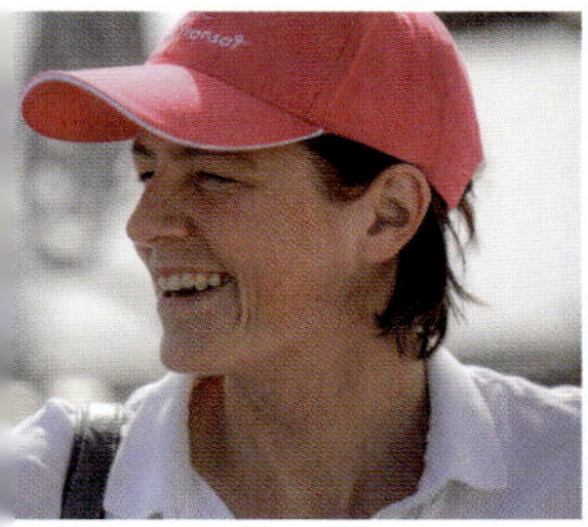

© Germain Arias-Schreiber

Un magnifique cadeau de la vie

C'était un jour comme un autre. J'étais dans ma routine de travail. Peut-être dans une phase de vie où certaines questions existentielles se bousculent. Elisabeth était venue pour son contrôle. Nous nous sommes assises face à face dans mon bureau et elle m'a parlé de son idée en disant, mi-fière mi-gênée: «J'ai un nouveau projet!» Son enthousiasme a été très vite contagieux. Quand elle m'a parlé du besoin d'avoir, à bord, une médecin et qu'elle a enchaîné en me demandant si je pouvais m'imaginer remplir ce rôle, il m'a fallu à peine deux secondes de réflexion avant de répondre par l'affirmative. Je repense toujours à cet instant comme à un magnifique cadeau de la vie.

Étant une inconditionnelle des activités sportives en plein air, la voile a, depuis mon adolescence, fait partie du décor. C'est entre copains, à bord d'un Laser sur le lac de la Gruyère, que je ferai mes premières expériences. Par la suite, j'aurai la chance de pouvoir participer à plusieurs croisières côtières en France, Grèce, Croatie et Norvège.

La navigation à voile me fascine. La capacité du voilier à être en adéquation avec les éléments m'inspire. Sa manière d'avancer en déplaçant respectueusement la masse d'eau pour faire son chemin m'encourage. Les forces en présence m'impressionnent.

Ce n'est qu'à près de 40 ans, à l'occasion d'un important changement dans ma vie professionnelle, que je trouve le moyen de dégager suffisamment de temps pour passer mon permis mer. Comprendre et expérimenter la navigation afin d'acquérir les compétences nécessaires pour mener à bien une croisière en tant que skipper s'inscrit désormais comme nouvel objectif personnel.

Mais le projet qu'Elisabeth me proposait a résonné bien plus profondément en moi. Je ne le comprendrais réellement qu'en cours de route.

Un défi au féminin

Dans le projet, il y avait d'emblée la notion d'une solidarité entre femmes et parallèlement celle d'une prise de responsabilité. J'aime quand les femmes osent s'affirmer. J'aime les voir confiantes et courageuses.

> « r'Ose Transat était un défi au féminin avec la magnifique ambition de valoriser les femmes, et j'étais fière de pouvoir en faire partie. »

Dès les prémices de l'aventure, chacune d'entre nous a puisé un peu de courage et de force dans la présence des autres, et chacune, de manière unique et singulière, a apporté sa pierre à l'édifice en permettant la réalisation de ce rêve commun.

La chance incroyable d'aller au bout des choses

Je suis gynécologue obstétricienne. Il s'agit d'une spécialité plutôt chirurgicale, dont j'apprécie la partie technique qui nécessite de la dextérité, du sang-froid et de la rigueur. Mais la vraie richesse de mon métier, c'est son côté humain. J'ai en effet la chance de pouvoir accompagner les femmes dans leurs différentes étapes de vie, qu'il s'agisse d'instants de joie intense ou de moments plus difficiles, et je mets un point d'honneur à soutenir mes patientes au mieux dans leur cheminement respectif. Quand ce cheminement traverse l'océan Atlantique à la voile, ça se complique...

J'ai eu, avec Elisabeth et nos coéquipières, la chance incroyable d'aller au bout des choses. Accompagner ces femmes dans ce périple m'a permis de mieux comprendre leur vécu de la maladie et la blessure profonde qu'elle a laissée en elles. Je leur suis à toutes extrêmement reconnaissante de ce partage. C'est dans une dynamique joyeuse et pleine de vie que nous avons parcouru ces plus de 3000 milles nautiques. Leur énergie sera pour moi à jamais source d'inspiration.

Le temps passait de manière imperceptible

Cela peut sembler naïf, mais j'ai toujours eu confiance en la vie. Dans mes moments de doutes, je patiente. Je sais que les réponses finiront par me sembler évidentes. C'est ainsi que mon trajet de vie se dessine. Cela dit, je me sens parfois dépassée par les événements et je ne suis plus très sûre de savoir où je vais. Prendre de la distance avec sa propre vie peut alors être salutaire.

Je suis partie sur *Puma III* avec l'idée de profiter de l'opportunité pour mettre de l'ordre dans mon esprit. Avant le départ j'ai utilisé l'image du Rubik's Cube pour symboliser le travail que je souhaitais pouvoir effectuer sur mon esprit durant le voyage. Je pensais que ce serait une entreprise colossale. Et puis j'ai réalisé, jour après jour, que mon esprit n'était pas fait de facettes lisses et monocolores; et qu'il était très bien ainsi. J'ai aimé me retrouver telle que je suis, sentir mon calme intérieur et mon énergie multicolore prête à éclore.

Cependant, ce que j'ai appris et apprécié par-dessus tout, c'est qu'à bord, le temps passe de manière imperceptible. Non pas que nous ayons trouvé le moyen d'avoir une emprise sur lui, mais c'était plutôt lui qui n'en avait enfin plus sur nous. Magique.

« Je n'ai pas de grand attachement aux objets... mais voilà, les casse-têtes me passionnent, j'ai besoin de trouver les solutions... Je trouve que ce cube symbolise le travail que je souhaite faire avec mon esprit ;-) »

Gri-gri © Germain Arias-Schreiber

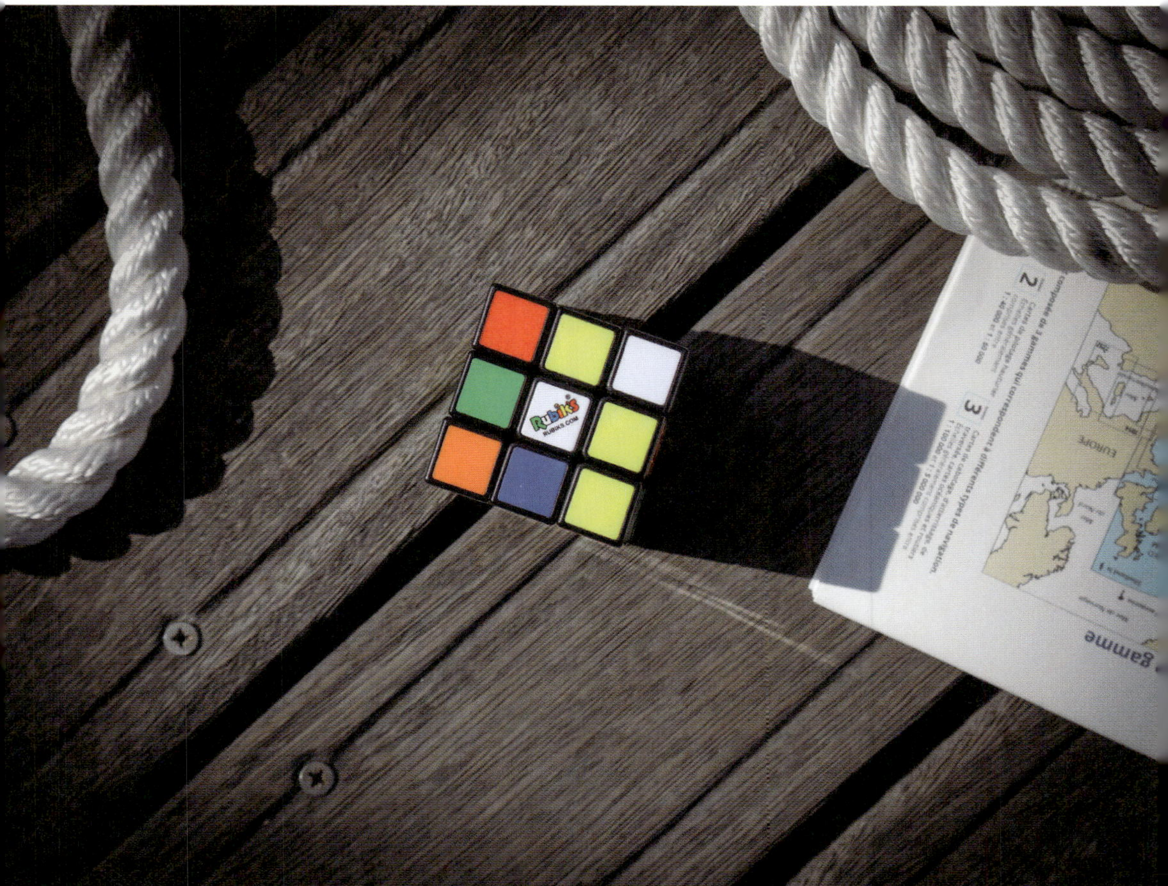

par Muriel Andrey Favre

52 ans, skipper

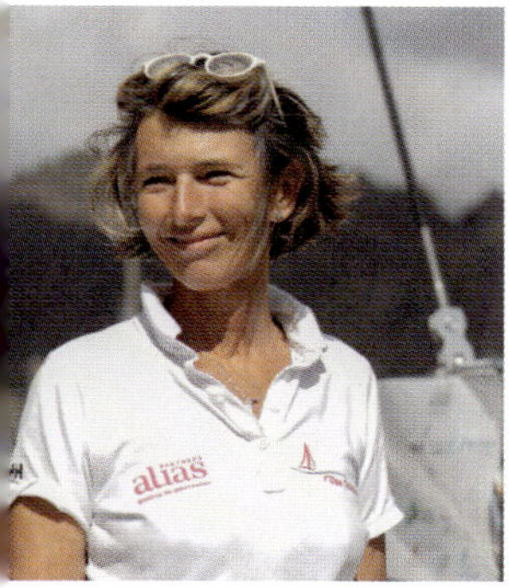

© Germain Arias-Schreiber

Se sentir comme à la maison sur un catamaran

Dans la vie, il y a des décisions qui ne se prennent qu'à l'instinct. C'est ce qui s'est passé quand Elisabeth m'a proposé de skipper le bateau. Le projet r'Ose Transat tombait à pic car j'étais disponible. Mes enfants venaient de quitter le nid familial et j'allais avoir 52 ans pendant la traversée, un âge symbolique, celui auquel ma maman est décédée. La vie peut être si courte !

L'expérience acquise en bateau au fil de mes trente-cinq dernières années de navigation - dont trois ans en famille autour du monde sur un catamaran - allait pouvoir servir ! Et puis j'avais rencontré Elisabeth quand j'écrivais mon livre *Le sillage des Favre en mer*. Comme elle, j'étais convaincue que l'écriture peut aider à cheminer dans la vie. Aussi, je trouvais primordial le concept de vivre une aventure solidaire en mer et de la relater dans un livre qui nous permettrait également de lever les tabous sur la période de l'après-cancer.

Chatouillements dans le ventre, j'avais très envie d'accepter mais il y avait encore cette question de légitimité, n'ayant pas été touchée dans ma chair par le cancer du sein. Cette barrière levée - Elisabeth pensant que ce n'était pas un problème - j'ai été extrêmement heureuse de faire partie du projet.

Quoi de mieux que de pouvoir partager le bonheur de vivre sur l'eau, de transmettre mes connaissances de navigation tout en repartant pour une aventure entre femmes cette fois-ci ! J'allais pouvoir également me prouver à moi-même que j'étais toujours capable de skipper un voilier. J'ai aussi fait confiance au groupe en me disant qu'en cas de problèmes, nous allions pouvoir compter sur l'intelligence collective pour trouver des solutions.

Cette aventure allait me motiver à retrouver la forme à la suite des opérations chirurgicales que j'avais subies ces dernières années, entravant ma mobilité et mes capacités physiques. J'ai puisé dans toute la préparation du projet r'Ose Transat une nouvelle énergie.

Une charge mentale lourde et une responsabilité très engagée

À notre retour de traversée, lors de mon arrivée en Suisse, je crois que j'ai dormi une semaine pour relâcher la pression tant j'étais fatiguée à cause de la charge mentale et de la responsabilité que j'avais engagées lors de la traversée de l'Atlantique. À l'instar de celle d'une cheffe de course en haute montagne, la responsabilité de la skipper ne se limite plus seulement à organiser parfaitement une expédition au mieux de ses compétences. De nos jours, il est de plus en plus compliqué de prendre en charge des « aventures ».

En raison de ma formation juridique, le spectre de poursuites judiciaires en cas de problème a pesé lourd dans mon esprit pendant toute la période de préparation et lors de la transat. C'est la réalité du monde dans lequel on vit. Cette traversée de l'océan Atlantique n'était de loin pas *La croisière s'amuse*. Naviguer dans le cadre restreint de la famille était bien plus facile et moins engageant.

> “ Je sais qu'en mer je suis dans mon élément. ”

Cette aventure m'a permis de prendre conscience de plusieurs choses. Je me suis sentie comme à la maison sur ce catamaran.

Le fait d'avoir un but – aller de l'autre côté – donne une direction à mes journées, un sens à ma vie, alors qu'à terre, je suis parfois perdue avec cette notion, car je ressens une pression sociale et une contradiction sur la direction que ma vie est censée prendre et celle que j'aimerais vivre.

Hervé - mon mari - et mes enfants m'ont manqué quelques fois, mais pas autant qu'on pourrait le croire. Ce sont plus des souvenirs de nos traversées qui revenaient, m'apportant ce sentiment de nostalgie. Au contraire, c'est comme si à chaque mille parcouru, je m'affranchissais d'eux, de mon statut de mère et d'épouse, et que je ressentais leur fierté grandir. Mon bonheur ne dépendait plus du leur. Un lâcher-prise sur l'amour qui, de ce fait, grandit. Ce qui compte vraiment est mis en valeur.

Le bonheur d'être entre femmes

J'ai eu le bonheur de découvrir l'ambiance très particulière liée au fait d'être uniquement et pendant une longue période entre femmes. Avec nos qualités et nos défauts. Pendant cette aventure, j'ai fait la connaissance du mot sororité. Au sens propre comme au figuré. Aurions-nous mis ne serait-ce qu'un homme là au milieu, tout aurait été différent. Nos comportements, inconscients ou non, notre manière de nous tenir, nos réactions, notre vocabulaire.

L'écoute que j'ai développée en qualité d'hypnothérapeute a été un outil très précieux dans ce cadre marin aussi. Je me sentais comme un animal à l'affût, avec ce regard spécial, à la fois sur l'ensemble et sur le particulier, avec ce « pouvoir » de la skipper qui aura toujours le dernier mot !

Prévenir et gérer les conflits. Discuter, parler, écouter, aider, accompagner le changement, aller jusqu'au bout de la traversée. Une métaphore de la traversée de la maladie. Une métamorphose.

Bien sûr, il y a eu quelques crises. Mais elles furent des opportunités pour changer, pour s'adapter les unes aux autres. Ce qui m'a le plus attristée, c'est le mal de mer permanent que Stéphane, une de mes équipières, a dû subir pendant vingt-quatre jours.

Et puis j'ai trouvé qu'au fil des milles parcourus, mon équipage rajeunissait ! Une nouvelle énergie, faite d'un mélange de nos expériences passées, de nos rêves, de nos rires, de notre spontanéité, de nos mouvements, car danser sous la pluie en pleine nuit au milieu de l'océan, ça marque ! Cette magie a créé en nous toutes des changements particuliers. Qu'ils aient été petits ou grands, nous sommes arrivées de l'autre côté différentes.

Cette traversée a été un cadeau.

« La cinquième traversée de l'Atlantique de Pimbuli n'aura pas lieu… car je l'ai oublié à la maison ! Donc j'ai demandé qu'on m'envoie sa photo que j'ai mise en fond d'écran. Notre peluche familiale garde le sourire dans toutes les situations… et je ferai comme elle. »

Gri-gri © Germain Arias-Schreiber

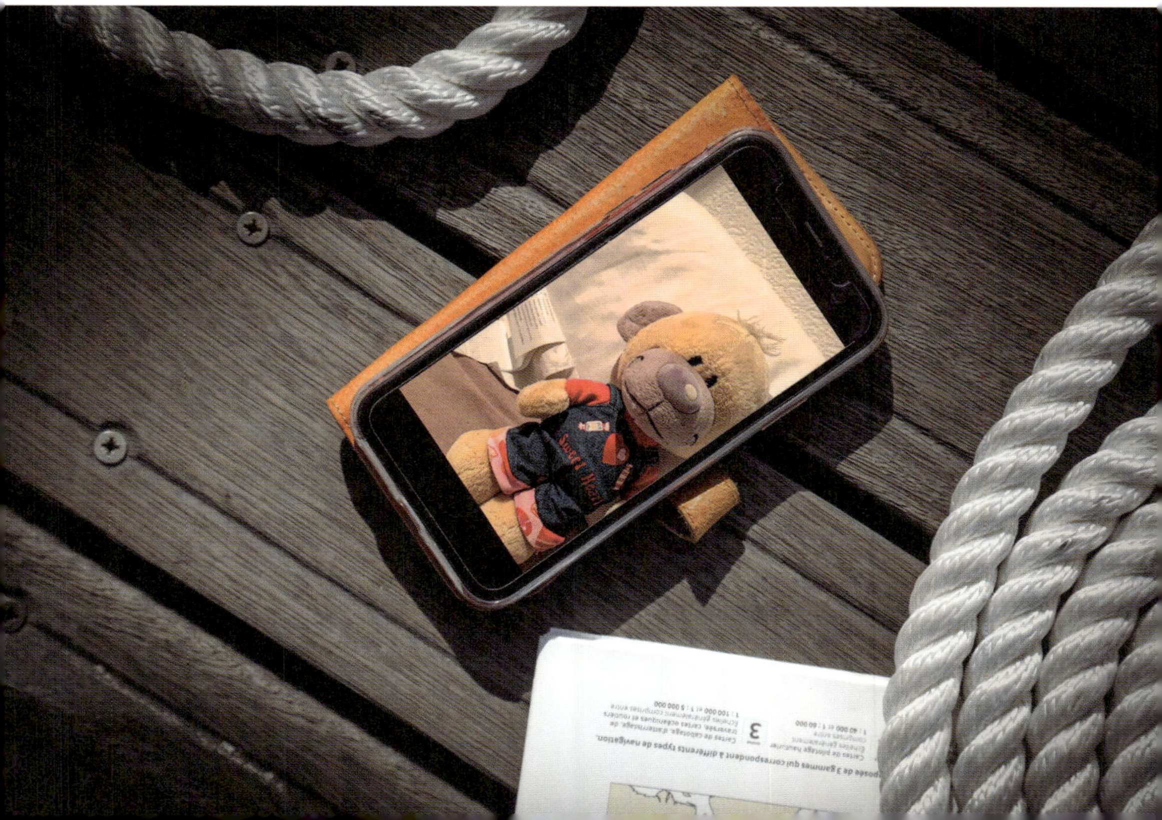

Francesca Argiroffo

58 ans, cancer détecté à l'âge de 55 ans

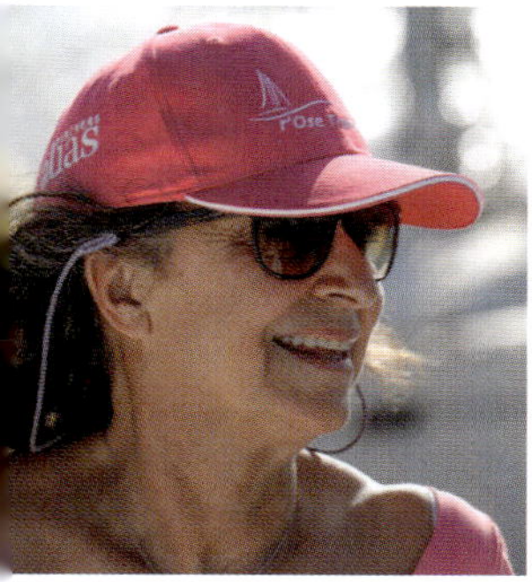

© Germain Arias-Schreiber

Grosse fatigue après un «petit» cancer

Francesca Argiroffo, atteinte d'un cancer localisé - ou *in situ* - a subi une intervention chirurgicale invasive et une reconstruction mammaire. Ayant assez vite recommencé à travailler, d'abord de façon progressive puis très rapidement à 100%, elle a vécu l'après-cancer comme une période éprouvante physiquement.

«J'ai dû effectuer des séances de radiothérapie pendant six semaines, tous les jours. C'était fatigant. Mais pour moi, cette étape du traitement faisait déjà partie de l'après-cancer. On m'avait avertie des effets secondaires de la radiothérapie - fatigue et brûlures -, pourtant je me disais qu'un cancer *in situ* n'était pas un vrai cancer. Je n'avais pas de cancer hormonodépendant, pas de ganglions touchés et pas besoin de chimiothérapie. Faire une radiothérapie, c'était comme "porter une ceinture et des bretelles". Du moins, c'est ce qu'on me disait. Certes, j'avais subi une chirurgie assez importante, mais j'étais convaincue que "mon" cancer était un "petit cancer", quelque chose de "pas si grave". Certains médecins prétendent d'ailleurs qu'il s'agit d'un précancer.

J'ai donc mis un point d'honneur à reprendre le travail deux semaines à peine après l'opération. À l'exception de quelques collègues proches, personne ne savait. J'ai relativement bien géré la fatigue. Je souhaitais vraiment reprendre ma vie telle qu'elle était avant. Un cancer in situ n'allait pas m'empêcher de travailler à plein temps!

Après les séances de radiothérapie, j'ai considéré que mon traitement était terminé, d'autant qu'un suivi oncologique n'était pas à l'ordre du jour. J'ai repris mes contrôles habituels - visite chez le gynécologue et mammographie une fois par an -, comme si je n'avais jamais été malade. Cependant, j'ai dû consulter un physiothérapeute pour soulager les douleurs liées à l'ablation de la tumeur et à la reconstruction de mon sein, qui avaient engendré un inconfort au quotidien.

Dans ma tête, j'allais bien, mon corps, lui, ne le vivait pas de cette manière (rires).

> “Rétrospectivement, je réalise que je n'ai pas assez écouté mon corps, pas assez pris soin de moi. La fatigue me rattrape.”

J'aurais pu gérer les choses différemment. Je ne regrette pas cette reprise professionnelle sur les chapeaux de roues, mais j'ai tout de même tiré un peu sur la corde. Et j'ai attendu trop longtemps avant de reprendre une activité sportive régulière. Peut-être que quelques conseils auraient été bienvenus.

À la fin des traitements, j'ai tourné la page immédiatement. Sans me remettre en question, sans réévaluer mes priorités. Je le fais maintenant. J'ai ainsi décidé de lever le pied, en diminuant mon temps de travail.

Car mon corps m'envoie des signaux, des messages.

Une amie très malade - décédée des suites d'un cancer du sein peu après la fin de mes traitements - me rendait souvent visite, à l'hôpital d'abord, puis à la maison pendant ma convalescence. Un jour, elle m'a apporté son "coussin du cœur", un coussin ergonomique pour soulager les douleurs postopératoires que l'association éponyme offre aux femmes après l'ablation d'une tumeur mammaire.

Elle m'avait aussi mise en garde: "J'espère que tu vas réfléchir à ce que tu as eu et que tu vas considérer les choses différemment à présent." Sur le moment, je n'ai pas réalisé la portée de ses propos. Aujourd'hui, ils prennent tout leur sens. Je comprends enfin le message de mon amie : il faut écouter les signaux que notre corps nous envoie.

Je considère que j'ai eu beaucoup de chance et j'ai envie de laisser de l'espace à des projets personnels, à des activités simples. Envie de faire des choses qui me font du bien comme la marche, être en contact avec la nature.

Sur ce bateau, j'ai envie de partager des expériences personnelles entre femmes, autour du cancer notamment. Cela m'intéresse aussi de découvrir comment mes équipières ont géré leur maladie, comment elles se projettent dans l'avenir.

Ce qui me plaît sur ce bateau ? Faire partie d'un équipage, s'entraider et se laisser porter par les éléments. Embarquer pour cette transat, c'est lâcher prise en quelque sorte ! »

« Deux bracelets anti-nausée, donnés par une amie de cœur, pour pouvoir profiter de chaque instant à bord. »

Gri-gri © Germain Arias-Schreiber

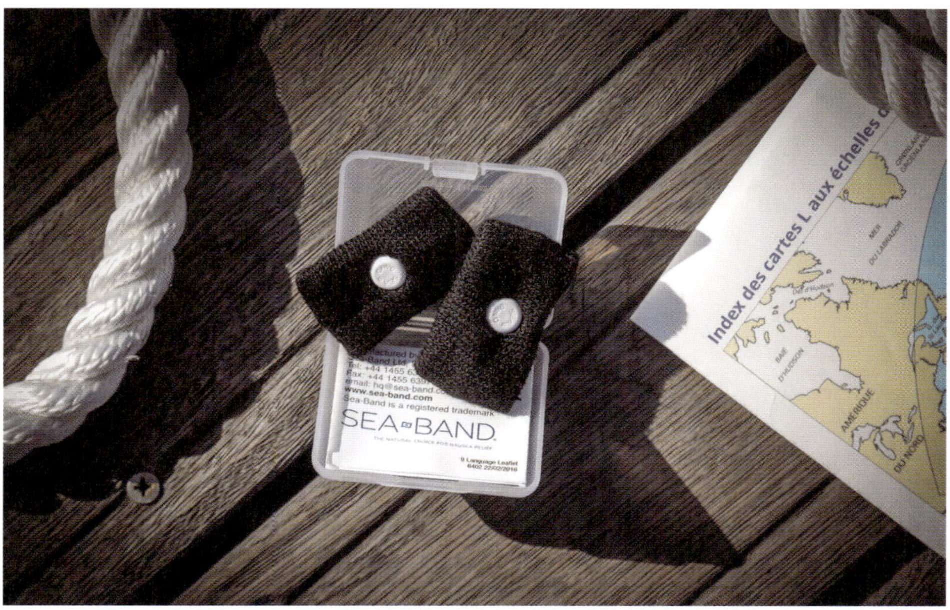

Nadège Schriber

58 ans, un premier cancer détecté à l'âge de 38 ans et un deuxième à 44 ans

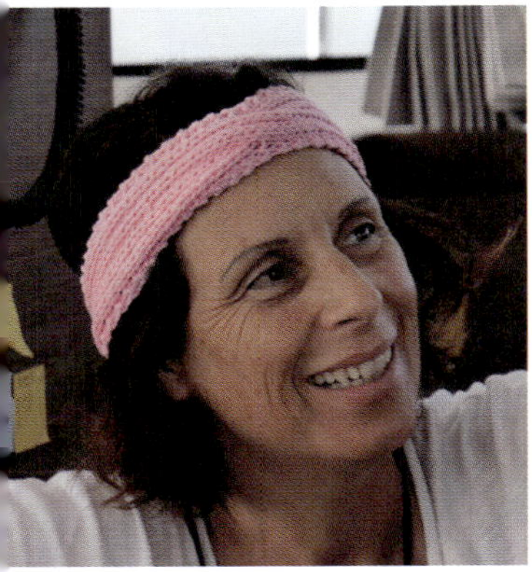

© Caroline Ackermann

Se réparer et réparer les autres après un cancer du sein

Deux cancers du sein ont poussé Nadège Schriber, physiothérapeute, à participer à une approche pionnière dans la prise en charge des patientes touchées par cette maladie dans le canton de Genève.

«Physiothérapeute de formation, j'ai traversé un cancer du sein en 1998, à l'âge de 38 ans, suivi d'un second en 2005. Ce premier cancer a été un immense bouleversement dans ma vie. Il faut savoir qu'à cette époque les réseaux de soutien concernant cette maladie n'étaient pas aussi développés qu'aujourd'hui. Je me suis sentie complètement perdue. J'ai eu la chance de bénéficier du merveilleux soutien de mon mari, de ma famille et de mes amis, ainsi que de l'incroyable équipe médicale (oncologues et infirmières) des Hôpitaux universitaires de Genève (HUG). Malgré cela, c'était le système D. J'étais totalement désorientée, devant gérer seule la période post-cancer. Je ne me sentais ni soutenue ni conseillée. Certes, il existait des perruquiers et quelques physiothérapeutes avec une formation adéquate, mais je ne les connaissais pas et rien n'était organisé comme c'est le cas désormais. Par ailleurs, nous n'étions qu'aux balbutiements d'internet.

J'ai accumulé une telle frustration que celle-ci a finalement été le déclencheur de ma spécialisation en lymphologie et dans la prise en charge des patientes et patients opérés d'un cancer du sein.

En 2004, Savoir Patient, une association de femmes opérées d'un cancer du sein, ressentant un manque d'information, a fait appel à John Roth, président des physiothérapeutes de Genève. Suite à cette demande, nous avons établi un document de référence très apprécié de toutes les personnes concernées par la question du cancer du sein. Cette démarche a été pionnière, et ne cesse depuis lors d'évoluer.

Aujourd'hui, il est vivement recommandé aux physiothérapeutes intéressé·e·s par cette question de suivre une formation spécialisée. Cela permet aux médecins d'adresser leurs patientes au réseau organisé par quartier.

La physiothérapie pour retrouver confort et mobilité

Lorsqu'une patiente subit une chirurgie mammaire avec parfois un curage axillaire - ablation des ganglions lymphatiques - elle se retrouve souvent limitée dans ses mouvements. Par conséquent, il est important de pouvoir l'aider afin qu'elle retrouve au mieux et au plus vite sa mobilité, notamment l'amplitude de ses mouvements.

Quand la patiente doit suivre un traitement de radiothérapie, il est essentiel, avant ce traitement, de faire diminuer les œdèmes provoqués par la chirurgie. Il faut aussi que la patiente puisse positionner correctement ses membres supérieurs lors des séances. Notre traitement est constitué de nombreuses techniques manuelles et de contention efficaces pour atteindre ces résultats. Enfin, outre ces traitements thérapeutiques, la patiente bénéficie d'un accompagnement psychologique et de nombreux conseils.

Vous avez un cancer...

Cette nouvelle terrifiante a bouleversé ma vie. Une annonce d'autant plus brutale que je n'avais que 38 ans et trois enfants de 2, 4 et 6 ans. Le pronostic était très mauvais. J'étais paniquée. J'ai dû vivre avec cette peur, la plus grande de ma vie, pendant des jours et des nuits...

Savoir qu'on est atteinte d'un cancer bouleverse du jour au lendemain notre regard sur l'avenir. Ainsi, quand je suis sortie de l'hôpital, tellement terrorisée, je me suis dit: "Nadège, si tu t'en sors, tu aideras les autres à vaincre cette terreur."

> C'était le message d'espoir que j'avais reçu de la physiothérapeute qui s'était occupée de moi à la clinique. Je me souviens encore exactement de ses mots: «Je suis passée par là, il y a dix ans, on peut s'en sortir.»

Cela m'a énormément aidée. Une personne qui déclare s'en être sortie, qui est là physiquement, que l'on peut toucher, déclenche quelque chose de très fort en termes d'espoir.

Mais avant de pouvoir aider les autres, j'ai d'abord affronté seule cette difficile traversée pour rééduquer mon bras et mon âme. Durant cette période, j'ai réalisé que la profession de physiothérapeute et la maladie m'offraient l'opportunité de m'engager dans la prise en charge du cancer du sein. Il n'y a pas un jour où je le regrette ou m'ennuie. Je le ferai tant que je le pourrai. Aujourd'hui, avec tous les physiothérapeutes spécialisé·e·s dans cette prise en charge, nous formons une magnifique équipe.

Cette traversée que je partage avec chaque patiente, j'ai souhaité la transposer à l'aventure r'Ose Transat. Ce sera une traversée orientée sur les émotions, les échanges et les réflexions. Vivre à bord avec des femmes confrontées à la même épreuve et partager avec elles des moments privilégiés me semble être, en plus d'une évidence, une chance immense. Et en plus, j'adore naviguer!

Comme disait Winston Churchill: **"Never, never, never give up.[1]"**

Je sors grandie du cancer, tout comme je sortirai grandie de notre traversée r'Ose Transat.»

---

1 Littéralement: «Ne jamais, jamais, jamais abandonner.»

“

Soyez audacieuses, soyez courageuses,
soyez incroyables !

”

« Ne jamais, jamais abandonner représente une valeur très importante que j’ai transmise à ma famille et mes proches. »

Gri-gri © Germain Arias-Schreiber

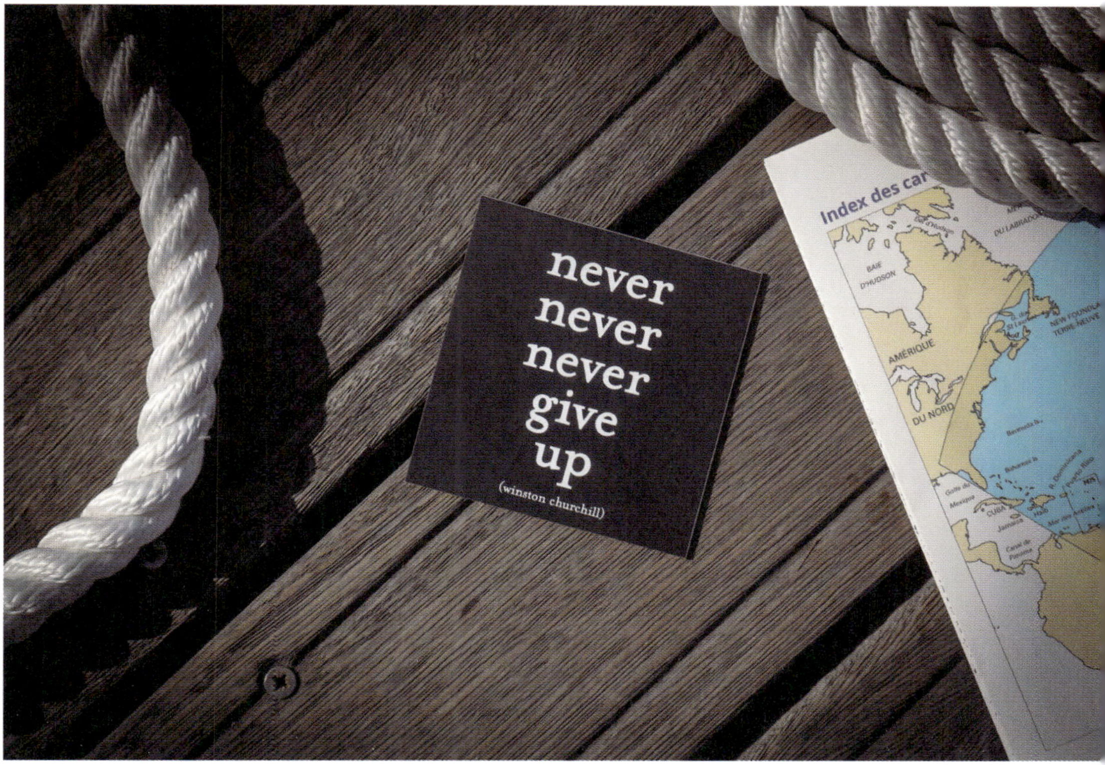

Nicole Strub

57 ans, cancer détecté à l'âge de 43 ans

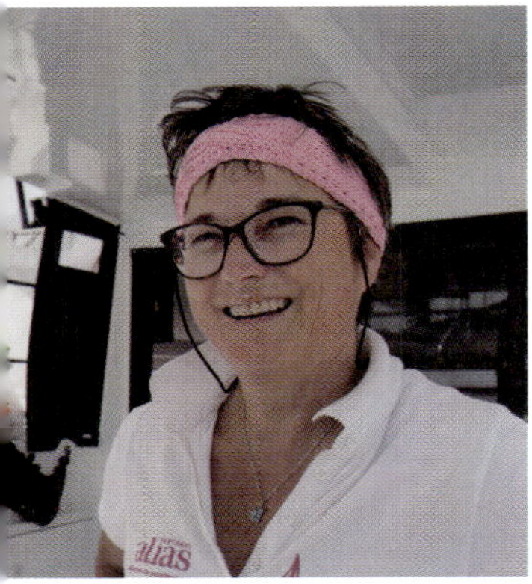

© Caroline Ackermann

La tempête après un cancer

Après son cancer du sein, avant de saisir sa « seconde chance », Nicole Strub a dû faire face à une autre tempête. Grâce au soutien essentiel de son entourage, cette enseignante de géographie peut apprécier aujourd'hui chaque petit bonheur de la vie.

« Avant le diagnostic, je ressentais déjà une gêne dans le sein, depuis au moins deux ou trois ans. Mais mon gynécologue minimisait mes dires. J'ai dû insister longtemps jusqu'à pouvoir enfin passer des examens. C'est lors de l'échographie, en observant la réaction du radiologue dont le regard passait de l'écran à mon visage, que j'ai compris que mes craintes étaient vérifiées et que ma santé était engagée. La tumeur mesurait sept centimètres et certains ganglions étaient touchés. J'ai dû subir une mastectomie avec un curage axillaire, suivis d'une chimiothérapie puis de séances de radiothérapie. Des années plus tard, j'en garde encore des séquelles – des douleurs pénibles – car la chair de mon thorax a été malmenée par les traitements. Grâce aux soins de Nadège, remboursés par l'assurance-maladie, mes douleurs quotidiennes sont maintenant moins intenses.

Une fois la phase aiguë de la maladie passée, il a encore fallu attendre trois ans avant d'envisager une reconstruction mammaire puis une coloration de l'aréole pour retrouver un sein à l'aspect "normal". La nature de mon cancer, hormonodépendant, a impliqué des traitements d'hormonothérapie durant dix ans. J'ai plus d'une fois été tentée de les arrêter, tellement ils étaient pénibles.

Durant toute la traversée de la maladie, j'ai été non seulement soutenue par toute l'équipe médicale pluridisciplinaire des HUG, en laquelle j'avais totalement confiance, mais aussi par mes ami·e·s et par de nombreuses autres personnes. Je n'avais jamais connu pareil soutien auparavant.

Pendant les années de traitement, j'ai eu la chance de participer à différents événements mis en place par des organismes de soutien aux femmes touchées par le cancer du sein. L'un d'eux, *La cordée de solidarité*, un projet qui a permis à cent femmes de gravir le sommet du Breithorn dominant Zermatt, fut un magnifique moment de partage.

En effet, cette cordée permettait de transmettre de l'énergie à celles qui pensaient ne plus en avoir et de partager le fardeau de la souffrance.

En ce qui me concerne, ce fut surtout le déclic : *Yes, I can!*

“

Après mon cancer, j'ai eu le sentiment d'avoir droit à une « seconde chance ».

”

À cette époque, le cancer n'a pas été la seule épreuve. Parallèlement à la maladie, j'ai également traversé une très grosse tempête dans ma vie privée. Je vivais avec le sentiment d'être tirée vers le fond par un très fort courant. Puis j'ai décidé de quitter ma “vie d'avant”. J'avais l'impression que si je ne le faisais pas, je risquais de tomber à nouveau malade. La décision a été très difficile. Aujourd'hui, je suis convaincue d'avoir fait le bon choix.

Finalement, mes problèmes personnels et familiaux ont été bien plus lourds à porter que la maladie. Si la maladie était physiquement difficile, j'étais au moins bien encadrée. Heureusement, pendant cette période de grand chamboulement personnel, j'ai été beaucoup aidée par mes proches et soutenue par mon psychiatre.

Quelques années plus tard, j'ai rencontré mon compagnon actuel. Un pur cadeau de la vie. Au début, dans l'intimité, j'étais un peu embarrassée par mes cicatrices, stressée même, voire apeurée. De plus, après une mastectomie, la sensibilité est différente. Les sensations ne sont plus celles d'avant. Durant toute une période, j'ai pensé à tort que cela ne devait pas être facile pour un homme de vivre avec une femme présentant un risque de récidive, qu'un homme ne voudrait pas d'une femme fragilisée par la maladie. Mes craintes se sont rapidement envolées.

“Ma seconde chance, c'est aussi d'apprécier les petits plaisirs avec beaucoup de bonheur.”

Avec le recul, je réalise que j'ai vécu huit années de galère. Heureusement, je trouvais du réconfort dans les randonnées en montagne avec le Club alpin, les sorties de voile avec le Cruising Club Suisse et d'autres activités de groupe. Et surtout, dans le soutien de mes amis, toujours prêts à m'inviter à manger quand je n'avais pas de logement assez décent pour préparer mes repas notamment. Ma mère m'a aussi aidée en m'accueillant également plusieurs fois par semaine pour dîner. Quant à mes enfants, ils m'ont donné une raison de vivre, de me battre pour ma santé et pour eux. Durant toutes ces années, j'étais obligée de capitaliser sur des petites actions puisque rien ne tournait rond dans ma vie.

Mon employeur a également été très compréhensif. Six mois après le début des traitements, j'ai progressivement repris le travail jusqu'à 50 %, puis jusqu'à 80 %, pour des raisons financières liées à ma situation familiale.

Durant mon cancer, j'ai reçu énormément d'amour et de soutien. Cela m'a permis de prendre un virage et de relativiser les difficultés de la vie. Sans oublier la prise en charge médicale, grâce à laquelle j'ai survécu au cancer. Quant à mon entourage, au personnel de santé et à mes collègues de travail, toutes ces personnes m'ont aidée à sortir la tête de l'eau.

Aujourd'hui, r'Ose Transat me permet d'apprécier la chance d'être en vie et de partager cette aventure avec mes coéquipières. J'espère que notre aventure donnera de l'espoir à d'autres femmes touchées par la maladie.»

«Les chats qui figurent sur ce "coussin du cœur" symbolisent toutes les personnes qui m'ont soutenue et qui continuent à me soutenir. C'est une proche voisine, ancienne maîtresse de couture, qui me l'a réalisé puis me l'a offert.»

Gri-gri © Germain Arias-Schreiber

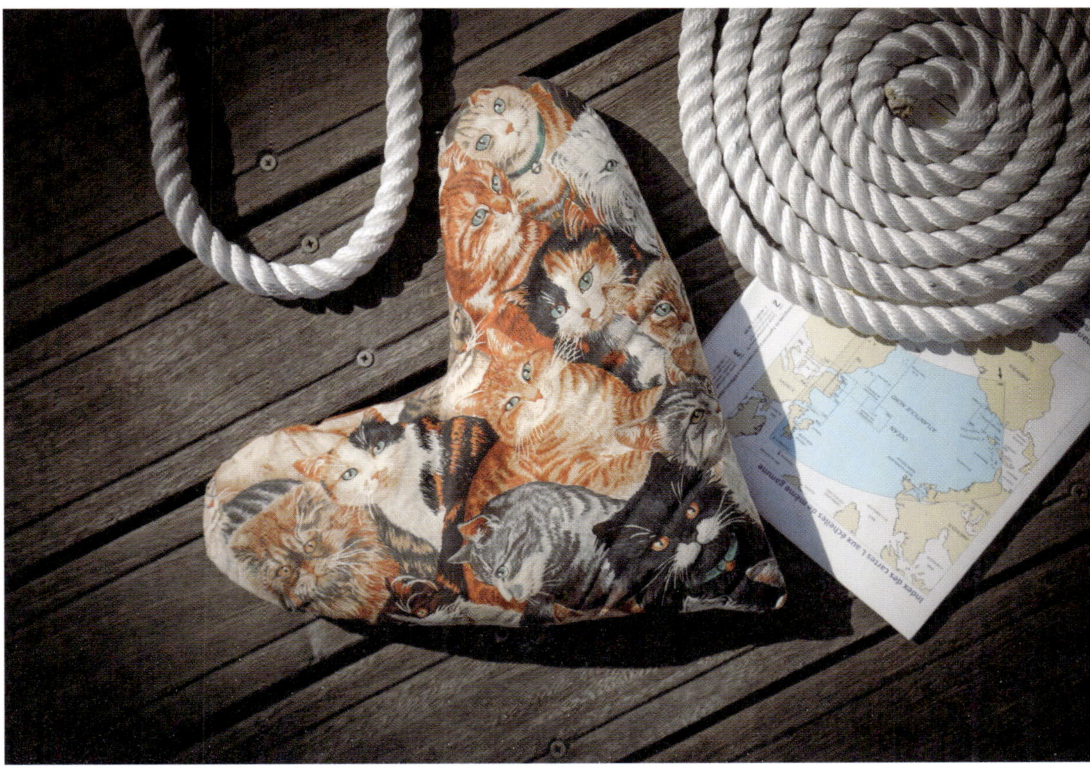

Stéphane Couty

50 ans, cancer détecté à l'âge de 43 ans

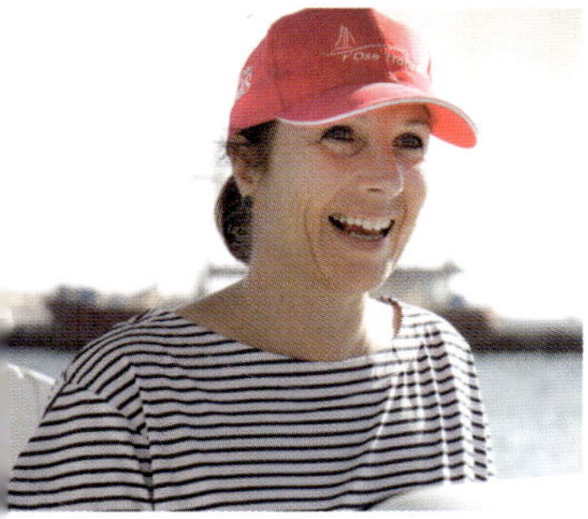

© Germain Arias-Schreiber

Le soutien des femmes et l'art pour réparer les blessures

Alors que le ciel était bleu dans sa vie, Stéphane Couty a appris qu'elle était atteinte d'un cancer du sein. Après les traitements, il a fallu apprivoiser ce nouveau corps ainsi que la peur de la récidive. Le soutien des femmes de son entourage ainsi que l'art du tatouage ont permis à cette docteure ès sciences de se reconstruire.

« Pourquoi r'Ose Transat ? Parce que j'adore la mer et la voile, et parce que j'ai eu un cancer du sein. La voile, ma famille et mes amis m'ont aidée à avancer, à avoir confiance en la vie, à continuer de croire qu'elle est belle. J'aime faire l'analogie entre le cours de la vie et la voile. En navigation, la météo peut être radieuse avec un vent qui porte le bateau. Et d'un moment à l'autre, la mer peut se déchaîner ; on sent la peur, l'incertitude du moment à passer. Quand enfin c'est fini, quand le soleil revient, il ne reste qu'à constater : "Voilà, j'y suis arrivée."

> “ Traverser l'Atlantique, ou franchir des étapes de vie, nécessite une certaine capacité de résilience pour constater, comprendre, accepter. ”

La maladie, on ne la choisit pas. Un jour où tout va bien, ou plutôt bien, elle nous tombe dessus. Elle assomme, déclenche l'angoisse, en particulier chez nos proches. Pour soi-même, elle signifie surtout une nouvelle étape, une tempête à passer. On se demande pourquoi. On se heurte à l'impossibilité de choisir – quand on tombe malade, on ne choisit pas. L'Atlantique, on est libre de le traverser ou pas, sachant que ce sera un moment fabuleux, ou peut-être difficile. Des milliers de gens le font régulièrement de manière professionnelle, notamment Alan Roura, Romain Attanasio et Samantha Davies, qui sont de vrais navigateurs. J'ai une immense admiration pour les navigateurs. Mais r'Ose Transat, ce ne sont pas des professionnels, loin de là. Pourtant on va le faire, on y va. C'est ce que j'aime.

J'attends de cette traversée un retour au calme et aux éléments. Un moment à moi pour relever un défi que j'ai choisi. Cela étant, je ne ressens pas le besoin d'introspection ou de réflexion. Mais davantage celui de profiter des éléments, et d'avoir le temps. Le temps, tellement précieux, qui passe si vite. Avoir le temps, c'est merveilleux.

Concernant le cancer que j'ai dû traverser, il s'est manifesté par deux tumeurs, une sur chaque sein, diagnostiquées simultanément. Deux tumeurs totalement différentes. Une petite in situ de grade trois, bien palpable, que j'ai sentie en premier. Ce qui a permis de découvrir la deuxième, de cinq centimètres, diffuse donc non palpable, et micro-invasive, qui commençait vraiment à être agressive. La suite a été très simple : mastectomie bilatérale pour enlever le maximum, puis reconstruction. Ma vie a été sauvée par un trio de femmes médecins exceptionnelles, la docteure Sindy Monnier, la professeure Laura Rubbia-Brandt et la professeure Brigitte Pittet-Cuénod, mais aussi grâce aux équipes médico-soignantes du Centre du sein des HUG. Cinq ans après, je peux dire que je suis en bonne voie. Mais les cicatrices et les peurs sont toujours là. Parce que ce cancer qui est arrivé sans prévenir, cette tumeur importante et diffuse qui s'est développée sans que personne ne s'en rende compte... j'ai peur que cela recommence.

> “La récidive, on la craint toutes et je suis consciente de cette angoisse récurrente.”

Les deux premières années, les contrôles s'effectuent tous les trois mois, puis tous les six mois les années suivantes. Au début, je n'avais pas besoin de regarder mon agenda pour vérifier la date, j'étais automatiquement nerveuse avant. Bien souvent, mes proches me demandaient: “Tu n'as pas un contrôle bientôt?” En fait, ces rendez-vous me stressaient. La complicité avec le technicien en radiologie, qui fait comprendre d'un signe, d'un regard que tout va bien, sont les moments qui m'ont le plus marquée, car les plus difficiles selon moi. On ne parle pas assez de cette peur de la mauvaise nouvelle, qui revient sans cesse et constitue un facteur de stress important.

L'art pour se réparer

Comment gérer ce stress? En parlant, en le verbalisant. C'est ce qui m'a frappée quand nous nous sommes retrouvées les six femmes de r'Ose Transat: finalement, nous partageons les mêmes peurs. Réaliser que je ne suis pas la seule m'a permis de les surmonter, de me dire que c'est normal. En revanche, ce que j'ai le moins accepté ce sont les cicatrices; cette poitrine certes reconstruite, mais marquée. Je lisais un jour le témoignage d'une femme pour qui les cicatrices étaient les stigmates d'un combat dont elle était fière. Pour moi, elles représentaient une mutilation. Je ne les supportais absolument pas. Il fallait que je trouve une solution pour pouvoir me regarder plus sainement, plus sereinement. Un jour, j'ai croisé la voie d'un artiste incroyable, Ivan, dont l'art m'a réparée. Il a tatoué sur ma poitrine une rose d'un côté et une feuille de l'autre. Les cicatrices sont masquées. Le problème n'a pas disparu, mais il est embelli. L'art lui a conféré un autre sens. Et maintenant, oui, je suis fière, d'autant que dans ma famille le tatouage n'est pas franchement apprécié. Pourtant ma mère a participé en dessinant la rose et ma fille était présente. Entourée par mes indispensables amies, d'essentielles étoiles, c'est devenu une histoire de femmes. »

« Jamais loin de ceux que j'aime. »

Gri-gri © Germain Arias-Schreiber

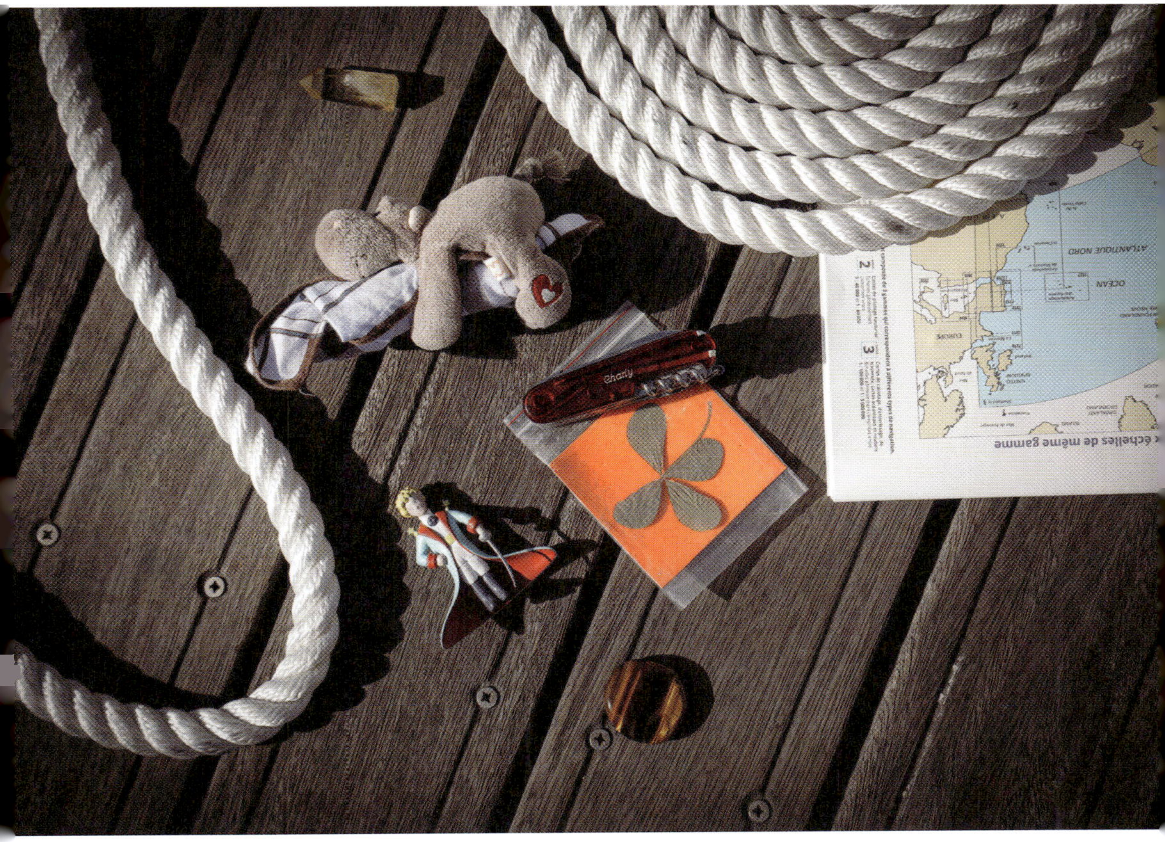

Caroline Ackermann

50 ans, cancer détecté à l'âge de 48 ans

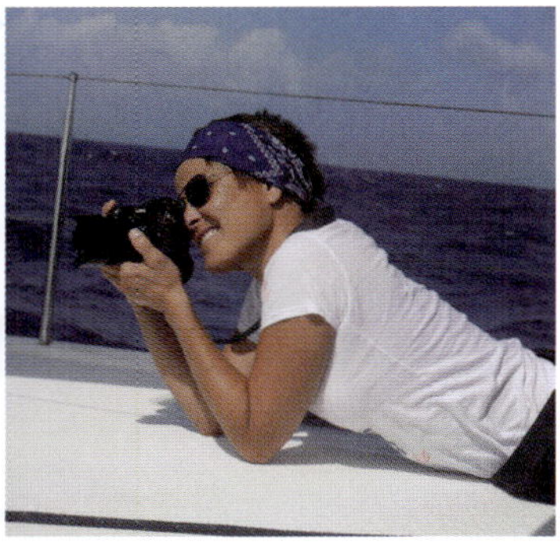

© Elisabeth Thorens-Gaud

Quand le cancer se déclare à cause d'une prédisposition génétique, le BRCA1

Caroline Ackermann a appris à l'âge de 38 ans sa prédisposition génétique au cancer du sein, avant de développer la maladie dix ans plus tard. À peine remise de ses traitements, elle monte à bord de r'Ose Transat. En rentrant, elle devra décider de suivre ou non une hormonothérapie aux effets secondaires particulièrement invalidants.

« J'ai de la peine à penser que je suis maintenant dans la période d'après-cancer. J'ai appris la terrible nouvelle au mois de juin 2018. Plusieurs étapes ont marqué cette épreuve. D'abord l'opération, ensuite la chimiothérapie, puis une dépression – vraisemblablement liée à ces événements. Tout est allé si vite que je n'ai pas eu le temps de réaliser ce qui m'arrivait. Mais je commence à aller mieux.

Vivre avec le risque de cancer du sein

Tout a commencé quand ma mère a eu un cancer du sein. J'ai alors découvert ma prédisposition génétique au cancer du sein et des ovaires (BRCA1). J'avais 38 ans. J'ai consulté plusieurs gynécologues et oncologues afin de savoir comment gérer ce risque. Après deux années de réflexion, j'ai finalement accepté l'ablation préventive des ovaires. Mais je n'étais pas prête pour une double mastectomie. J'ai vécu pendant dix ans avec ce risque, sans trop m'en préoccuper. Au mois de juin 2018, lorsqu'on m'a annoncé, lors d'un contrôle de routine, que j'avais "une tache", pour moi le diagnostic était clair.

Mon mari, toujours optimiste, m'a dit: "Attends les résultats de la biopsie, ce n'est peut-être pas ça." Mais pour moi, il n'y avait aucune équivoque, l'opération que j'avais refusée devenait incontournable. J'allais perdre mes deux seins. J'étais si choquée que je n'ai pas pu l'annoncer à mes amis. Une fois remise de l'opération, je ne pensais pas devoir subir aussi une chimiothérapie. J'ai suivi l'avis de mon oncologue pour mettre toutes les chances de survie de mon côté et j'ai foncé tête baissée dans le traitement.

Après la dernière séance, je me suis écroulée. C'est ainsi que j'ai demandé à être hospitalisée en psychiatrie. Je ne savais plus quoi faire, plus vers qui me tourner. J'avais peur de mes émotions, d'être submergée, de devenir folle. J'ai compris par la suite que j'étais en pleine dépression.

Au mois de janvier 2019, alors que j'étais au plus mal, Nicole Strub, une collègue faisant déjà partie de l'équipage de r'Ose Transat, m'a envoyé un texto pour me proposer d'embarquer, car il restait une place. J'ai dit oui immédiatement.

> "Le projet r'Ose Transat et la thérapie entreprise m'ont beaucoup aidée."

Se reconstruire

Le cancer est une épreuve traumatisante. Je me demandais souvent: "À quoi ça sert de vivre? Est-ce que je suis encore utile? Comment mon mari peut-il encore m'aimer?" Jamais auparavant, je ne m'étais posé ce genre de questions. J'en avais presque le tournis. Mes proches m'ont soutenue en m'apportant des réponses: "Il t'aime pour ce que tu es", "La vie est belle et vaut la peine." C'est ce que je me suis dit aussi, après un certain temps.

La reconstruction mammaire a été une étape délicate, même si je n'ai pas eu de complications postopératoires. J'ai également retrouvé une excellente mobilité sans recourir au drainage lymphatique, comme c'est souvent le cas pour beaucoup de femmes. Finalement, c'est surtout la dimension psychologique qui m'affecte. Devoir vivre avec cette nouvelle poitrine et ce qu'elle représente m'est encore très difficile.

J'ai d'abord éclaté de rire quand le chirurgien m'a demandé comment je voulais mes nouveaux seins. J'étais même contente de passer d'un bonnet B à un bonnet D. Mais j'ai vite déchanté. Porter des prothèses, c'est accepter un corps étranger. Les seins sont beaucoup plus fermes. Je ne me suis pas encore habituée à cette sensation bizarre. Quand je suis habillée, on ne remarque rien. Mais selon les positions, comme les prothèses sont placées sous le muscle pectoral, mes seins prennent des formes qui ne sont pas naturelles. Et puis, il y a les cicatrices.

Quant à la sensibilité, elle revient, mais différemment. La zone sur le mamelon n'est plus aussi tactile. Heureusement, j'arrive progressivement à me réapproprier cette partie de mon corps et même de manière assez sensuelle. D'ailleurs, cet aspect n'a pas été un problème dans ma vie de couple. Aujourd'hui, je dis de mes seins qu'ils sont "cabolés" (rires).

Le travail thérapeutique que j'effectue actuellement et la sculpture m'ont aidée à cheminer pour évacuer les difficultés. J'avais du mal à verbaliser ou à décrire mes maux.

Le plus éprouvant dans la période après-cancer, c'est certainement l'hormonothérapie. Je ne la supporte pas du tout. Et ce n'est pourtant pas faute d'avoir essayé. Avec ce médicament, j'avais l'impression d'être une personne très âgée. Tout le temps fatiguée, déprimée, je n'arrivais pas à mobiliser mes muscles normalement. J'étais devenue insomniaque. J'ai décidé de l'arrêter. Mon oncologue n'était pas très rassurée et m'a dit: "Madame, si vous êtes métastasée, je ne pourrai plus vous sauver."

Je pense qu'elle a choisi ces mots pour que je réalise l'enjeu de ma décision. Si je prenais ce médicament, cela permettrait de diminuer par deux le risque de récidive.

Il y a probablement un facteur psychologique aggravant les effets. Toutefois, depuis que j'ai décidé de m'en passer, je me sens beaucoup mieux tant psychologiquement que physiquement. La décision sur le long terme demeure difficile à prendre, car il faut mettre en balance la crainte de la récidive et celle de reprendre un traitement. Mon oncologue m'a proposé d'en rediscuter à mon retour de r'Ose Transat. »

« Une pièce des Saintes-Maries-de-la-Mer qui porte bonheur, prêtée par ma fille cadette Salomé, et une aigue-marine, la pierre du marin qui protège les gens de la mer, que m'a donnée ma voisine également touchée par la maladie. »

Gri-gri © Germain Arias-Schreiber

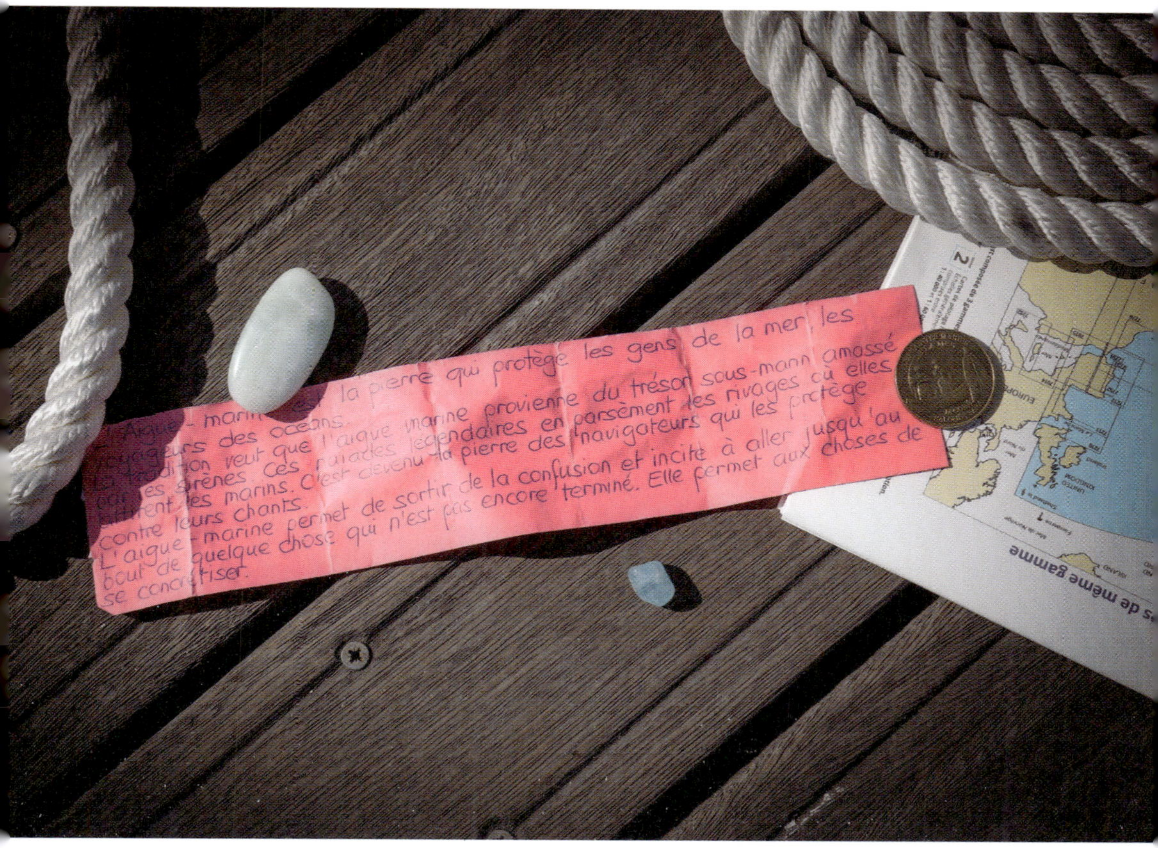

Troisième partie

Le cancer du sein expliqué à Muriel

© Caroline Ackermann

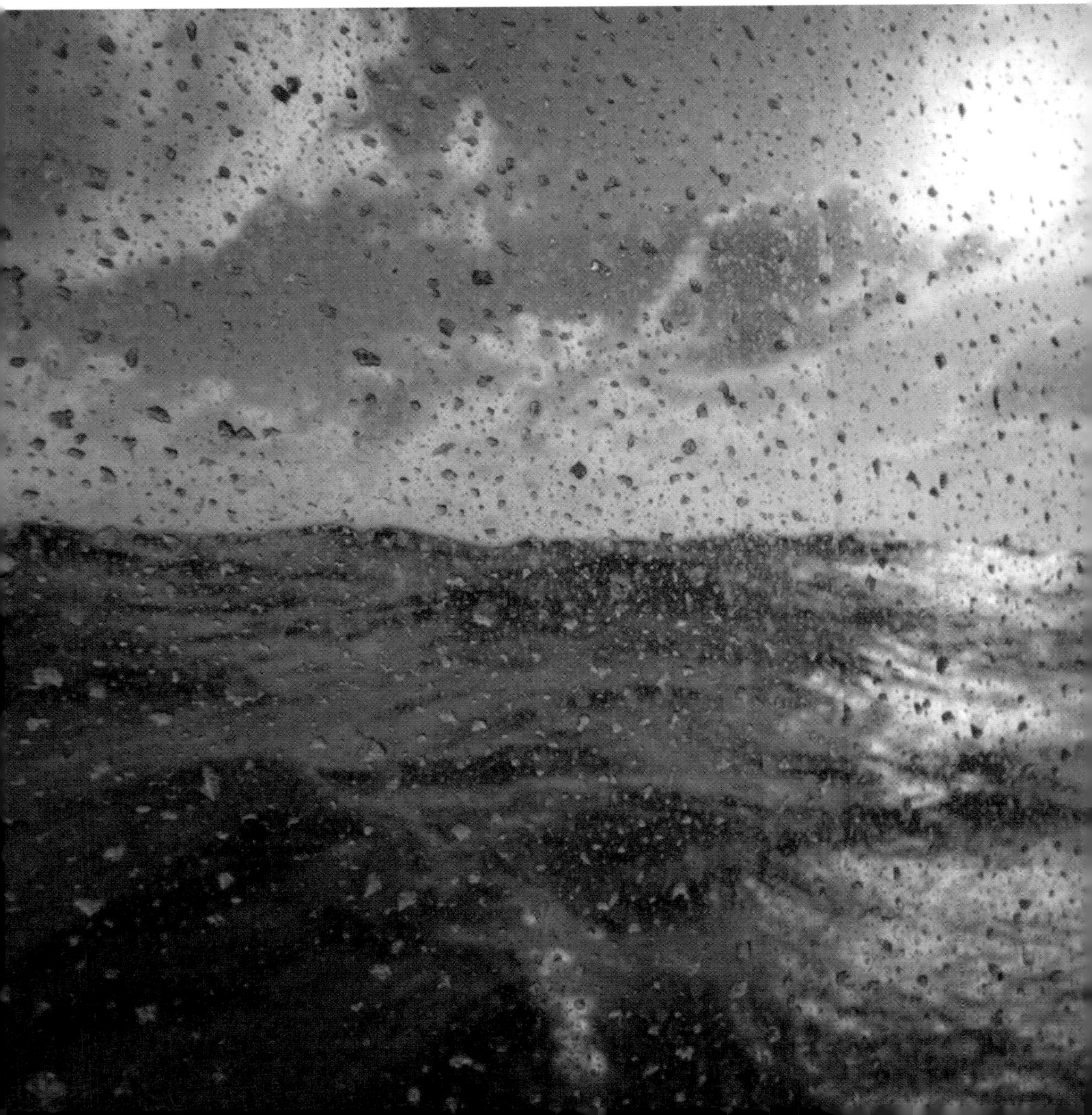

Pendant la traversée, lors de nos conversations au sujet du cancer, Muriel nous a souvent interrompues pour nous demander des clarifications car elle ne comprenait pas la signification de certains termes que nous employions. La conversation qui suit a eu lieu à bord de *Puma III*.

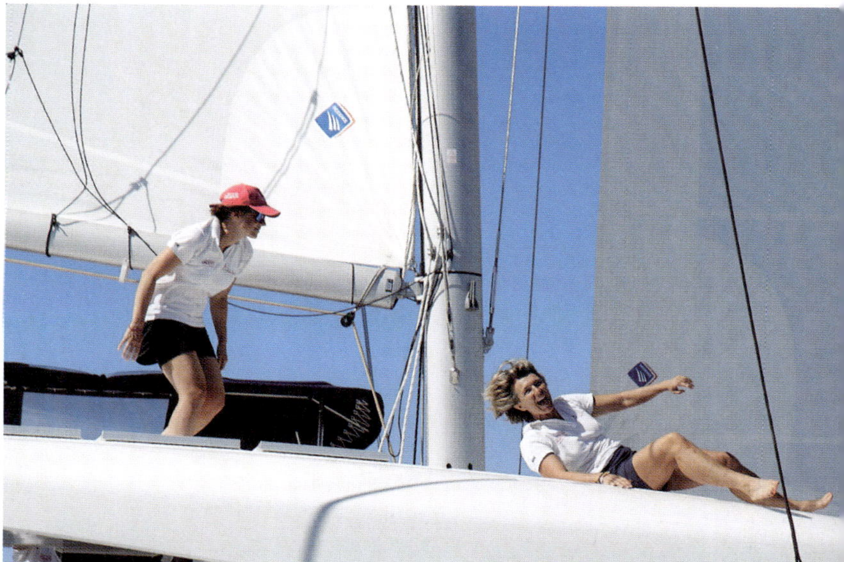

© Anne Beaugé

Le cancer du sein en bref

1/8

1 femme sur 8 sera atteinte d'un cancer du sein au cours de sa vie*

1'400 en Suisse
12'000 en France,
9'400 en Belgique

femmes décèdent chaque année de cette maladie

La diminution du taux de mortalité depuis plusieurs années est porteuse d'espoir

En Suisse et en France, 87% à 88% des patientes survivent à cette maladie après 5 ans (et ce taux devrait bientôt avoisiner 90%)

De manière générale, 95% à 97% des patientes survivent au cancer après 10 ans quand la maladie est encore à un stade localisé

Le sport contribue à augmenter la survie globale et à diminuer les rechutes

« Depuis sept ou huit ans, de nombreuses études ont démontré ce que l'on pressentait déjà, à savoir que l'activité physique diminue considérablement les effets secondaires lors des traitements, notamment en cas d'hormonothérapie de longue durée.

Grâce à l'activité physique, on peut contribuer à changer le cours de la maladie. Mais évidemment elle ne doit pas remplacer d'autres traitements. C'est complémentaire. Le sport diminue le taux d'œstrogène qui circule dans l'organisme, surtout après la ménopause. Il réduit également le taux d'insuline ainsi que les protéines de l'inflammation et des facteurs de croissance. Tous ces éléments réunis font qu'il y a une amélioration de la réponse immunitaire, de la tolérance et de la réponse aux traitements.»

Dr Didier Jallut

* Suisse, France et Belgique

Réponses de la Dre Carine Clément Wiig, spécialiste en gynécologie et obstétrique, membre du Réseau Lausannois du Sein

Muriel, que voudrais-tu savoir sur le cancer du sein?

Au départ il y a une tumeur, un mot terrible. Souvent, on dit aussi cancer. Mais est-ce bien la même chose?

Et puis, lorsque Nadège est tombée il y a quelques jours, j'ai réalisé que de nombreuses notions m'échappaient encore. Car elle semblait très stressée après sa chute, alors qu'elle s'était «seulement» égratigné la main. Je ne comprenais pas son inquiétude. Elle m'a dit qu'elle n'avait pas de ganglions et je vous entends souvent parler de sentinelles. Qu'est-ce que c'est exactement?

Pour répondre à ta première question: le cancer résulte effectivement de la présence d'une tumeur maligne, par opposition à une tumeur bénigne. Une tumeur maligne présente un potentiel d'invasion des tissus au-delà des barrières anatomiques normales.

Lorsqu'une patiente est opérée d'un cancer du sein, elle subit une double opération. L'un des temps chirurgicaux porte sur le sein afin d'enlever la partie malade. On utilise, dans la mesure du possible, la chirurgie conservatrice pour préserver le ou les seins. Toutefois, selon la taille de la lésion et le type de cancer, cette chirurgie n'est pas toujours possible. L'autre temps chirurgical est consacré à l'examen des ganglions au niveau du creux axillaire, l'aisselle. Cette étape est nécessaire, car les cellules malades transitent par le réseau lymphatique raccordé aux ganglions. Imagine des colliers de petites perles espacées qui seraient dans ton corps: c'est ce circuit de vaisseaux, avec des petites boules, les ganglions, qui est chargé de traiter les déchets du corps en les faisant transiter plus loin. Ils agissent comme des relais. En présence d'une infection, ces petites perles enflammées gonflent.

Les ganglions sentinelles sont les premiers relais. Ils se trouvent à différents endroits dans le corps. Ce sont eux qui drainent les cellules en premier. Pour les seins, le sentinelle est situé sous l'aisselle. La chirurgie du cancer du sein cherche systématiquement à conserver au maximum les ganglions, mais on retire toujours le sentinelle afin de savoir s'il est atteint par le cancer.

Qui assure la fonction de gardien une fois que le ganglion sentinelle est retiré ?

La chaîne de ganglions se poursuit et c'est le suivant qui devient sentinelle. La prise en charge que je viens de décrire est celle appropriée à un cancer de stade précoce. Dans certaines circonstances (récidive, métastase ganglionnaire ou autres), on procède à un curage ganglionnaire qui correspond au retrait d'environ 10 à 15 ganglions, donc toute la chaîne, qui devient nécessaire dès que les ganglions présentent des métastases.

Les hommes peuvent-ils avoir un cancer du sein ?

Oui, et la prise en charge est la même.

Il existe plusieurs types de cancers du sein, n'est-ce pas ?

Tout à fait. Dans la grande majorité des cas, il s'agit de cancers hormonodépendants (environ 60 % des cancers du sein). Le sein contient des cellules hormonodépendantes et, comme souvent dans notre corps, des divisions cellulaires se produisent. Lorsque les mécanismes de protection, qui normalement stoppent ces divisions, ne fonctionnent plus, le cancer apparaît. Comme les cellules cancéreuses ont aussi des récepteurs aux hormones – œstrogène et progestérone – l'un des traitements complémentaires indiqués est donc l'hormonothérapie ou plus justement une anti-hormonothérapie, dont le but est d'inhiber toutes les influences hormonales en occupant les récepteurs avec d'autres molécules. Dans le cancer du sein, qu'il soit hormonodépendant ou non, les cellules du sein se reproduisent jusqu'à devenir invasives. Ce type de cancer est finalement un « avantage », car l'hormonothérapie constitue une possibilité supplémentaire d'agir contre le cancer et surtout de limiter les risques de récidive.

Le deuxième type de cancer exprime une protéine - HER2 - qui réagit très bien à l'immunothérapie avec d'excellents pronostics. Il représente environ 10 à 15 % des cancers du sein.

Mais il existe aussi les cancers triple négatifs. Ce sont les plus méchants, car les plus difficiles à traiter (15 à 20 % des cancers du sein). Dans ces cas, les cellules cancéreuses n'ont pas de récepteurs hormonaux. L'hormonothérapie ne peut donc pas être envisagée. Les triple négatifs n'expriment pas non plus la protéine HER2. Les cancers triple négatifs nécessitent un traitement par radiothérapie et/ou chimiothérapie.

Outre ces trois types de cancer, on distingue également la prédisposition héréditaire - BRCA1 ou BRCA2 (environ 5 % des cancers du sein).

Peux-tu m'expliquer ce que sont la radiothérapie et la chimiothérapie ?

Pour traiter le cancer du sein, il existe le contrôle local de la maladie et le contrôle à distance. Le premier s'articule autour de la chirurgie et de la radiothérapie, le second autour de la chimiothérapie. Quand une partie seulement du sein est retirée - la partie malade - la condition quasi obligatoire, sauf rare exception, est de compléter l'intervention chirurgicale par une radiothérapie. Le traitement n'est pas complet sans les rayons. Les rayons doivent être fractionnés, c'est-à-dire qu'ils sont administrés en plusieurs fois pour éviter les dégâts collatéraux. Ils sont dirigés sur la zone touchée ainsi que sur la glande mammaire restante et parfois vers les ganglions axillaires. Le procédé est répété pendant plusieurs semaines pour éviter de brûler la peau, mais aussi les organes internes.

La chimiothérapie quant à elle est un traitement systémique par voie intraveineuse, en plaçant généralement un Port-a-Cath[1] sous la peau. Les produits de chimiothérapie attaquent les mauvaises cellules, mais aussi les bonnes, ce qui explique entre autres la perte des cheveux. Le principe de la chimiothérapie est de détruire les cellules en développement. Il s'agit vraiment de tuer toutes les cellules en train de se diviser.

Dans le cas d'un cancer localement avancé ou métastatique, on pratique parfois une chimiothérapie avant la chirurgie. On parle de chimiothérapie néo-adjuvante[2].

Comment se déroule une intervention chirurgicale ? Où se situent les cicatrices ?

La technique dépend du volume et de la localisation de la tumeur. On distingue deux techniques principales, l'ablation par abord direct ou par abord indirect.

La seconde permet de respecter les contours naturels, car on place les incisions, donc les cicatrices, de préférence autour du mamelon ou sous le sillon.

Toutefois, si la zone cancéreuse est trop éloignée du mamelon, il est préférable de procéder par un abord direct. C'est-à-dire que l'on doit inciser directement là où se trouve la tumeur. Lorsque celle-ci n'est pas palpable, dans la majorité des cas d'ailleurs, on recourt au repérage pré-opératoire. C'est le radiologue qui s'en charge juste avant l'acte chirurgical : sur les images d'échographie, il visualise la tumeur sur laquelle il place un harpon relié à un fil. Ensuite, le chirurgien suit ce fil pour accéder précisément à la zone et retirer la tumeur.

---

1 Port-a-Cath est un dispositif offrant une voie veineuse centrale permanente pour les traitements injectables ambulatoires à longue durée comme la chimiothérapie.

2 En cancérologie, adjuvant qualifie une thérapie venant après le traitement principal, pour le compléter.

Soit avant soit après les traitements, en fonction des situations, les patientes peuvent envisager une reconstruction. Elle est particulièrement indiquée lors de tumeur de grande taille ou dans le cas d'une ablation du sein. Elle dépend aussi bien entendu de la forme et de la taille de la poitrine.

Pour les reconstructions, on utilise soit des prothèses, soit des lambeaux de muscles (provenant généralement du dos), soit le lipomodelage. Quand on prélève des lambeaux, on conserve la vascularisation et on remplace le volume du sein avec ces parties de muscles. Dans le lipomodelage, on utilise de la graisse prélevée par liposuccion sur l'abdomen ou les cuisses. Après sédimentation, elle est réinjectée, dans les cicatrices par exemple, pour combler les déformations.

Vivre avec de nouveaux seins

J'ai (Elisabeth) eu la chance de pouvoir conserver mon sein et donc de ne pas avoir à traverser l'épreuve de la reconstruction. Ce n'est pas le cas de certaines de mes coéquipières dont nous avons pu lire les témoignages. Nous ne sommes pas toutes égales face à la traversée de la maladie. Pour certaines, le chemin est relativement simple tandis que pour d'autres, il s'apparente à l'ascension de l'Everest.

La chirurgie reconstructive peut faire partie du traitement du cancer du sein, en particulier après une ablation complète (mastectomie). Elle peut être envisagée aussi lors d'une chirurgie dite conservatrice où seule la tumeur est enlevée (tumorectomie) pour remodeler le sein restant ou améliorer la symétrie.

À la différence de la chirurgie esthétique, les opérations de reconstruction ont vocation à reconstruire des parties du corps qui se seraient dégradées suite à une malformation, un accident, une maladie ou un cancer. Ces prestations sont remboursées par l'assurance maladie alors que les opérations strictement esthétiques ne le sont pas.

Les étapes de la chirurgie reconstructive

La reconstruction d'un sein se déroule en plusieurs étapes et le plus souvent nécessite plusieurs interventions, afin d'obtenir un résultat esthétique optimal. Elle n'est en aucun cas obligatoire.

Reconstruction du sein: plusieurs interventions sont souvent nécessaires afin d'obtenir une forme et un volume satisfaisants.

Reconstruction du mamelon et de l'aréole: a lieu en dernier, lorsque le sein reconstruit a une taille et une forme adéquates.

Symétrisation controlatérale du sein: une éventuelle intervention sur l'autre sein peut être envisagée afin de rétablir une symétrie de la poitrine. Elle s'effectue soit dans le même temps opératoire, soit plus tard, lors d'une retouche, par exemple. La prise en charge par l'assurance maladie est systématique (pour une augmentation ou une diminution).

Les différentes techniques opératoires

Les méthodes de reconstruction mammaire se sont développées ces dernières années. En voici les principales, listées de la plus fréquente à la moins fréquente[3]:

- la pose d'un implant directement ou à l'aide d'un expandeur (prothèse qui sert à étirer la peau);
- la microchirurgie (lambeau DIEP (Deep Inferior Epigastric Perforator), surtout abdominal, mais aussi à partir de la fesse ou de la face interne de la cuisse);
- le transfert graisseux (lipofilling) en plusieurs étapes et sans cicatrices supplémentaires;
- la reconstruction à l'aide d'un lambeau associé au muscle grand dorsal.

À la suite des discussions que j'ai eues avec de nombreuses femmes ayant traversé cette épreuve, j'ai eu besoin de comprendre pourquoi pour certaines, la

[3] *La reconstruction mammaire, un guide de la Ligue contre le cancer pour les femmes atteintes d'un cancer du sein*, éd. Ligue suisse contre le cancer, 2017.

reconstruction était un soulagement alors que pour d'autres le chemin vers l'acceptation de ces nouveaux seins a été long ou a échoué. J'ai alors posé cette question à une spécialiste.

Entretien avec la Dre Marie-Christine Gailloud-Matthieu, spécialiste FMH en chirurgie plastique reconstructive et esthétique, membre certifiée International Society of Aesthetic Plastic Surgery ISAPS

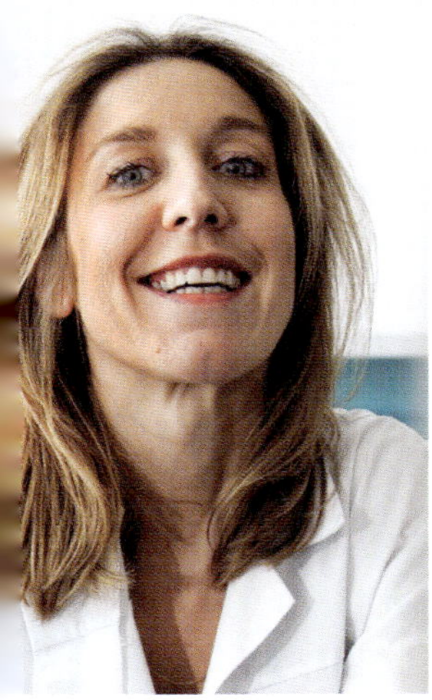

© Collection personnelle de la Dre MC Gailloud-Mathieu

Comment les femmes vivent-elles la chirurgie reconstructive ?

De manière très différente. Cela dépend de la personne et des circonstances. En préambule, je dirais que la chirurgie reconstructive a été un immense pas en avant dans la prise en charge du cancer du sein et qu'aujourd'hui de plus en plus de femmes y recourent. Cet acte est désormais considéré comme normal et légitime. Sans reconstruction, il peut s'avérer difficile de choisir des vêtements par exemple, de trouver le moyen de ne pas attirer les regards. En ce sens, la chirurgie reconstructive apporte une symétrie.

Avant d'aller plus loin, précisons les différents types de chirurgie et de chirurgie reconstructive. Le ou la spécialiste, sénologue, procède soit à une tumorectomie - ablation de la tumeur - soit à une mastectomie unilatérale ou bilatérale. Le creux laissé par la première peut être comblé immédiatement au moment de l'intervention grâce à l'oncoplastie ou au lipofilling dans un deuxième temps. La reconstruction envisagée pour la mastectomie peut se faire immédiatement ou dans un deuxième temps.

En tant que plasticienne, pouvez-vous aussi procéder à l'ablation tumorale ?

Non. Dans certains pays, la législation interdit même aux équipes de travailler simultanément. Le but est d'éviter les « conflits d'intérêts ». En effet, la plasticienne aura tendance à vouloir retirer le moins de tissu possible, tandis que la chirurgienne du sein voudra au contraire procéder à une ablation suffisamment étendue.

Quelles sont les techniques de reconstruction après mastectomie?

La chirurgienne ôte tout le sein, parfois en laissant la peau et le mamelon, sous lesquels la plasticienne peut insérer une prothèse ou un expandeur.

Dans d'autres cas, on utilisera des lambeaux de tissus prélevés sur l'abdomen ou ailleurs, qui laissent d'importantes cicatrices qui s'estompent avec le temps, mais ont l'avantage d'être des tissus autologues (de la même personne). Il s'agit d'interventions de microchirurgie d'une durée moyenne de six à huit heures qui englobe quasiment tous les temps d'intervention.

On distingue par ailleurs les reconstructions immédiates et les reconstructions secondaires. Comme leur nom l'indique, les premières se déroulent dans le même temps opératoire que la mastectomie.

La chirurgie esthétique des seins et la chirurgie reconstructive sont-elles comparables?

En chirurgie esthétique, on prend en compte quatre couches: la peau, la graisse, la glande mammaire, le muscle. Auxquelles s'ajoute une prothèse, soit une cinquième couche en quelque sorte. En reconstruction, il n'y a plus de sein, donc plus de glande mammaire. Dès lors, il manque une couche très importante et en cela les deux chirurgies ne sont pas comparables.

Y a-t-il des femmes qui ne souhaitent pas de reconstruction et décident de vivre sans seins?

Tout à fait. Le mouvement des Amazones réunit des femmes qui ont perdu un ou deux seins et qui ont non seulement refusé la reconstruction, mais le revendiquent. Cependant, il me semble que pour faire un tel choix, la consultation auprès d'une plasticienne devrait être obligatoire afin d'expliquer toutes les options. Il y a aussi des techniques très simples qui peuvent apporter beaucoup de réconfort. Nous pouvons par exemple remodeler (en diminuant ou réduisant) la poitrine d'une personne âgée en une intervention d'une heure, qui lui apportera aussi un confort au quotidien, moins de douleurs dorsales, etc. L'asymétrie a toujours des répercussions sur la statique de la colonne vertébrale. On peut aussi combler juste le creux du décolleté, ce qui est très simple et peut être d'une grande aide psychologique.

Comment préparez-vous et accompagnez-vous les patientes ?

En prenant le temps de fournir toutes les explications nécessaires. Il faut rester au plus proche de la morphologie d'origine et reconstruire une poitrine en harmonie avec la patiente. Il peut arriver qu'on nous demande de « faire d'une pierre deux coups » en modifiant la taille pour avoir un résultat plus grand ou plus petit. Mais dans la mesure du possible, il faut éviter les changements trop radicaux.

On remarque que les difficultés à accepter ses « nouveaux seins » surviennent plus fréquemment avec les reconstructions immédiates.

Là aussi, plus la phase préparatoire aura été exhaustive et plus la patiente sera accompagnée, mieux se déroulera l'après-reconstruction.

Il faut expliquer aux femmes toutes les possibilités envisageables et leur laisser l'espace pour devenir actrices de leur reconstruction. C'est elles qui choisissent. Cet élément est fondamental. La satisfaction du résultat dépend de la préparation et des attentes des patientes. D'où la nécessité d'être claire, de passer du temps avec la patiente et avec son conjoint ou une personne proche.

Je suis certaine que si les femmes pouvaient expliquer exactement le type de cancer et d'opération qu'elles ont subie, le type de reconstruction choisie, elles iraient mieux. Car elles comprendraient précisément pourquoi elles portent des prothèses, ou pourquoi elles ont été reconstruites de telle ou telle manière. Le processus d'acceptation serait grandement facilité. Une femme qui a compris a les moyens d'accepter, surtout si on lui a donné la possibilité d'être proactive et de prendre part à la décision médicale. La patiente doit être actrice de son traitement, elle ne doit pas le subir.

Il y a aussi un conseil important que je donne aux patientes : touchez la zone opérée. Comme toute cicatrice, il faut masser, mettre de la crème, assouplir les tissus. Ces gestes permettent aussi de se réapproprier son corps, son image corporelle et l'estime de soi.

Il faut également dire aux femmes que des retouches sont possibles. On peut tout à fait revoir une plasticienne, même des années après une intervention. À tout moment on peut établir un bilan et réévaluer la qualité de la reconstruction.

La reconstruction est positive, certes, mais c'est un cheminement qui comporte plusieurs étapes et peut prendre du temps.

Témoignage de Nadège Schriber

Une reconstruction immédiate peut être fondamentale non seulement pour accompagner la réappropriation et l'acceptation de son corps, mais également pour avancer dans un processus mental de guérison.

Une impression de ne plus avoir de cancer – un immense soulagement – et d'avoir conservé sa féminité.

Une légereté…

Néanmoins, le résultat, certes très satisfaisant, n'était qu'une partie du processus.

Je me trouvais devant un tel champ de bataille pour supporter la chimiothérapie que mon attention se concentrait davantage sur ce combat-là.

C'est tout un équilibre à atteindre.

Outre le traitement contre le cancer, il s'agissait de plus de trouver un bien-être cognitif, corporel et émotionnel. C'est complexe ! Cela demande beaucoup d'énergie et de ressources autant internes qu'externes.

Tout est important dans ce passage de vie. Ensuite, chaque femme le vit à sa façon, comme elle peut, au mieux…

Des seins

Un sein sain,
Deux seins sains.

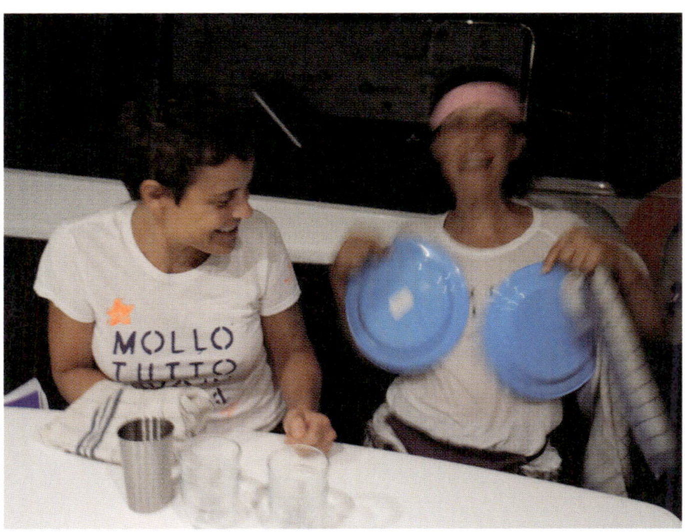

© Caroline Ackermann

La sexualité après un cancer du sein

Je trouvais important d'aborder le thème de la sexualité après un cancer du sein, une réalité essentielle dans nos vies. Et comme aucune de nous ne souhaitait dévoiler sa vie intime, quoi de mieux que d'interviewer notre médecin du bord? Elle qui est la mieux placée pour raconter ce qu'elle observe dans son cabinet et pour nous rapporter les paroles des femmes qui le fréquentent.

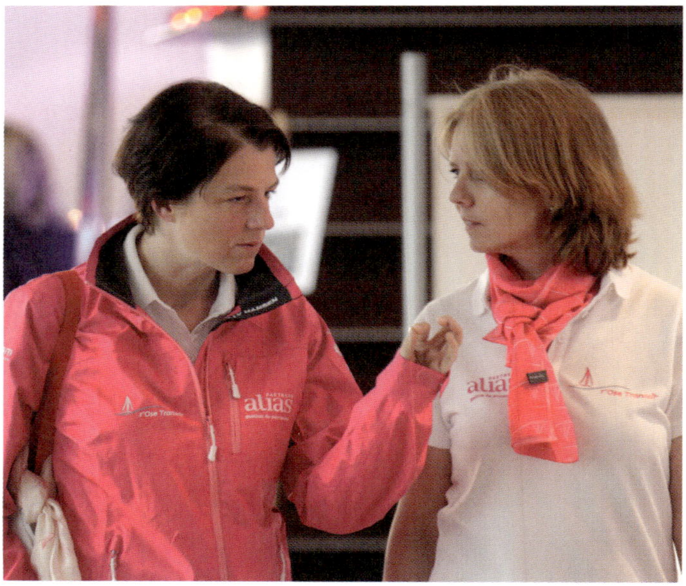

© Germain Arias Schreiber

Interview de la Dre Carine Clément Wiig

En tant que gynécologue, tu suis des femmes atteintes de cancer. Parlent-elles de leurs difficultés sexuelles après un cancer ?

Celles qui abordent le sujet spontanément sont plutôt rares. Je pense que c'est aussi à nous, médecins, de le faire. Parce qu'il s'agit de choses dont les femmes n'osent pas parler directement. Malheureusement, dans les consultations, elles se sentent souvent gênées.

Est-ce que les patientes qui parlaient de sexualité avant leur maladie seraient plus enclines à le faire après ?

Oui, certainement. Si le sujet a déjà été abordé, elles osent plus facilement, car elles savent que c'est un sujet comme un autre, et qu'une consultation gynécologique peut être une bonne occasion. A contrario, celles qui n'en ont jamais parlé, qui ne se sont jamais ouvertes sur le sujet, rencontrent beaucoup de difficultés à évoquer cette problématique. Toutefois, le terrain semble facilité parce que je suis moi-même une femme. J'imagine qu'avec un homme gynécologue, ce serait encore plus compliqué. J'ai d'ailleurs des patientes qui me le confirment en changeant de spécialiste pour être suivies par une femme, notamment à la ménopause.

Quel genre de questions poses-tu ?

J'aborde les choses de manière générale. En demandant comment se passe la vie de couple. Si je constate que l'envie de parler est présente, j'essaie d'aller plus loin, en demandant comment se déroule la sexualité, quel type de sexualité, quelles difficultés, etc. À ce stade, certaines ferment aussitôt la porte. Dans ce cas, je reste plus vague : « Comment ça se passe avec votre mari ou votre conjoint ? » Comme l'entretien se déroule dans le cadre d'une consultation gynécologique, on peut aborder également des questions concrètes, liées au physique, comme la sécheresse vaginale après l'arrêt des traitements, lors de la prise de l'hormonothérapie, ou à la ménopause.

C'est une conséquence très fréquente, n'est-ce pas ? Qui peut être invalidante, jusqu'à la nécessité d'appliquer un onguent la journée pour pouvoir marcher normalement.

Oui, tout à fait. La sécheresse vaginale peut devenir invalidante, car elle occasionne une gêne qui n'est pas nécessairement liée aux rapports sexuels, mais au confort quotidien. Cette question peut devenir problématique à la ménopause, en général, sans qu'il y ait nécessairement un cancer. Avec ce dernier cependant, la sécheresse vaginale est fréquente à cause des traitements de substitution. Elle vient alors se rajouter à la problématique psychologique liée au diagnostic de maladie grave qui soulève de nombreuses peurs, la perte de confiance en soi, l'angoisse, le doute, la remise en question de sa féminité. En particulier dans le cas d'un cancer du sein, l'un des organes de la féminité. Il peut s'avérer difficile d'aborder son corps qui porte peut-être des cicatrices, qui présente un nouvel aspect.

Que conseilles-tu à une patiente qui souffre de sécheresse vaginale ?

Différents traitements sont disponibles, dont certains sans hormones pour les patientes avec d'importantes contre-indications. Il existe plusieurs gels pour le confort quotidien et des lubrifiants pour les rapports. Mais l'efficacité n'est pas garantie à 100 %, c'est pourquoi dans certains cas on prescrit une substitution hormonale locale. On évalue l'incidence sur une éventuelle récidive ou l'évolution de la maladie ainsi que sur la qualité de vie dans son ensemble. Toutefois, si aucune amélioration ne peut être apportée, nous invitons les femmes à explorer d'autres types de sexualité qui peuvent aussi faire partie d'une vie de couple et satisfaire les deux partenaires. On essaie de leur donner des pistes pour ouvrir le dialogue avec leur conjoint afin que le sujet soit discuté et non évité.

Effectivement, il n'y a pas que la pénétration.

Non, il y a aussi d'autres types de sexualité. Nous parlons des femmes atteintes d'un cancer du sein, mais il faut évoquer également celles qui ont vécu un cancer vulvaire, pour qui la situation est encore plus difficile. Si le couple est motivé par la reprise d'une sexualité différente et qu'il est prêt à changer ses habitudes et ses fonctionnements, on peut l'accompagner. Mais ce n'est pas toujours facile. Surtout si le couple existe depuis longtemps et qu'il perçoit cela comme une révolution. J'ai l'impression que les femmes sont peut-être plus prêtes à changer pour satisfaire leur conjoint, du moins c'est ce qui ressort des consultations.

La croyance qu'un rapport sexuel passe nécessairement par la pénétration est très forte.

Oui et surtout que l'acte sexuel se termine forcément par la pénétration et l'orgasme masculin. Pourtant, c'est un concept réducteur. D'ailleurs, quand une patiente me dit qu'elle ne peut plus avoir de rapports normaux, je lui demande ce qu'est un rapport normal. Bien sûr, la pénétration est un rapport reproducteur, mais il faut oser découvrir, innover, s'amuser, sortir de sa zone de confort. Quitte à constater que certaines choses ne nous plaisent pas. Pour s'affranchir de cette idée reçue et ne pas oublier que bien souvent pour les femmes la pénétration n'apporte pas de réel plaisir. En effet, beaucoup ressentent davantage de plaisir par stimulation externe, caresses ou autres rapports non pénétrants. Parfois les femmes se sentent presque un peu «anormales», toujours à cause de cette idée reçue sur la pénétration.

Qu'en est-il si la patiente a subi une mastectomie, suivie d'une reconstruction, ou si ses seins présentent des cicatrices ?

La première phase est l'acceptation de son nouveau corps et des cicatrices. Je dirais que souvent les conjoints ont moins de problèmes que les femmes. Ensuite, il y a la confrontation avec des sensations qui peuvent être modifiées. N'oublions pas que les seins, les mamelons en particulier, sont des zones érogènes. Après une chimiothérapie ou une radiothérapie, et bien sûr après une chirurgie et une reconstruction, les sensations peuvent être altérées. Là encore, cela passe par un processus d'acceptation des changements et de réappropriation de son corps tel qu'il est devenu. Ce point est encore moins abordé par les patientes que celui de la sexualité. Récemment, l'une d'entre elles m'a confié qu'après la reconstruction, elle ne se reconnaissait pas. Pourtant, objectivement parlant, le résultat est tout à fait harmonieux. Ce témoignage est intéressant dans la mesure où on voit bien la différence entre les préoccupations des chirurgiens liées à l'esthétisme et la perception de la femme. Finalement, la vision que l'on a de son propre corps ne correspond pas foncièrement à ce que voit l'extérieur. Les cicatrices représentent bien plus qu'une intervention chirurgicale, elles sont les marques d'une histoire plus difficile à accepter que les cicatrices elles-mêmes. Comme les sensations ont disparu et que les seins ne repoussent pas, il faut, comme pour la sécheresse vaginale, explorer d'autres horizons, trouver d'autres manières de ressentir du plaisir.

Selon toi, les conjoints acceptent-ils bien cette reconstruction ou ces cicatrices ?

Oui, j'ai l'impression. Bien entendu, je parle davantage aux femmes qu'aux conjoints, qui ne sont pas souvent présents lors des contrôles post-chirurgicaux. Mais il me semble qu'ils vivent la situation de manière plus distancée, car ils sont moins dans l'émotionnel, forcément. Ceci dit, on ne peut pas du tout faire de généralité, chaque histoire, chaque conjoint est unique. Il y a aussi des histoires atroces où le conjoint part. Toutefois, la plupart sont généralement soutenants. Sans tomber dans la banalisation, ils rassurent leur compagne.

Un cancer affecte-t-il la libido ?

Je pense qu'un cancer, ou toute maladie grave qui met notre vie en danger, a des répercussions sur la libido et la sexualité. Une maladie entrave la confiance en soi, et par conséquent place la personne malade dans une situation de recul, de repli. Ce n'est pas propre au cancer. Quand ce dernier arrive chez la femme ménopausée, comme dans la majorité des cas de cancer du sein, la libido peut déjà être un souci avant la maladie. Dans tous les cas, il ne faut pas baisser les bras. La libido, bien que connotée par l'envie, peut émerger même si l'envie n'est pas perceptible. Dans ce sens, il peut être nécessaire de surmonter quelques paliers pour que les choses se fassent. La libido et l'envie peuvent être plus présentes dans certaines phases de notre vie, puis beaucoup moins. Et quand les pulsions sont moins évidentes, forcément c'est perturbant. Disons que l'appétit vient en mangeant !

Certaines femmes disent : « De toute façon, à mon âge… » Y a-t-il un âge pour la sexualité ?

Non, pas du tout. La sexualité fait partie de la santé générale au sens défini par l'OMS, l'Organisation mondiale de la santé, et les médecins devraient prendre en compte ce critère dans l'évaluation de l'état de santé de leurs patients. Non seulement lors de situations à risque, mais aussi pendant une consultation de routine. En gardant bien à l'esprit que chacun et chacune doit trouver son équilibre sexuel personnel. Pour ma part, si une patiente n'a plus de sexualité, je lui demande toujours si cela lui manque ou non. Il ne s'agit pas d'enjoindre tout le monde à avoir une sexualité débordante. Les besoins sont très différents et il faut accepter que certaines personnes n'aient quasiment pas besoin de sexualité.

Le sport, un médicament?

Quand j'ai appris la mauvaise nouvelle, comme tant d'autres, je me suis posé de nombreuses questions: pourquoi cela m'arrive-t-il à moi, alors que je mène une vie saine? Qu'est-ce qui peut favoriser la survenue du cancer du sein? Comment prévenir une récidive? Le sport est-il vraiment si efficace?

J'ai posé toutes ces questions au Dr Jallut, mon médecin oncologue.

Entretien avec le Dr Didier Jallut, médecin FMH en oncologie médicale, médecin FMH en médecine interne et oncologie-hématologie, directeur médical du Réseau Lausannois du Sein

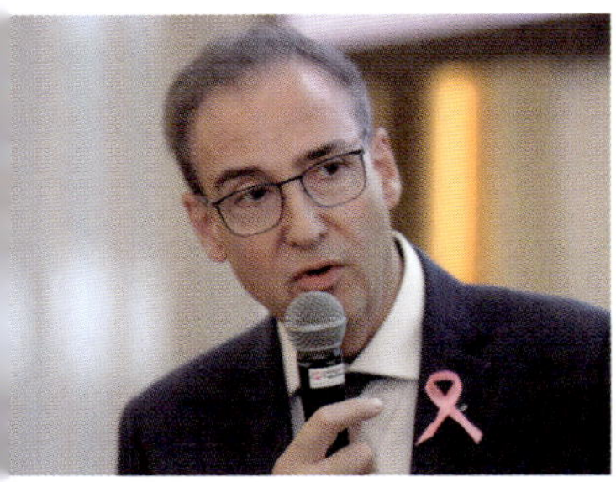

© Germain Arias Schreiber

Docteur Jallut, vous vous investissez pour la promotion du sport et de l'activité physique auprès de votre patientèle. Pourquoi avez-vous décidé d'en faire votre cheval de bataille?

Parce que depuis près de dix ans, nous avons des preuves scientifiques, de plus en plus étayées par des articles et des résultats quantitatifs, publiées dans les plus grandes revues spécialisées, reconnues pour leur précision et équité. Toutes ces études montrent que l'activité physique diminue de manière considérable la survenue du cancer du sein, diminue les récidives et améliore son pronostic. C'est même le moyen le plus efficace pour le prévenir, surtout s'il est hormonodépendant. On parle d'une activité physique de 45 minutes à une heure à raison de trois fois par semaine. Le monde scientifique et médical s'est enfin intéressé à cette question, qui avait émergé il y a plus de vingt-cinq ans, mais l'inertie est encore regrettable. Malgré le fait que j'en parle depuis plus de cinq ans, j'entends encore souvent des avis divergents. Et je ne comprends pas pourquoi. On recommande bien depuis trente ans, pour les cancers du côlon, un régime méditerranéen. De même, la pratique du sport est tout aussi évidente pour prévenir le cancer du sein, et les conseils demeurent trop peu systématiques.

Pratiquer le sport pour une personne encline à ce type d'activité est plus aisé que pour une patiente qui préfère d'autres loisirs. N'est-ce pas culpabilisant de s'entendre dire qu'il faut en faire ? Comment réagissent vos patientes ?

De nombreux oncologues internationaux, surtout des femmes d'ailleurs, se cachent derrière cet argument pour justifier de ne pas en parler à leurs patientes. Je pense qu'au contraire c'est tout à fait possible et justifié de le faire. Il suffit de présenter les choses avec gentillesse, sans discours culpabilisant. J'estime que les patientes ont le droit de savoir, d'être informées sur les taux de mortalité, les facteurs aggravants et les éléments favorisant le rétablissement de la santé.

Ne pas dire clairement que la pratique du sport diminue les récidives et améliore le pronostic est selon moi de la désinformation. Nous n'avons pas le droit de ne pas en parler.

Il suffit d'adapter son propos. Pour certaines une simple marche trois fois par semaine sera un bel effort, pour d'autres il faudra viser plus haut. Nous avons tous en nous le potentiel de fournir des efforts physiques. Et n'oublions pas que les escaliers sont le meilleur appareil de fitness qui soit !

Peut-on aller jusqu'à dire que le sport pourrait remplacer l'hormonothérapie ?

Absolument pas et il ne faut surtout pas prétendre cela. Par contre les chances de succès de l'hormonothérapie augmentent avec la pratique d'une activité physique. Selon le type et la virulence du cancer, on peut remarquer que le bénéfice d'une activité physique adaptée peut s'avérer plus important que celui d'une hormonothérapie. Car cette dernière ne permet pas comme le sport de diminuer de 20 à

30% le risque de récidive. Pour certains cancers du sein, on peut donc dire que l'activité physique est plus efficace que l'hormonothérapie. On prescrit des hormonothérapies qui sont souvent pénibles, voire délabrantes pour certaines patientes, avec pourtant moins de bénéfice que celui obtenu avec l'activité physique. Ne pas prescrire du sport à une femme atteinte d'un cancer du sein est pour moi quasiment une erreur médicale. Au regard des résultats scientifiques connus aujourd'hui, prescrire une hormonothérapie à une patiente en faisant l'impasse sur l'activité physique relève du «*bad job*». J'insiste vraiment: nous devons transmettre aux patientes les résultats scientifiques. Nous n'avons pas le droit de garder ces informations. En allant plus loin dans le raisonnement, on pourrait même se demander si ce n'est pas là une forme de non-assistance à personne en danger...

D'aucuns avanceront l'argument qu'il est possible de s'informer de manière autonome. Je prétends que si je détiens certaines informations, je dois en faire bénéficier mes patientes. Ces preuves sont en outre valables pour les autres cancers, poumons, côlon, etc. Chaque année, des méta-analyses de dizaines de milliers de patients et patientes comparent et démontrent les bénéfices de l'activité physique sur tous les cancers.

Notons toutefois que le cancer existe depuis des millions d'années: des métastases osseuses ont été retrouvées sur des squelettes de dinosaures. On sait certes qu'on peut diminuer son incidence par l'activité physique et une alimentation saine, mais le cancer, et notamment celui du sein, reste très fréquent. On ne peut donc pas se dire: «Je fais du sport et je mange équilibré, donc je n'aurai jamais le cancer.»

Qu'en est-il de la polémique autour des hormones de substitution et de la pilule contraceptive, qui aggraveraient les risques de cancer?

Elles jouent seulement un petit rôle et on ne peut plus parler de «polémique». On sait que l'hormonothérapie de substitution, surtout si elle est prolongée au-delà d'une durée de sept ans, présente un risque de développer un cancer du sein – certes pas énorme, mais il existe. Les études ayant démontré que l'hormonothérapie contraceptive est également un petit facteur de risque, on continue à la prescrire.

Comment expliquez-vous la fréquence du cancer du sein – une femme sur huit ? Souvent la pollution et les produits phytosanitaires sont évoqués.

Le plastique ! Nous sommes de nombreux oncologues, chercheurs et chercheuses à être convaincus que les plastiques sont directement liés à l'augmentation des cas de cancer du sein et de la prostate – les deux cancers les plus hormonosensibles. En effet, leur incidence a doublé au cours des trente à quarante dernières années, ce qui correspond à la période de l'explosion du plastique, qui envahit maintenant notre quotidien, non seulement sous forme d'emballages alimentaires, mais aussi dans la plupart des objets et produits de consommation courante.

Les lobbys du plastique dépensent des milliards pour payer des médecins et des études qui les innocentent.

Les preuves scientifiques sont là, mais les intérêts économiques sont tels que tous les gouvernements continuent de soutenir l'industrie du plastique au prix de quelques cancers de plus.

Des études allemandes et italiennes ont démontré il y a plus de dix ans un effet « hormonal » du plastique avec des changements de couleur de levures et un taux de reproduction anormalement élevé d'escargots aquatiques lorsqu'ils séjournent longtemps dans des bouteilles en plastique.

Évidemment, ces études ont déclenché une levée de boucliers des industriels des plastiques alimentaires !

Vous évoquez là les perturbateurs endocriniens?

Exactement. Ces études, qui ont débuté il y a une vingtaine d'années, démontrent de manière flagrante ce que nous savons depuis longtemps. À cela s'ajoutent les colorants, les agents conservateurs, les pesticides, etc. Ce mélange de polluants, sans qu'on puisse incriminer précisément l'un ou l'autre - on parle d'effet cocktail -, concourt à favoriser le cancer du sein, entre autres.

Que pensez-vous du postulat selon lequel certaines émotions comme la colère peuvent être délétères, en abaissant notamment les défenses immunitaires?

Le processus cancéreux est un processus très cellulaire et il m'est encore difficile d'adhérer pleinement à cette approche. Les études à ce sujet demeurent très contradictoires.

En Scandinavie, un panel de plusieurs milliers de femmes réparties en deux groupes a été minutieusement comparé. Le premier groupe rassemblait des femmes endeuillées par la perte d'un conjoint ou d'un enfant, le second était composé de femmes n'ayant pas vécu ce terrible événement. L'idée de base consistait à vérifier si les femmes du premier groupe présentaient effectivement davantage de cancers que les autres. Il s'est avéré que le résultat était exactement l'inverse. Bien entendu ce genre d'études à elles seules ne peuvent pas permettre de prouver quoi que ce soit, mais elles indiquent que les conclusions ne sont pas si faciles à tirer.

Il m'est arrivé d'entendre que je m'étais «créé mon cancer»...

Comment peut-on dire une chose pareille?! Il n'existe aucune preuve scientifique, aucune donnée, permettant d'avancer de telles idées. Au contraire, les mécanismes de cancérisation se trouvent au niveau des constituants génétiques de la cellule et rien ne permet pour l'instant d'aller dans ce sens. Il faut juste faire preuve d'un peu plus d'humilité et accepter que l'on ne peut ni tout comprendre ni tout savoir. Une part d'inconnu persiste. Pourquoi ne serions-nous pas un peu plus philosophes, à l'instar de certains peuples, qui savent vivre avec le fait que certaines choses ne peuvent pas être expliquées, justifiées ?

Aujourd'hui, la méditation est souvent recommandée durant les traitements…

La méditation ne change pas le devenir de la maladie, son évolution. Toutefois, elle permet effectivement de diminuer les effets secondaires de l'hormonothérapie, par exemple.

Ne faut-il pas soigner son terrain immunitaire ?

Terrain immunitaire, conscience de soi, les appellations peuvent varier. Finalement, les clés sont toujours les mêmes : manger sainement, avoir une activité physique, se faire plaisir, ne pas culpabiliser !

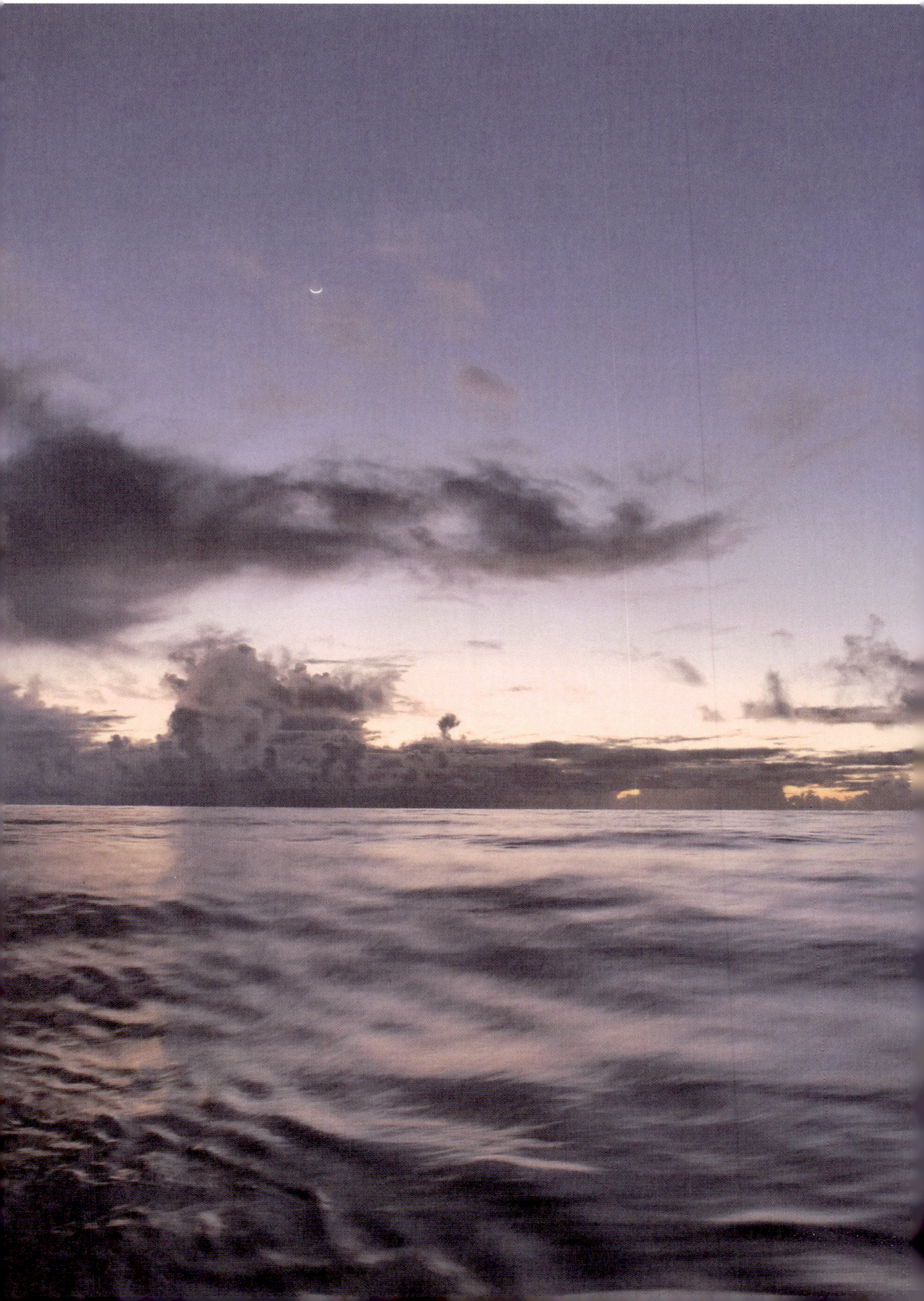

Et si ?

Pensées négatives.
Certains jours
Mon cerveau me fatigue
Avec son bavardage incessant.
Il me tourmente
Avec ses ruminations stériles.

Et si je rechutais ?
Et si ce cancer revenait ?
Et si je ne pouvais pas partir faire ma transat ?
Et si je mourais avant 87 ans ?
Car j'aimerais bien mourir à 87 ans.
Je ne sais pas pourquoi,
Mais je trouve cet âge convenable pour mourir.

« Respire, médite pour chasser ces nuages toxiques.
Souffle sur ces pensées, pour voir le ciel bleu.
Sors ta boîte à outils,
Celle que tu as constituée au fil de ton existence,
Et aussi au gré de tes lectures.
Ils sont bien affûtés. »

Pensée positive.
Oui, c'est vrai,
Tout peut arriver.
Tu peux mourir demain, même dans quelques instants.
Et alors ?
Tu es contente de ta vie. Tu as déjà accompli tout ce que tu voulais accomplir.
Tu mourras sans regret, avec le sentiment de l'avoir réussie.

Re-pensée négative.
Et si je rechutais ?

Ahahah !!!
Je n'ai pas rechuté d'un cancer,
J'ai bêtement chuté de ma chaise.

Sagement assise à mon bureau,
Je me suis retrouvée les quatre fers en l'air.
Un accident stupide.
Ma chaise avait un défaut de fabrication.
Je me suis blessée.
J'ai très mal au bas du dos.

Et si ?

Système immunitaire et consommation de sucre

Les cordonnières sont les plus mal chaussées. Ce n'est pas mon cas. Alors que je me demandais vers qui je pourrais bien me tourner pour répondre à deux questions en lien avec la santé qui me taraudaient encore, j'ai soudain réalisé que la personne avec laquelle je partage mon quotidien était la mieux placée pour m'apporter des réponses, elle qui travaille depuis quarante ans sur les questions de physiologie et de métabolisme.

Entretien avec le professeur Bernard Thorens, Ph.D., Centre intégratif de génomique, Faculté de biologie et médecine, Université de Lausanne

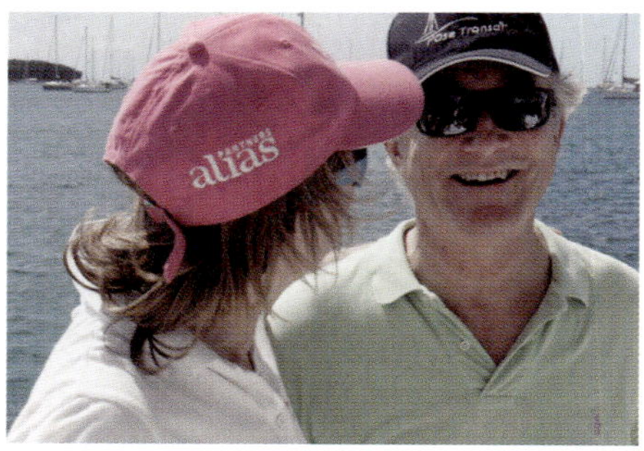

© Nicolas Renault

Stress et système immunitaire

Dans les ouvrages de plusieurs médecins, entre autres David Servan-Schreiber, Thierry Janssen, et plus récemment David Khayat, on peut lire qu'il existe une corrélation entre stress et affaiblissement du système immunitaire. Qu'en penses-tu?

Le stress est transmis par le système nerveux sympathique: le cerveau détecte le stress et transmet l'information au corps par la voie des nerfs qui contrôlent les organes. En présence d'un stress, ces nerfs sont activés. Sachant qu'ils sont également présents dans les organes lymphoïdes, l'interaction entre le système du stress et le système immunitaire est une évidence visible morphologiquement. En effet, la structure du corps humain est ainsi faite que ces deux systèmes interagissent. Le stress augmente également la production d'une hormone, le cortisol, qui a aussi un effet important de limitation de l'activité du système immunitaire.

Il y aurait deux types de stress, le «bon» et le «mauvais», ce dernier étant celui qui déclencherait le sentiment d'impuissance.

On pourrait dire que le sentiment d'impuissance survient en situation de stress extrême. Le stress dit «aigu» est considéré comme positif lorsqu'il survient face à une menace, car il permet de mobiliser ses facultés pour affronter la situation. Le stress constant et perdurant est assimilé à un stress chronique, qui par le biais du système nerveux va agir sur le système immunitaire, en diminuant sa capacité de réponse.

Le système immunitaire assure un rôle de surveillance dans l'organisme, qui inclut l'élimination des cellules cancéreuses. Si, par le stress, la capacité du système immunitaire est diminuée, la lutte contre le développement des tumeurs diminue elle aussi.

Le stress serait-il le terreau du cancer?

Le cancer naît de mutations qui induisent une prolifération incontrôlée de certaines cellules. Ces mutations peuvent être causées, par exemple, par des problèmes inflammatoires, péjorés par le stress, mais aussi par les produits toxiques présents dans l'alimentation ou l'environnement ou par les rayonnements du soleil (les ultraviolets). Normalement, ces cellules qui prolifèrent anormalement sont éliminées par le système immunitaire. En cas d'insuffisance de celui-ci, elles sont moins facilement éliminées. Donc on ne peut pas dire que le stress cause le cancer, mais, par son effet sur le système immunitaire, il peut amoindrir la capacité de l'organisme à se défendre contre le développement d'un cancer.

Est-il correct de dire qu'il est important d'évacuer ses émotions négatives pour prévenir un affaiblissement du système immunitaire ? Et peut-on arguer que les émotions positives peuvent nous aider à combattre les cellules cancéreuses en renforçant notre système immunitaire ?

Le stress chronique est souvent lié à des situations de vie difficiles. Le stress chronique est toxique. Éliminer le stress fait partie d'une démarche générale vers le bien-être, pas uniquement en lien avec le cancer. Par contre, je ne sais pas s'il existe des preuves qui montrent que les émotions positives permettent de lutter contre un cancer. Mais en remplaçant le négatif – le stress – par le positif, en éliminant tous les facteurs d'action négative sur le système immunitaire, les effets sur la santé ne peuvent qu'être bénéfiques. Toutefois, ces éléments sont difficiles à quantifier et leur importance varie pour chaque individu.

Consommation de sucre et cancer

On entend souvent dire qu'il faudrait modérer, voire supprimer sa consommation de sucre pour prévenir le développement d'un cancer, les cellules cancéreuses aimant se nourrir de sucre. Moi qui adore le chocolat et la tarte aux pommes, si j'en mange tous les jours, je favorise une récidive ?

C'est un rapport de cause à effet un peu simplifié, mais il est vrai que les cellules cancéreuses changent leur métabolisme pour proliférer plus vite et, pour alimenter ce changement, elles augmentent leur consommation de sucre. Un phénomène décrit dans les années 1930 déjà. Donc, oui elles ont besoin de sucre. Mais ce qui se passe également lors de l'ingestion de sucre, c'est l'augmentation de la quantité d'insuline produite par le pancréas. Or cette insuline agit comme facteur de croissance sur les cellules de l'organisme, qui ont toutes des récepteurs à l'insuline, y compris les cellules cancéreuses. Donc le glucose a un double effet : il fournit aux cellules cancéreuses la nourriture dont elles ont besoin et déclenche un signal de prolifération en induisant la sécrétion d'insuline.

Néanmoins, le sucre n'est pas toxique en soi, il est même indispensable à la vie. Sans sucre, le cerveau ne peut pas fonctionner. C'est l'équilibre entre trop et pas assez qui demeure déterminant.

Certaines personnes pensent qu'il faut supprimer complètement le sucre pour ne pas avoir de cancer. Une vue extrême et déraisonnable, selon moi. Ceci dit, consommer trop de sucre peut s'avérer problématique. Cette logique s'applique à toutes les catégories d'aliments en excès ou en suppression totale. Il faut manger de tout en quantité raisonnable pour ne pas verser dans un régime alimentaire déséquilibré.

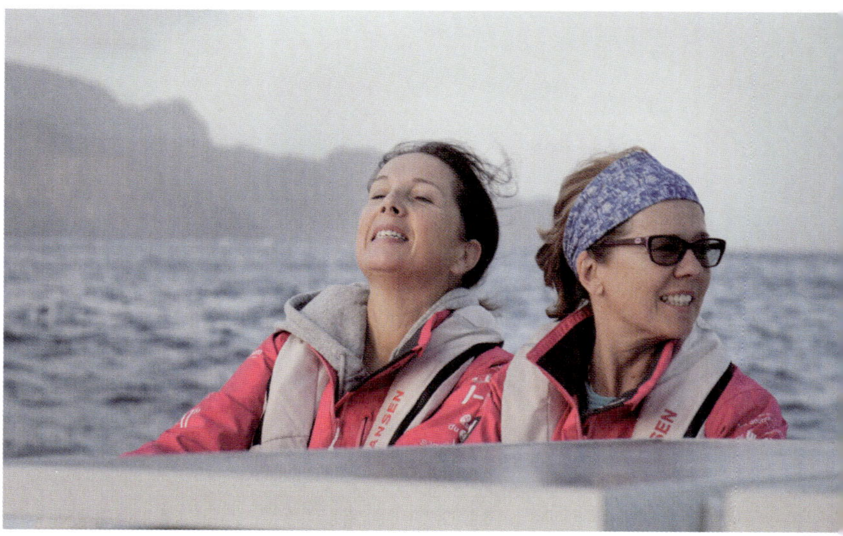

© Caroline Ackermann

Mes cellules

Comment savoir ce qui se passe dans mon corps ?
Mes cellules vivent leur vie.
Bon, depuis la fin de mon traitement, je suis plutôt joyeuse.
Alors mes cellules doivent être heureuses.

Journal de bord

3-28 novembre 2019

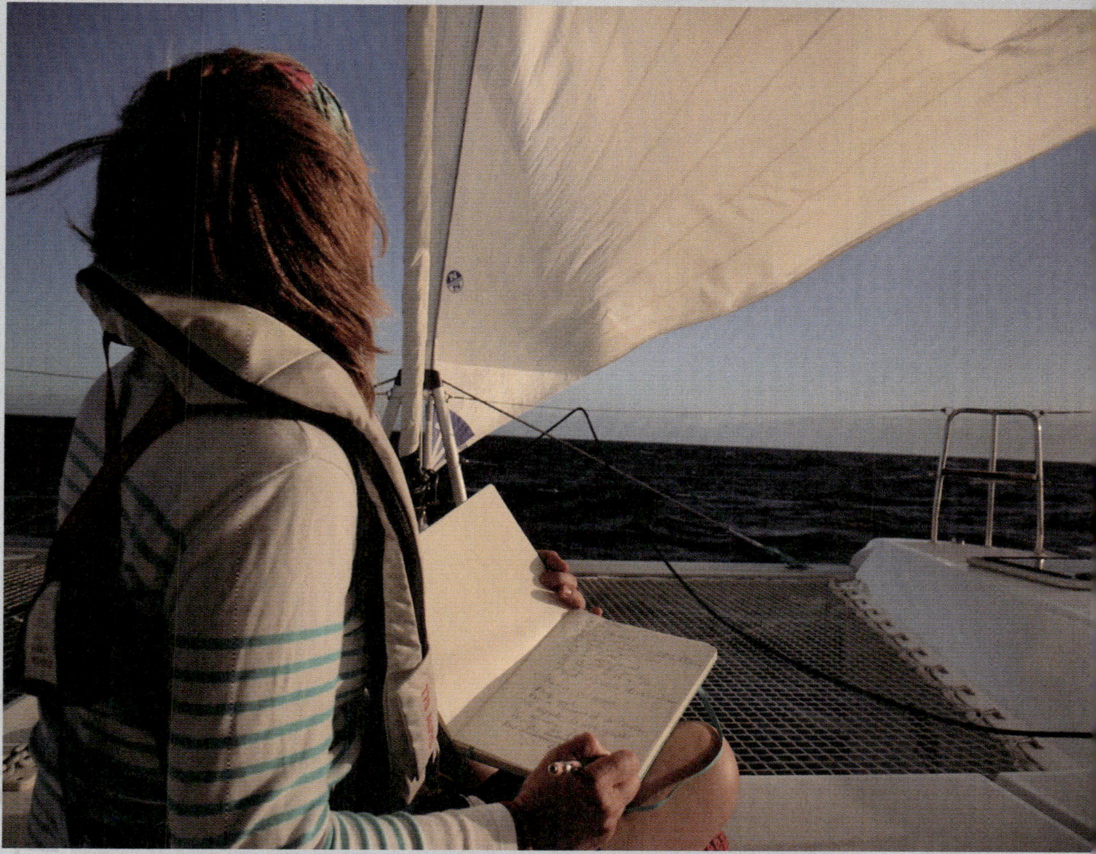

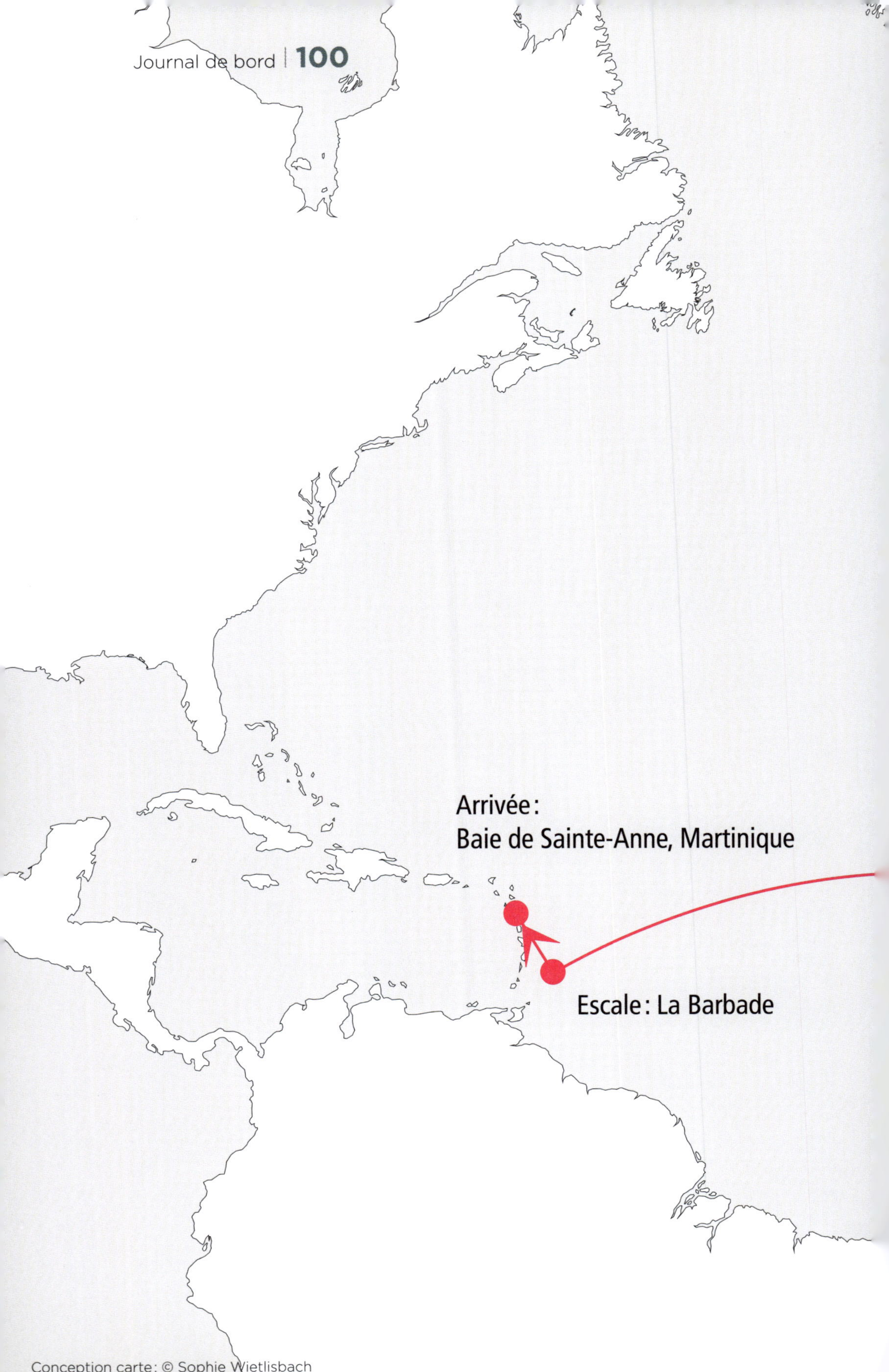

Conception carte : © Sophie Wietlisbach

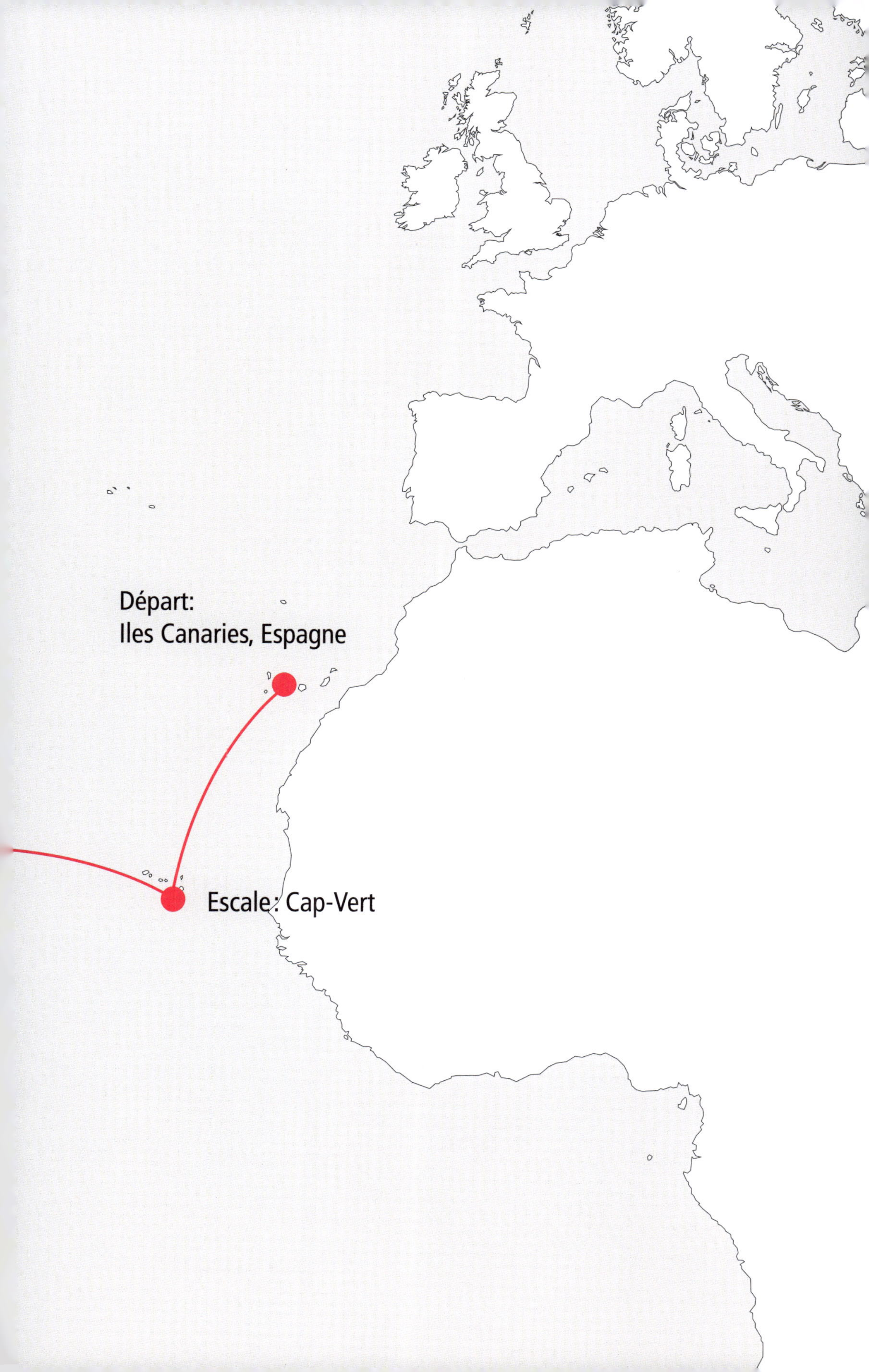
Départ:
Iles Canaries, Espagne
Escale: Cap-Vert

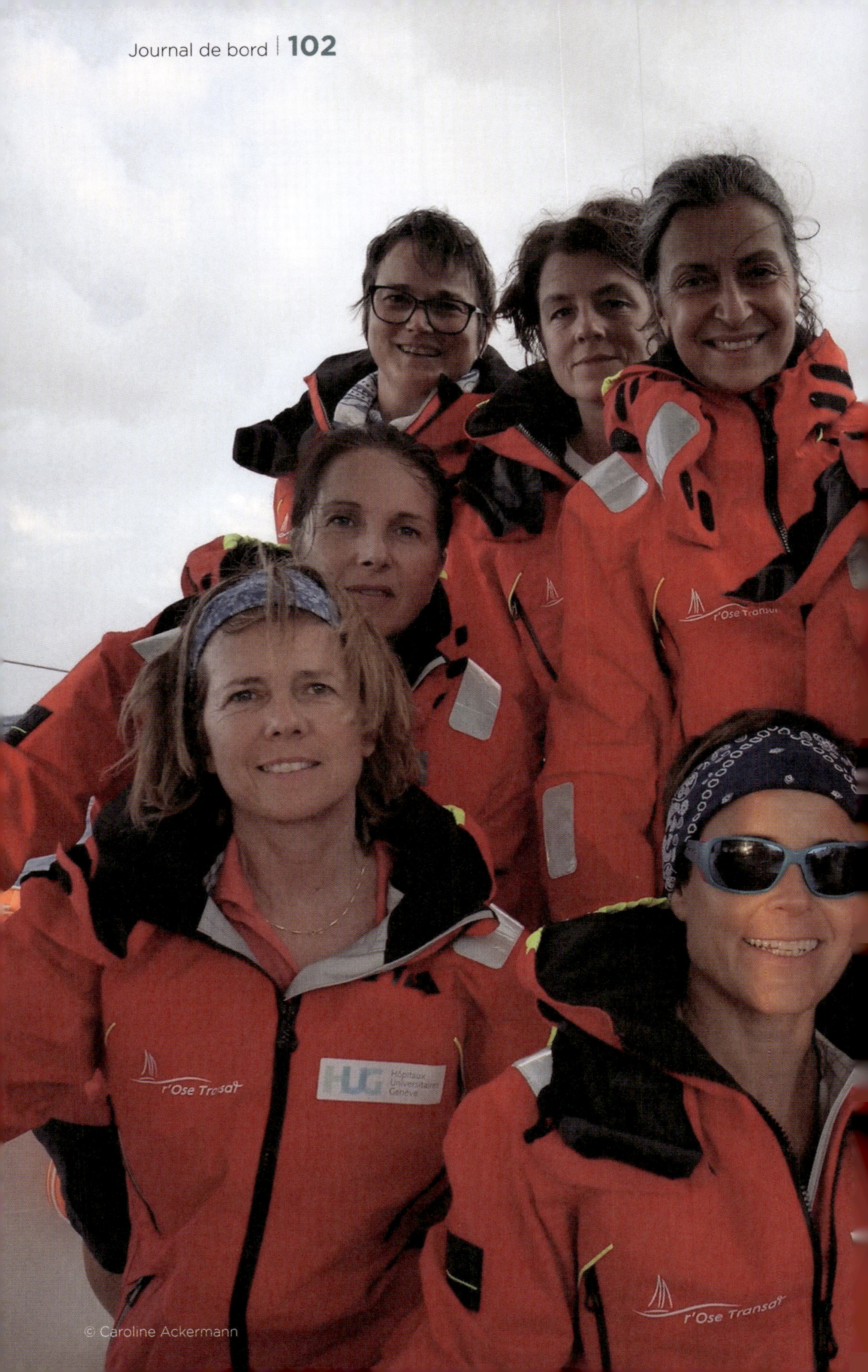

© Caroline Ackermann

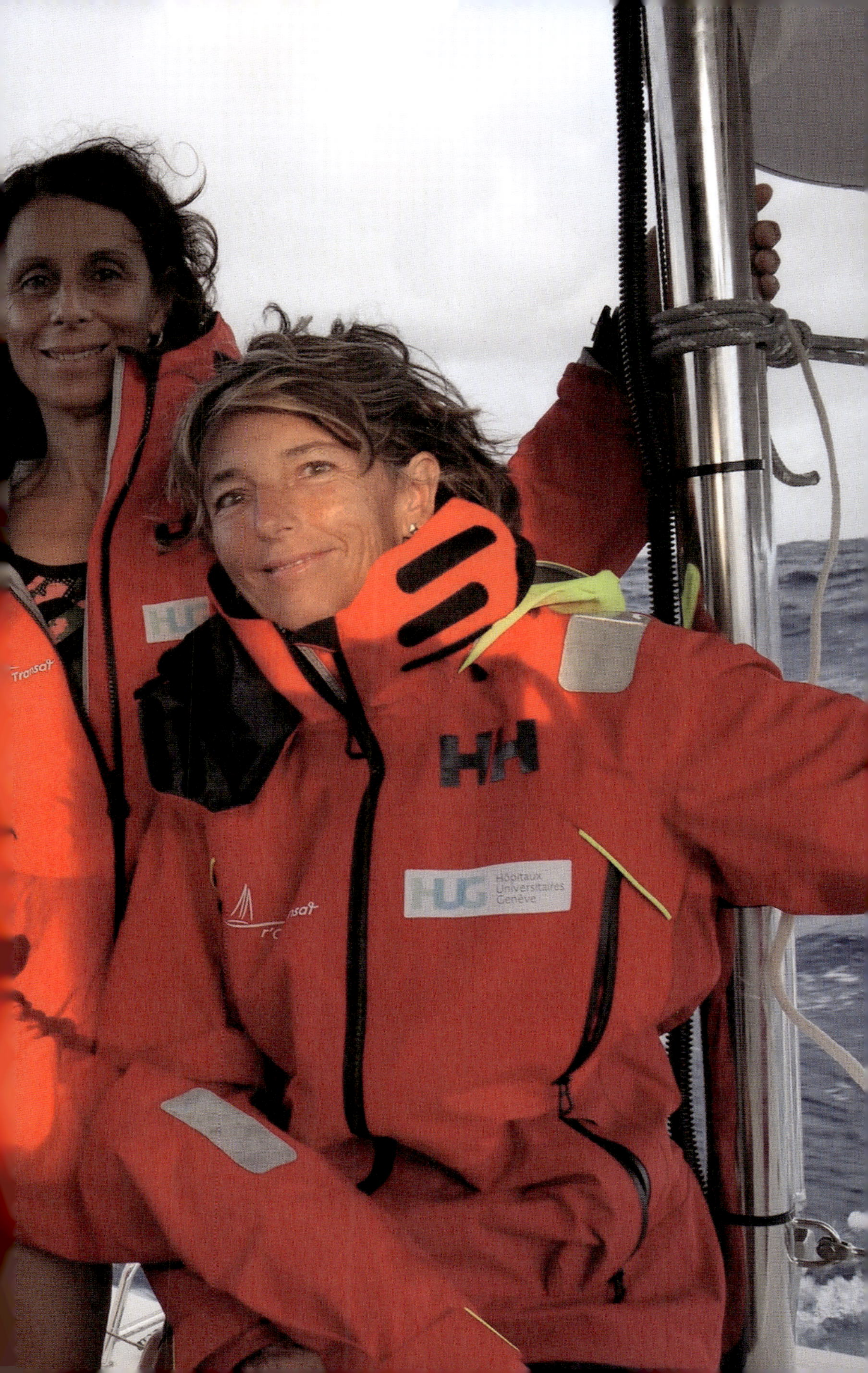
HH
HUG Hôpitaux Universitaires Genève
Transat

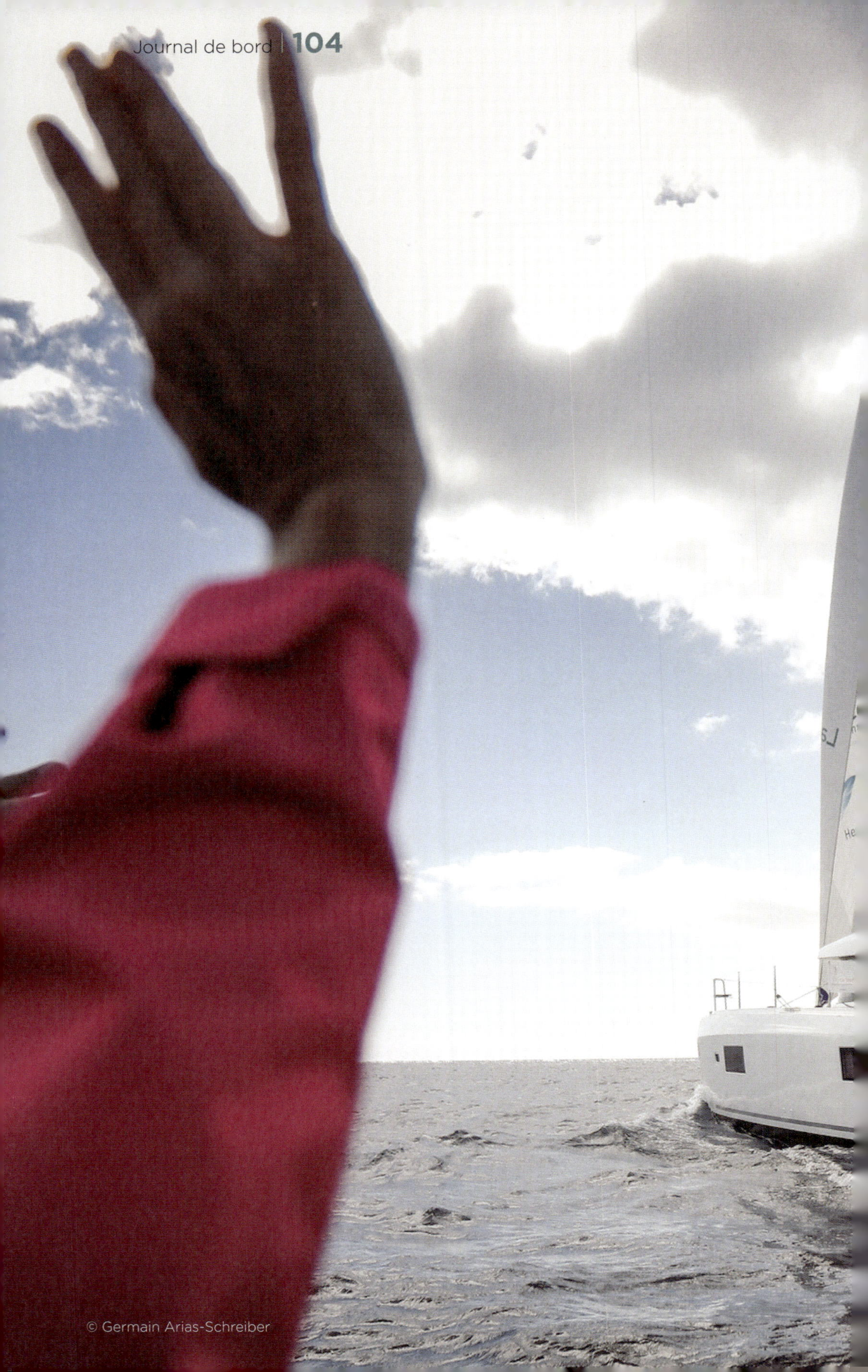

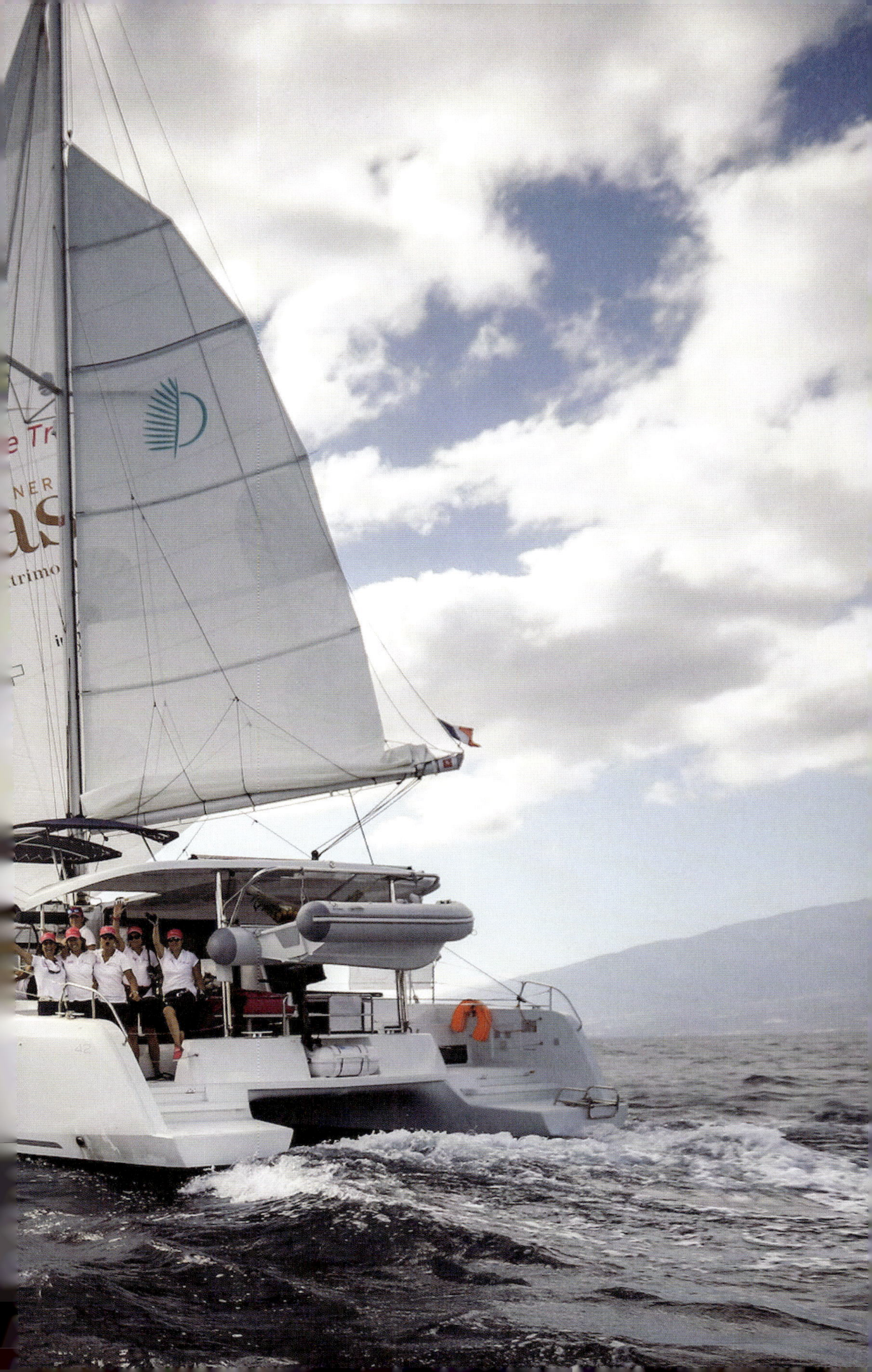

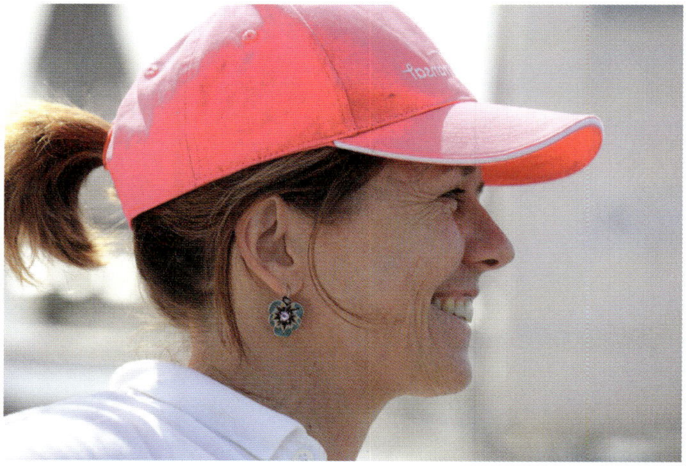

© Germain Arias-Schreiber

Dimanche 3 novembre 2019

J-1, Santa Cruz, Tenerife

Le départ approche. Demain, lundi 4 novembre à 12 heures UTC (13 heures en Suisse), nous appareillerons. Depuis que nous sommes arrivées au port de Santa Cruz, je me sens comme sur un nuage. Je vis mon rêve. Un rêve qui se concrétise et fera partie des plus beaux souvenirs de ma vie. Je savoure ces instants précieux, chargés d'émotions, le fruit d'une année de préparation intense. Tant de personnes m'accompagnent dans cette aventure. Sans leur soutien, je ne serais pas prête à larguer les amarres.

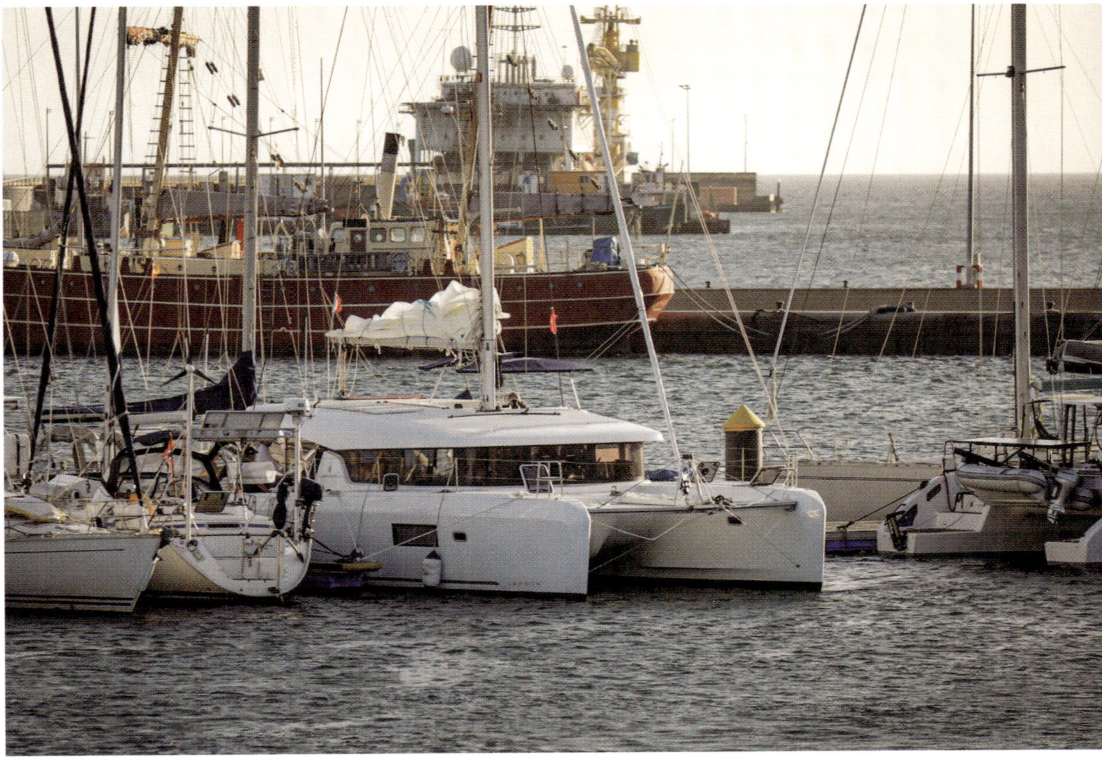

© Germain Arias-Schreiber

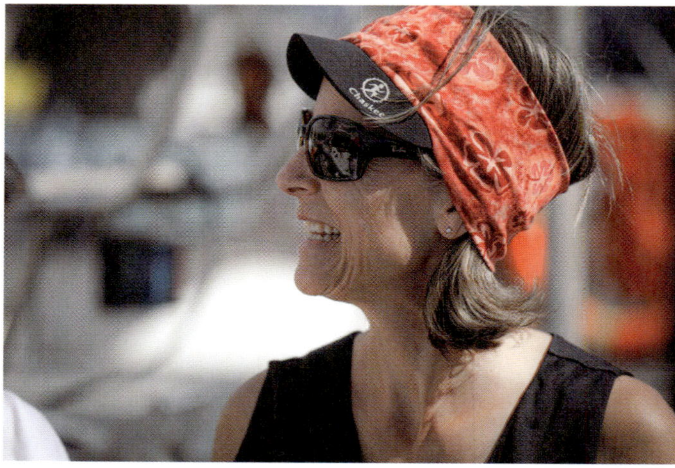

Veronika Bertin Hugi

© Germain Arias-Schreiber

Veronika, qui aurait remplacé celle d'entre nous qui aurait été empêchée de participer à la transat, est venue à Santa Cruz avec Daniel, son mari, pour assister à notre départ. Cela me touche beaucoup. Elle a même prévu un cadeau pour chaque équipière. Je suis aussi très touchée par les nombreuses petites attentions que nous avons reçues de nos proches: bracelet symbolique, chocolat, miroir de poche, très gentils messages. Nous nous sentons très entourées.

Ces derniers jours, avec Muriel et nos maris respectifs, nous avons œuvré sans relâche pour régler une foule de détails techniques et logistiques avant notre départ. Hervé et Bernard ont abattu un travail incroyable: contrôle du gréement[1] et de l'électronique, avitaillement, rangement et inventaire du matériel et des provisions. Quelle chance d'avoir des conjoints soutenants.

Après des adieux un peu difficiles, Hervé et Bernard sont partis hier en fin de matinée, pour céder leur place à l'équipage. En regardant s'éloigner le taxi qui les conduisait à l'aéroport, Muriel et moi avons fondu en larmes dans les bras l'une de l'autre. Sur le ponton, j'ai fait remarquer à Muriel: « C'est fou, je ne pensais

1 Les termes employés dans le Journal de bord sont expliqués dans un lexique p. 234.

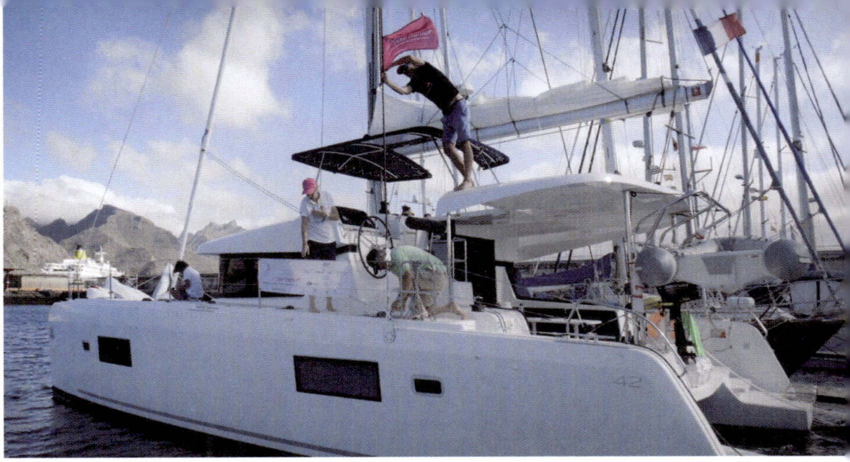

© Nicolas Renault

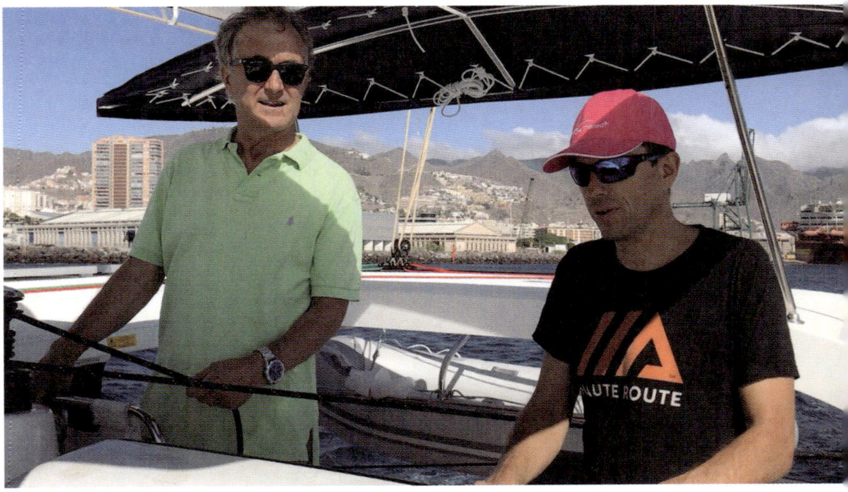

Bernard Thorens et Hervé Favre

© Elisabeth Thorens-Gaud

pas que cette séparation me plongerait dans un état pareil.» En plantant ses yeux dans les miens, Muriel m'a répondu: «Peut-être qu'on n'arrivera jamais de l'autre côté. On ne sait pas ce qui peut survenir pendant la traversée.»

Elle a raison. C'est probablement pour cela que nous avons toutes reçu de nombreux messages d'affection et d'encouragement de la part de nos amis. Beaucoup de proches nous ont manifesté leur amitié, comme si nous n'allions plus jamais nous revoir.

J'ai adoré ces moments suspendus précédant notre départ, ces instants de pure émotion. La voile permet de vivre la symphonie de la vie en condensé. Cela me plaît et convient à mon tempérament.

Avitaillement

La journée d'hier a été consacrée à l'avitaillement pour nous permettre d'être autonomes pendant vingt-cinq jours. Une tâche complexe, qui a nécessité plusieurs discussions et provoqué quelques tensions.

Stéphane a travaillé trois jours durant à la création d'un fichier Excel pour calculer les quantités précises dont nous aurons besoin en se basant sur les menus planifiés par Nicole, Nadège, Francesca et Muriel. Un travail impressionnant qui nous facilitera tellement la vie. Quant à Didier, le compagnon de Stéphane venu assister à notre départ, il a déployé des trésors de patience quand il nous a accompagnées au centre commercial et au marché de Santa Cruz.

Une petite équipe a établi les plans de stockage des aliments et les a affichés dans le carré. Ainsi, quand nous chercherons du riz, par exemple, nous saurons qu'il se trouve à bâbord dans le coffre devant la couchette de la cabine avant.

© Germain Arias-Schreiber

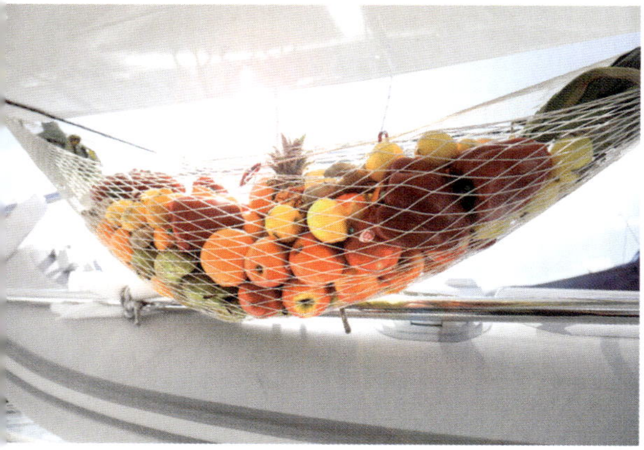

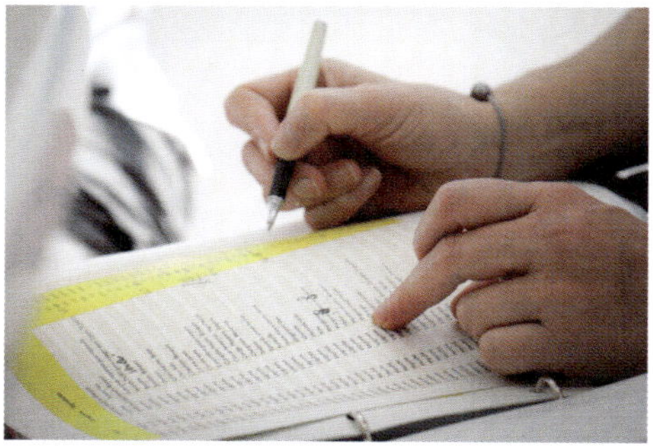

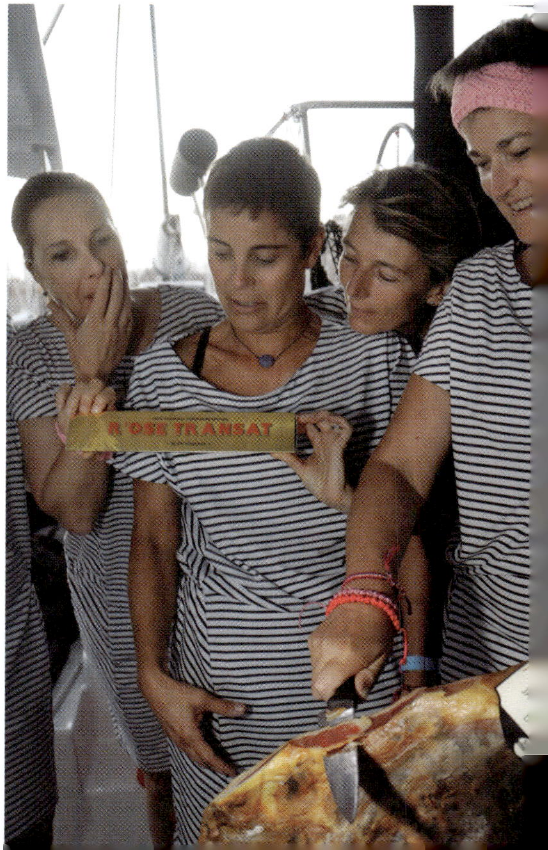

Cap-Vert ou route directe jusqu'à la Martinique ?

Après les consignes de sécurité, Muriel vient de nous briefer sur les deux options de route possibles : naviguer d'une traite jusqu'aux Antilles ou en deux étapes en s'arrêtant au Cap-Vert.

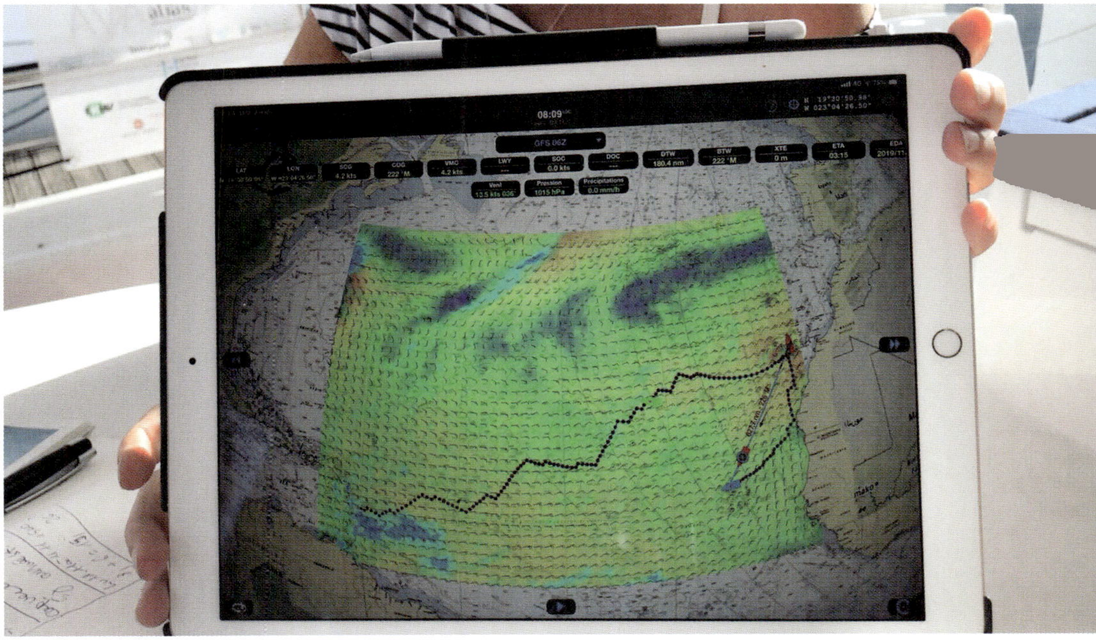

© Elisabeth Thorens-Gaud

Comme quelques-unes doivent impérativement être de retour en Suisse le 2 décembre au plus tard, elles craignent qu'une escale ne nous retarde. Notre skipper, qui a si souvent insisté sur l'importance en mer de prendre son temps, doit un peu faire le poing dans sa poche.

Quant à moi, j'ai très envie de faire une halte au Cap-Vert, mais il faudrait rallonger la durée de la transat de 48 heures.

La chance est de notre côté. Les alizés, ces vents réguliers qui soufflent du nord-est vers le sud-ouest dans l'hémisphère Nord, sont déjà bien installés. Ils nous porteront vers le Cap-Vert. Ainsi, nous nous y arrêterons.

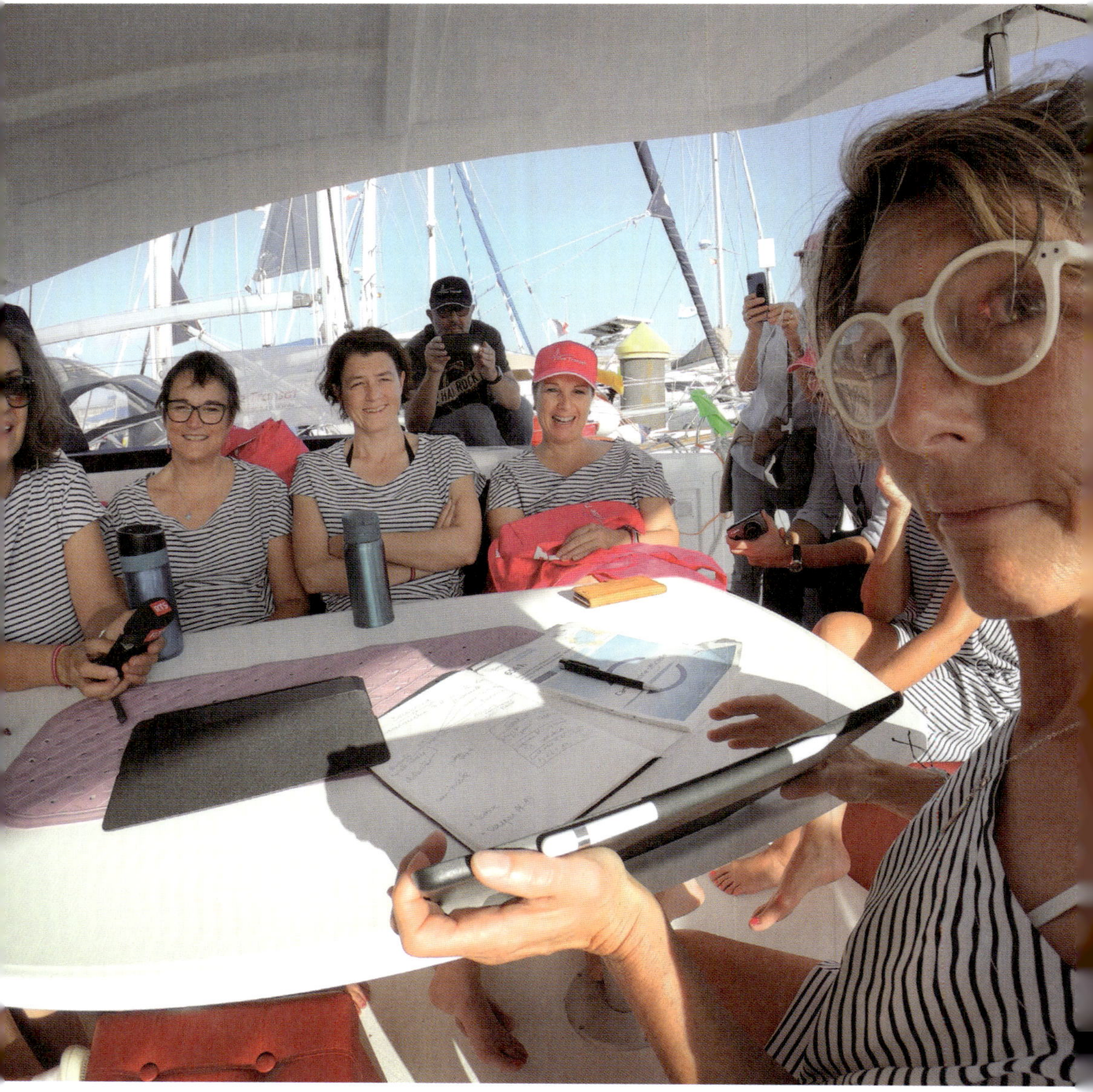

Briefing avant le départ

© Germain Arias-Schreiber

Le mot de la skipper

La route des alizés

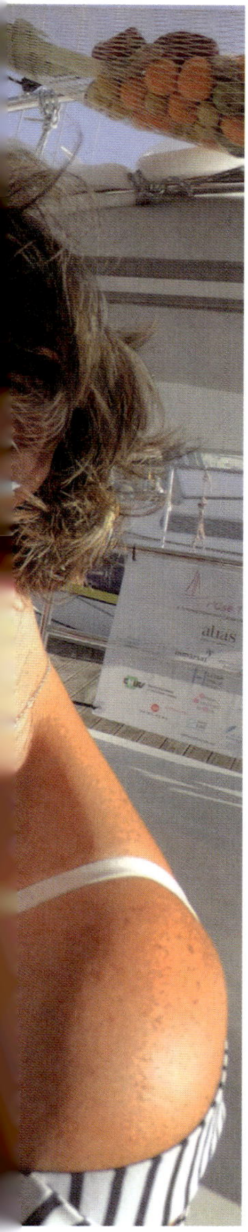

La nature est forte et les marins le savent bien! Depuis toujours les navigateurs composent avec les vents... ce qui sous-entend qu'une transatlantique d'est en ouest se planifie idéalement entre octobre et janvier, pour éviter les cyclones et profiter des alizés, ces vents mythiques qui s'installent à cette période et soufflent de manière régulière (15 à 25 nœuds), poussant les voiliers des côtes africaines vers les Antilles.

Pour traverser l'Atlantique dans l'hémisphère Nord, les bateaux choisissent donc cette route empruntée en son temps par Christophe Colomb. Ils passent par le sud de l'anticyclone des Açores et rejoignent les Canaries, puis se dirigent vers le Cap-Vert afin de croiser la route des alizés, qui commence au sud du tropique du Cancer. La transat retour des Antilles se déroule normalement d'avril à juin par le nord de l'anticyclone, on rejoint donc l'Europe en passant par les Bermudes et les Açores.

Nous avons beaucoup de chance avec notre date de départ, car désormais, dérèglements climatiques obligent, les vents sont capricieux: ils se font désirer, deviennent instables, trop faibles ou trop puissants. À quelques jours près, nous aurions pu rester bloquées au port pendant plus d'une semaine à devoir attendre une meilleure fenêtre météo.

En résumé, nous mettrons le cap au sud, puis sur le Cap-Vert, puis nous nous dirigerons vers la Martinique... La traversée a été jalonnée d'allures différentes, la vitesse oscillant entre 5,3 et 7,4 nœuds, soit entre 127 à 178 milles en moyenne par jour. Nous n'avons essuyé qu'une seule panne d'alizés, compensée par quatorze heures de moteur.

Communication avec les proches

Autre point de discussion avec Muriel et l'équipage : la question de la communication avec nos proches pendant la navigation.

Notre sponsor Advanced Tracking nous donne en effet un accès illimité à la téléphonie mobile et à internet. Théoriquement, nous pourrions envoyer et recevoir des messages à longueur de journée depuis nos appareils portables grâce au réseau satellite. Toutefois, nous avons unanimement décidé de transmettre des nouvelles du bord une seule fois par jour à Aurélia, notre chargée de communication qui les diffusera sur notre site internet et les réseaux sociaux. Ainsi, nous pourrons vivre la magie d'être presque totalement déconnectées pendant vingt jours – avec une exception au Cap-Vert – et nous laisser porter par les vents.

Grâce à une balise de géolocalisation, il sera possible de suivre notre route depuis notre site internet.

Préparatifs aux Canaries

Veille de départ, dans les rues de Santa Cruz

© Germain Arias-Schreiber

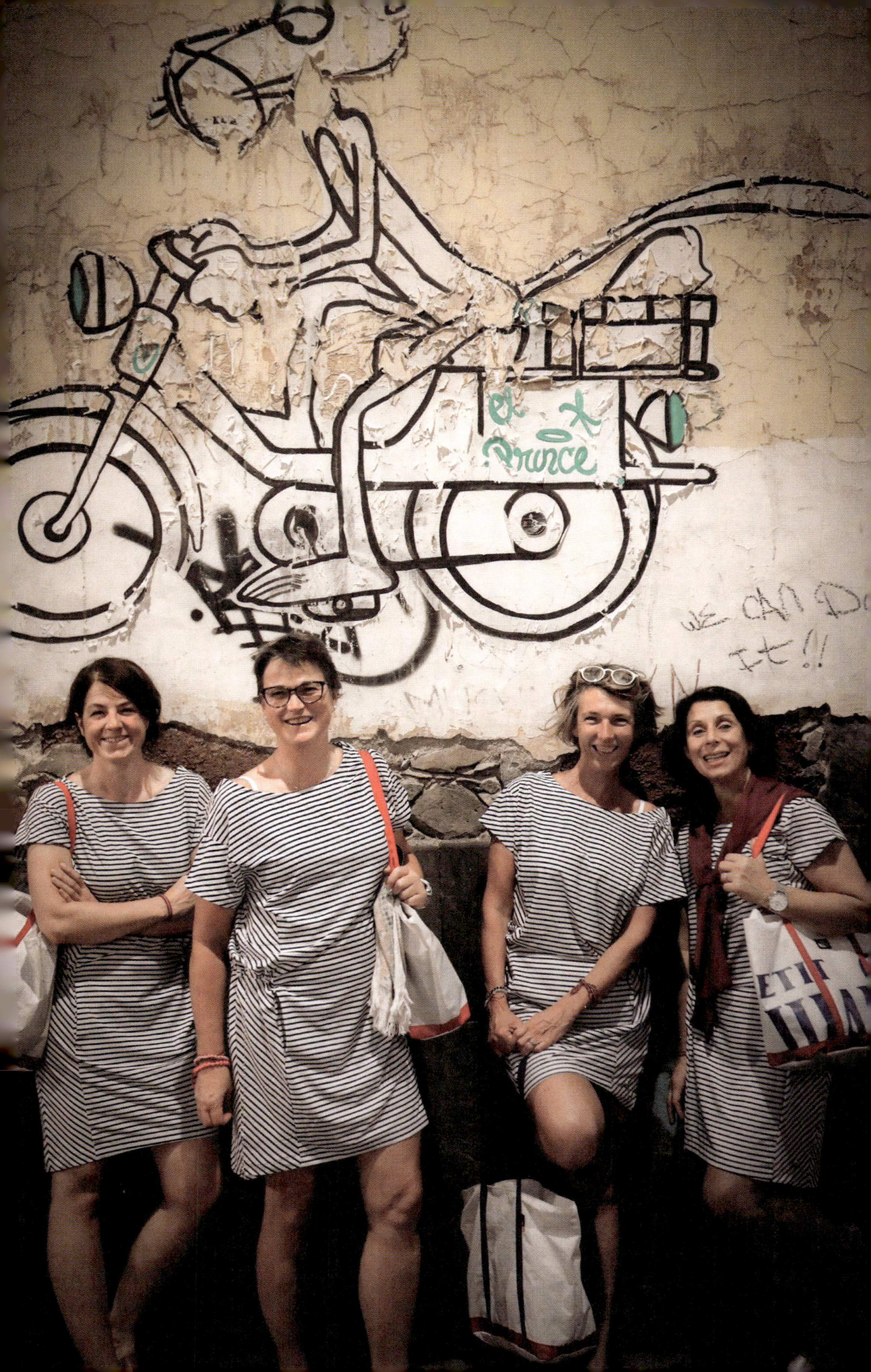
WE CAN D
IT !!

Un film et un livre pour relater notre aventure

Nous sommes accompagnées depuis notre arrivée aux Canaries par une équipe de production et un photographe. Sophie, Nicolas et Amélie sont là depuis plusieurs jours pour tourner le film documentaire qui relatera nos aventures. Quant à Germain, il réalise des photos pour le livre qui sera publié aux éditions Favre après notre retour.

À l'issue de cette traversée, nous tenons en effet à témoigner autour de notre aventure pour apporter des messages d'espoir à toutes les autres femmes touchées par la maladie et pour lever les tabous autour de cette période d'après-cancer. Il est si important de continuer à espérer, d'avoir des projets qui nous portent, d'oser vivre ses rêves. Lesquels peuvent prendre une forme aussi simple qu'un pique-nique au milieu d'une forêt avec des gens qu'on aime.

Aujourd'hui, nous accueillons Maxime de Raemy, d'Alias Partners, notre sponsor principal, ainsi que sa femme Sylvia, venus jusqu'aux Canaries pour assister à notre départ. Nous sommes si chanceuses de pouvoir partager cette aventure humaine grâce notamment à Maxime qui a cru en nous.

Jour J – 1

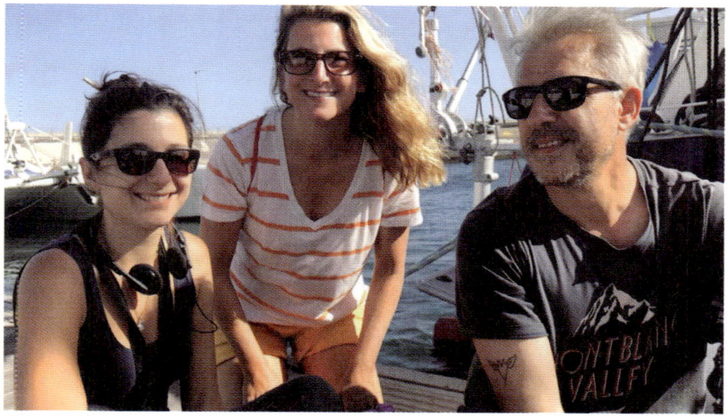

Amélie Piano, Sophie Inglin, Nicolas Renault

© Elisabeth Thorens-Gaud

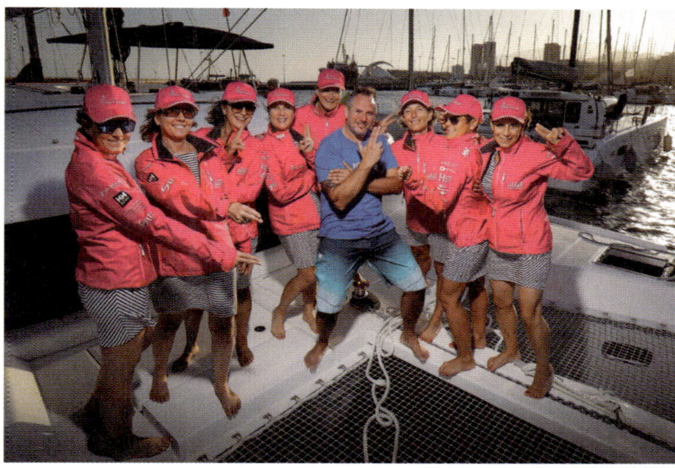

Shooting avec Germain Arias-Schreiber

© Germain Arias-Schreiber

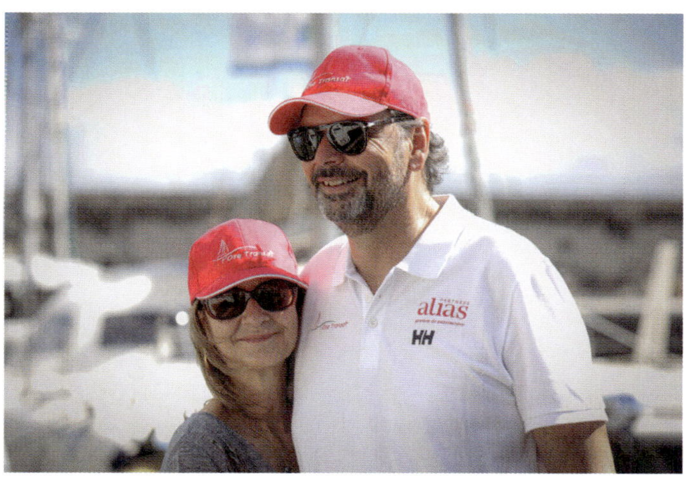

Sylvia et Maxime de Raemy

© Germain Arias-Schreiber

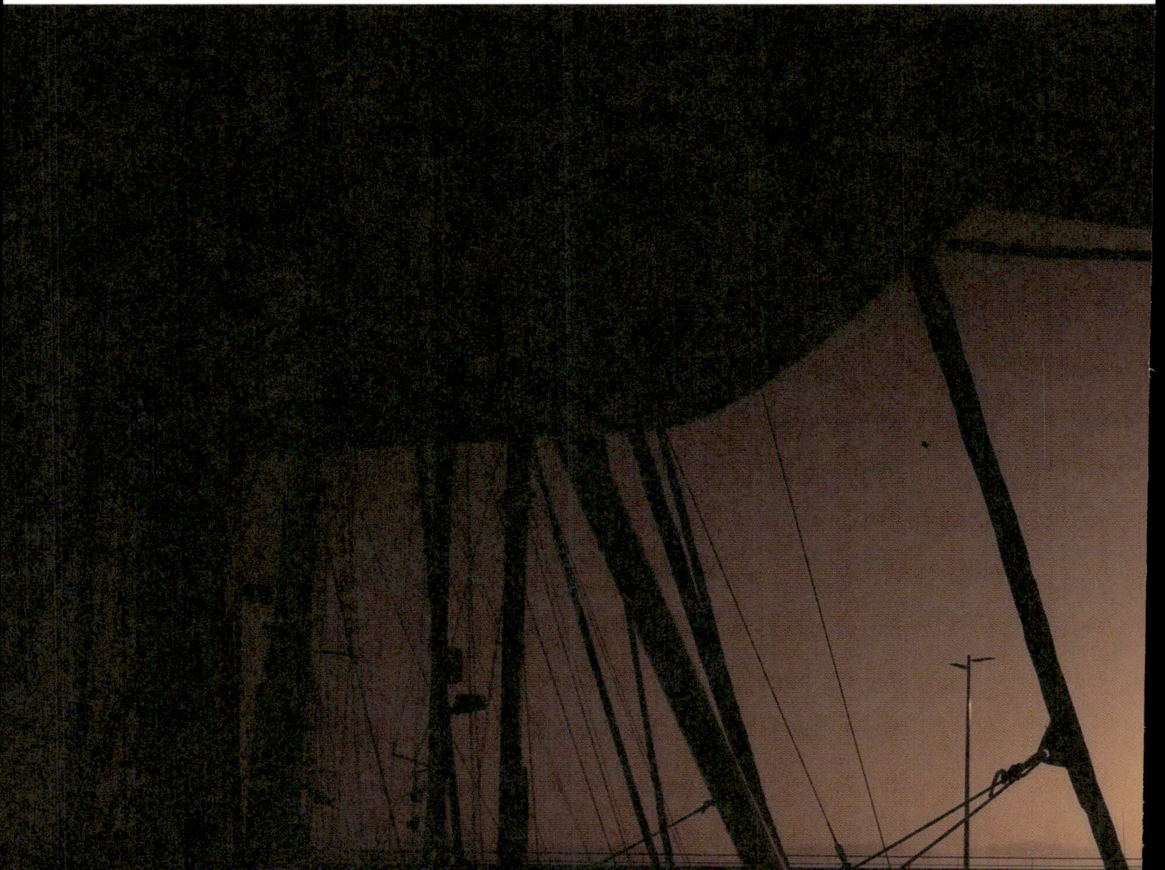

Ce matin, avec Germain, nous avons fait un shooting photo sur le pont du bateau. La lumière était extraordinaire. Il m'a fait remarquer qu'il sentait beaucoup de gentillesse et d'amour à bord. Je confirme.

Durant tous ces jours de préparation, je ne pense plus à la maladie. Je suis dans l'instant présent. Un instant de joie, mêlé à l'adrénaline qui m'empêche de ressentir la fatigue, tant je suis excitée à l'idée de larguer les amarres.

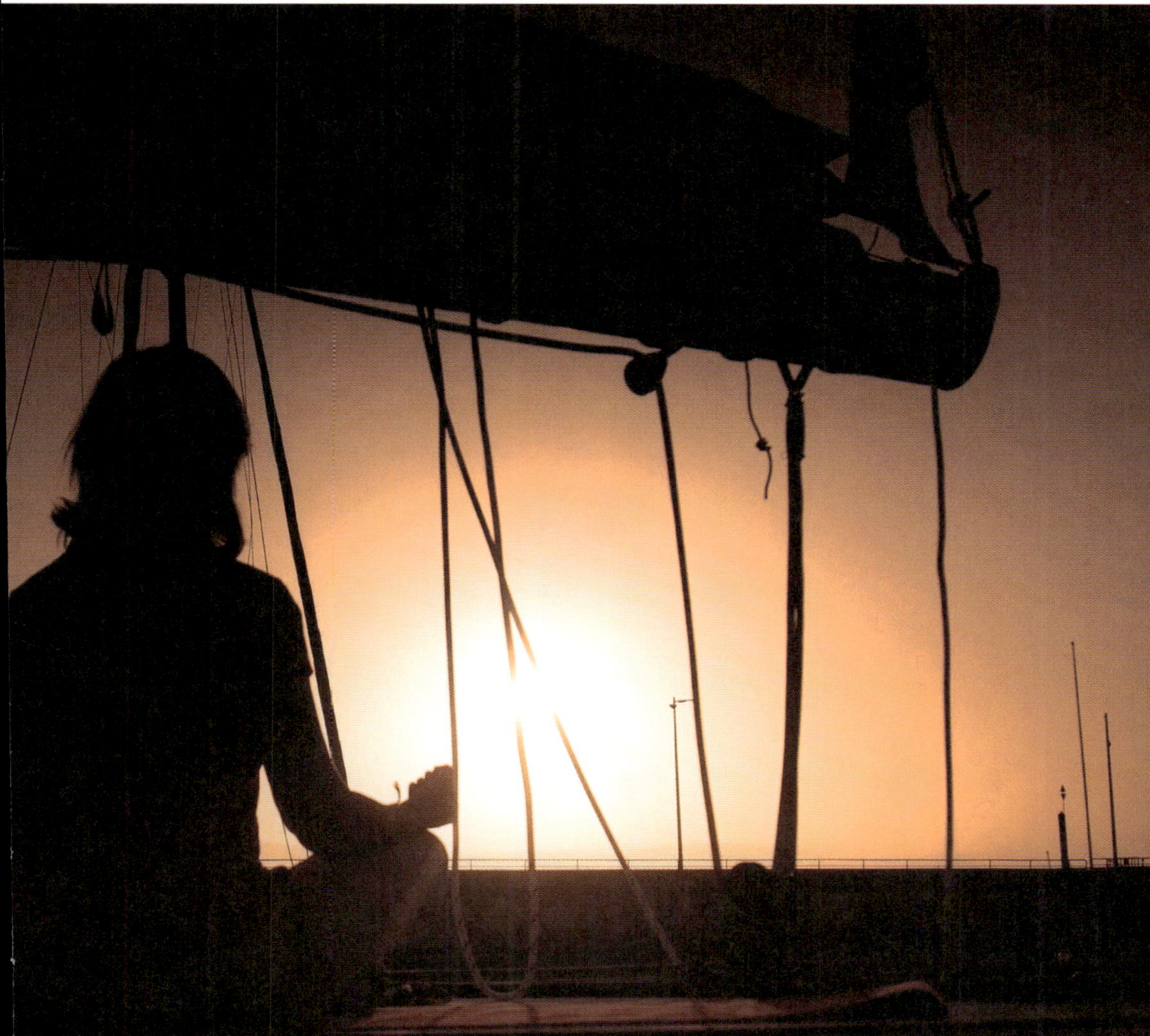

Lundi 4 novembre

12:30 UTC
DÉPART au moteur du port de Santa Cruz.
12:45 UTC
Arrêté le moteur. Pris 3 ris et hissé le gennaker pour que l'équipe de production puisse filmer notre départ et prendre des photos. Didier, le compagnon de Stéphane, Maxime et Sylvia de Raemy sont aussi sur le bateau moteur qui nous accompagne.

Difficile d'écrire aujourd'hui, tant l'excitation est à son comble. Le départ a été très émouvant. En particulier pour Stéphane qui a fait une demande en mariage à Didier, en lui chuchotant à l'oreille juste avant de sauter sur le pont: «Veux-tu m'épouser? Je te laisse le temps de la traversée pour réfléchir.»

Didier Gevaux et Stéphane Couty

© Germain Arias-Schreiber

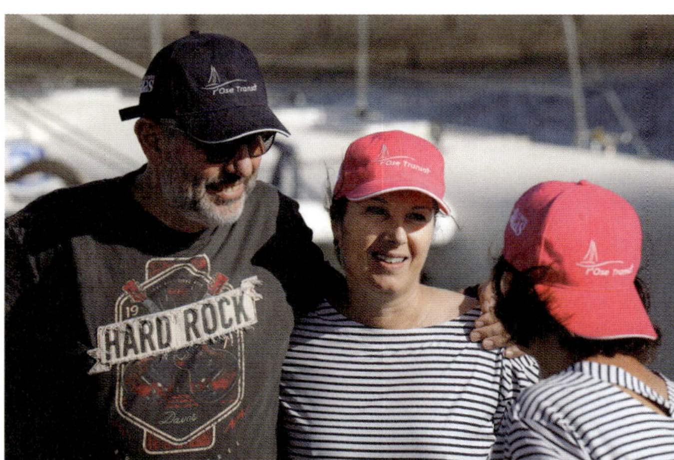

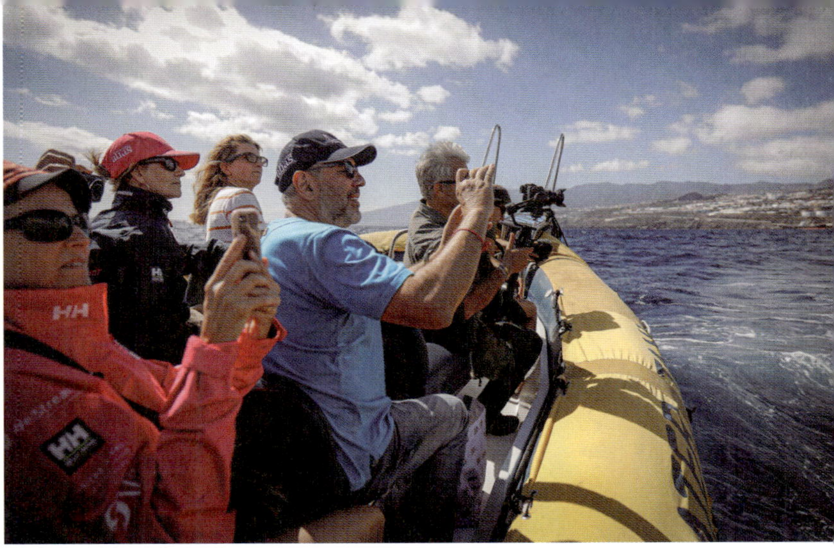

© Germain Arias-Schreiber

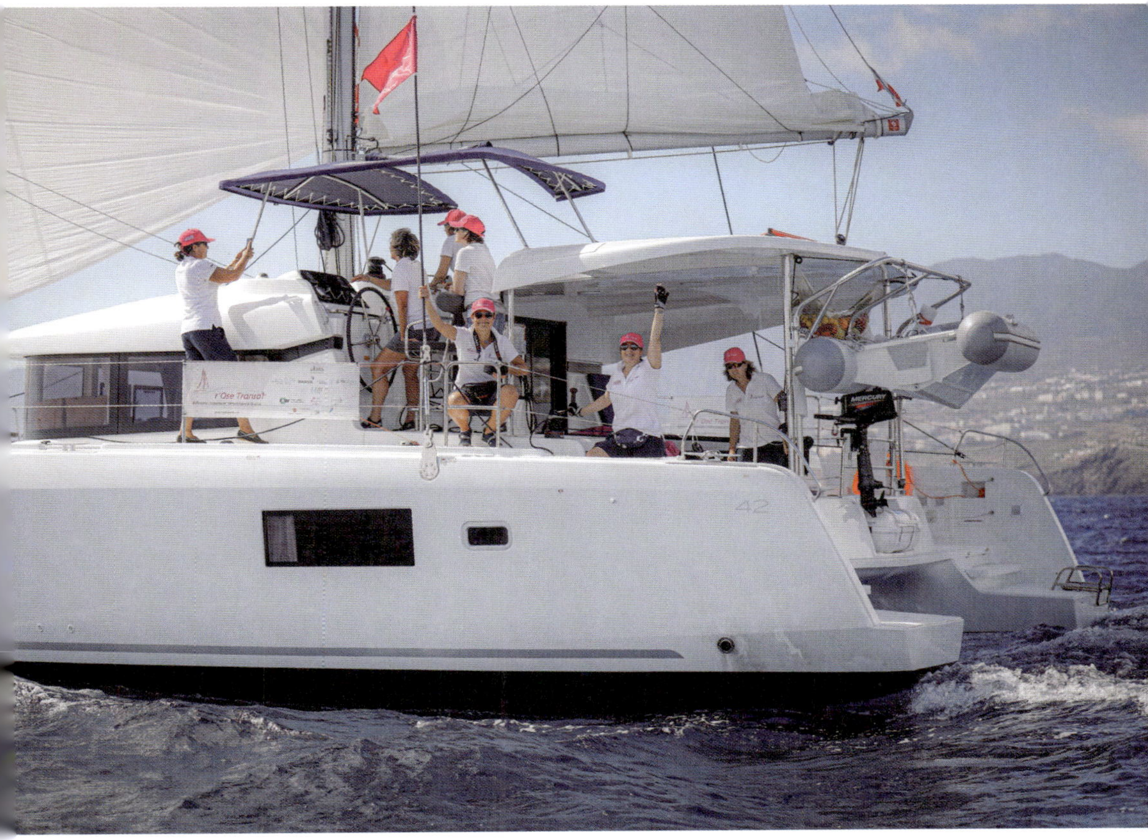

Départ

15:00 UTC
Vitesse du vent : 25 nœuds
Vitesse du bateau : 6,8 nœuds
Enroulé le gennaker. Toujours 3 ris et enroulé une partie du foc.
Testé la pompe à eau de mer.

Avant le coucher du soleil, Muriel, Caroline, Nicole et Carine ont testé la pompe à eau de mer pour faire la vaisselle. Les réservoirs d'eau douce du bateau ont une capacité totale de 600 litres et même si l'escale au Cap-Vert permettra de refaire le plein, elle sera réservée à la cuisson des aliments, la préparation des thés et des cafés et à la toilette. Pour le reste, nous devrons chaque jour puiser de l'eau directement dans l'océan, puisque le catamaran n'est pas équipé d'une arrivée d'eau de mer dans le coin cuisine.

Le dispositif ingénieux conçu par Muriel fonctionne bien, mais l'opération est périlleuse. Caroline a dû enfiler son gilet de sauvetage et s'accrocher à la ligne de vie. Puis elle s'est accroupie sur la jupe pour plonger l'embout de la pompe dans l'océan. Le système semble efficace, puisque les filles ont pu remplir plusieurs bidons. Toutefois, je me demande comment faire les jours de forte houle.

Pour notre consommation personnelle, nous avons stocké 400 litres d'eau en bouteilles, des sodas, des jus de fruits et du lait. Ce qui correspond à 2,5 litres par jour et par personne.

Avant notre départ, Muriel nous a averties: « Vous voyez ce petit brumisateur de cinq décilitres? C'est la quantité à laquelle vous aurez droit pendant notre traversée pour votre hygiène corporelle. Nous sommes obligées de nous rationner. » Je me souviens alors de la réaction de panique de plusieurs d'entre nous: « Comment ferons-nous pour nous laver les cheveux? Et pour notre hygiène intime? » Sur le moment, j'ai cru qu'elle exagérait. Je lui en avais presque voulu. Maintenant, je constate qu'elle avait raison. J'espère qu'il pleuvra au moins deux ou trois fois pour prendre une douche en plein air!

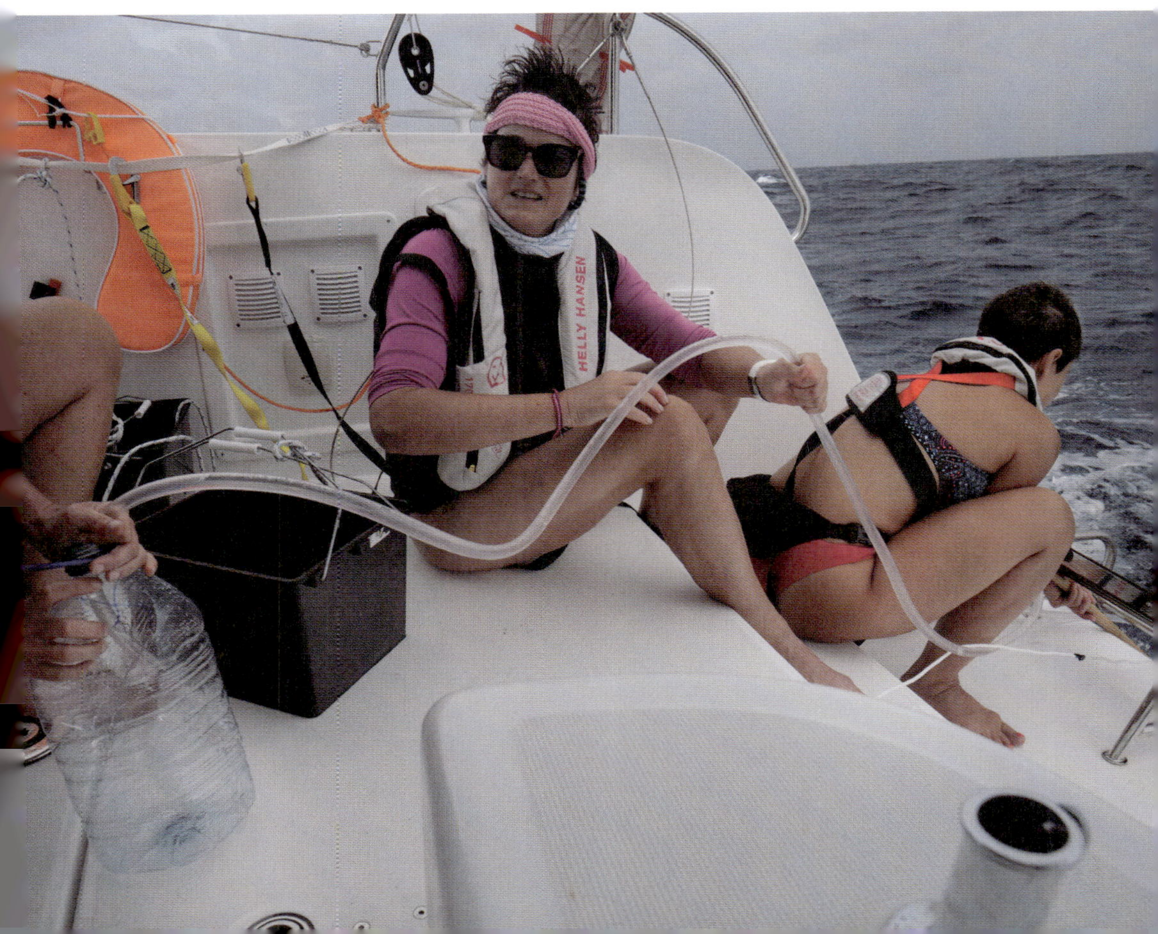

Le mot de la skipper

La médecine à bord

Le fait de pouvoir compter sur la présence de Carine, notre médecin à bord, laquelle a pris en charge toute la partie médicale, a été d'une grande aide. Mais j'avais tout de même ajouté un guide médical à l'inventaire de bord, car même la médecin peut avoir un problème et être inconsciente!

Carine a géré la pharmacie de bord. Il fallait prévoir suffisamment de médicaments pour tout le monde, en cas d'infection généralisée ou d'intoxication alimentaire de tout l'équipage, par exemple.

Nous avons longuement discuté de la pertinence d'embarquer ou non un défibrillateur. Je pars du principe que si l'idée m'est venue, c'est qu'il fallait le faire. Tant mieux si nous ne l'avons pas utilisé!

Mardi 5 novembre

02:20 UTC
Magnifique clair de lune.
Vitesse du vent: 20 nœuds
Vitesse du bateau: 6,5 nœuds
Enroulé le foc à 75%.
Écran du poste de pilotage bâbord bloqué. Redémarré le système depuis le tableau de commande dans le carré.

Une fois l'excitation du départ passée, chacune a pris ses marques. *Puma III* avance assez bien avec une pointe à 10 nœuds sous gennaker, que Muriel a décidé d'affaler en fin de journée. L'équipage n'est pas encore prêt pour le gérer pendant la première nuit à bord.

Avant le repas du soir, certaines ont commencé à avoir le mal de mer. Stéphane, ne supportant pas de rester à l'intérieur, a dû se coucher dans le Fatboy rose installé sur le pont arrière.

Muriel a décidé de dormir dans le carré pour que celles qui ne sont pas encore habituées à la navigation de nuit puissent la réveiller en cas de problème. Et pour observer notre comportement.

Je n'ai pas d'expérience de navigation nocturne, c'est seulement ma troisième nuit en mer. Je peine encore à reconnaître la position des bateaux en fonction de leurs feux, à estimer la distance et à évaluer le risque de collision. Je me souviens d'un dicton : « Rouge sur rouge, rien ne bouge, vert sur vert, tout est clair. » Ce qui signifie que voir le feu rouge d'un navire sur bâbord ou le feu vert d'un navire sur tribord signifie qu'ils suivent des routes sensiblement parallèles ou divergentes.

Pendant mon quart, une question me taraude quand je vois un bateau : « Dois-je réveiller Muriel ? » Heureusement, je ne suis pas seule à devoir trancher, car pour cette première semaine sur *Puma III* nous veillons en binôme. Ce soir je suis avec Carine. Quand je lui fais part de mes interrogations, elle me dit : « C'est un peu comme une jeune interne en médecine qui se demande s'il faut réveiller sa cheffe. Tant qu'elle se pose la question, c'est qu'elle n'est pas assez sûre d'elle et a meilleur temps de la déranger. »

Ce soir, j'ai une pensée pour Aurélia, notre chargée de communication, qui veille sur nous et sur son mari, le navigateur Alan Roura qui traverse aussi l'Atlantique dans le cadre de la Transat Jacques Vabre. Sans elle, le projet r'Ose Transat ne rayonnerait pas autant.

Aurélia

Ce soir,
Je suis de quart.
Sous le ciel étoilé,
Je pense à Aurélia.
Notre relais à terre,
Qui veille sur nous et sur Alan.
Qui a compris notre projet,
Et qui nous permet,
À nous et à nos proches,
De nourrir le lien qui nous unit.
Et aussi,
D'écrire l'histoire de r'Ose Transat.

Aurélia Roura Mouraud, chargée de communication

© Germain Arias-Schreiber

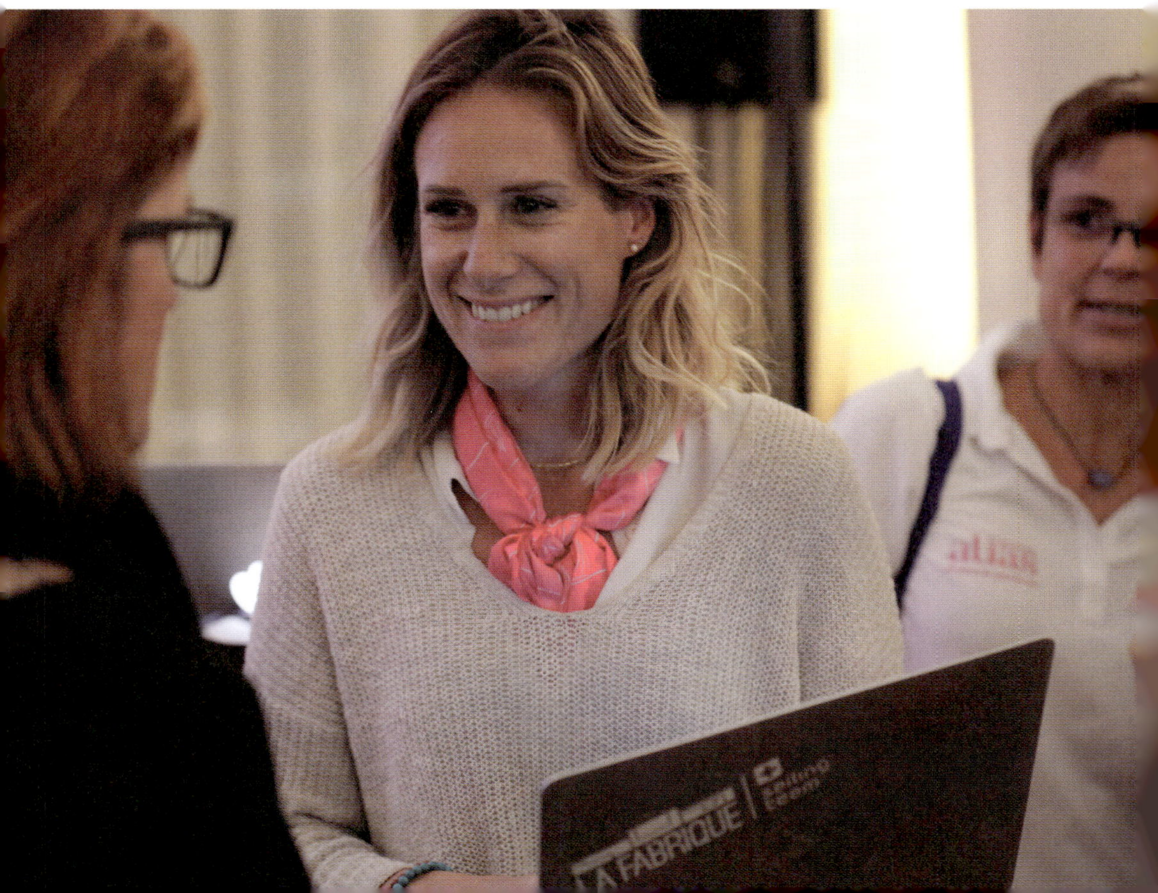

À trois reprises au moins, durant la nuit, nous entendons « Mayday, Mayday, Mayday » à la VHF. Des appels de détresse émis par des navires en train de secourir des bateaux de migrants - souvent des pirogues - qui ont quitté la côte ouest de l'Afrique pour tenter de rejoindre les îles Canaries, porte d'entrée dans l'Union européenne, au prix de longues et périlleuses journées de voyages. Cette route par l'Atlantique, moins médiatisée que celles qui traversent la Méditerranée, est pourtant tout aussi mortelle.

« Le naufrage dans les eaux mauritaniennes d'une embarcation partie de Gambie dans l'espoir de rejoindre les îles Canaries et l'Union européenne, dans lequel au moins 62 migrants africains sont morts début décembre 2019, jette de nouveau la lumière sur une route migratoire particulièrement périlleuse. Depuis le début de l'année, des centaines de migrants ont quitté les côtes ouest de l'Afrique à bord de bateaux de fortune pour entreprendre un long voyage dans une zone peu contrôlée. Si elle n'est pas nouvelle, cette voie maritime connaît aujourd'hui un regain d'activité.[2] »

14:00 UTC

Excellente ambiance, marquée par la solidarité. Un peu trop parfois au goût de Stéphane. Comme la nuit passée. Alors qu'elle dormait sur le pont pour mieux supporter les nausées, toutes les 30 minutes, pleines de bonnes intentions, nous sommes allées à tour de rôle lui demander comment elle se sentait. Sans nous rendre compte que chaque fois nous l'aveuglions avec notre frontale !

Assise dans le carré, tout en admirant la ligne du gennaker parfaitement réglé, écouteurs dans les oreilles, je passe en boucle quelques chansons sublimes de

---

2 https://www.infomigrants.net/fr/post/21396/les-traversees-dans-l-atlantique-contrairement-a-celles-en-mediterranee-on-n-en-entend-jamais-parler.

ma *playlist* « spéciale transat ». Deux portent le même titre : *Sailing*. L'une est de Rod Stewart et l'autre de Christopher Cross.

La troisième morceau colle si bien avec le rythme du bateau : *Say It Ain't So*, de Murray Head. Avec ces notes dans les oreilles, tout mon être épouse les éléments pendant que je contemple la plume du logo et le nom de l'association Heureuse qui comme…, que j'ai créée il y a à peine quelques mois pour gérer le projet r'Ose Transat.

J'ai adoré lire *L'Odyssée* d'Homère, qui relate les aventures d'Ulysse en Méditerranée. Et j'aime aussi beaucoup le premier alexandrin du sonnet du poète Joachim du Bellay « Heureux qui comme Ulysse, a fait un beau voyage ». En choisissant cette appellation pour mon association, je me suis dit que je pourrais aller au bout de mes rêves et réaliser mon projet.

En cet instant précis, en observant les mouvements du vent dans la voile, je me sens si « Heureuse ». C'est inscrit en caractères bleus sur cet immense gennaker gonflé par les alizés qui nous porte vers le Cap-Vert.

Le cancer a disparu de mon horizon.

Heureuse qui comme...

Assise,
Face à l'immensité de l'océan,
Je regarde notre voile gonflée par le vent.
Un gennaker,
Dessiné par Pierre-Yves,
Pour sillonner les flots,
Et vivre notre rêve.

© Elisabeth Thorens-Gaud

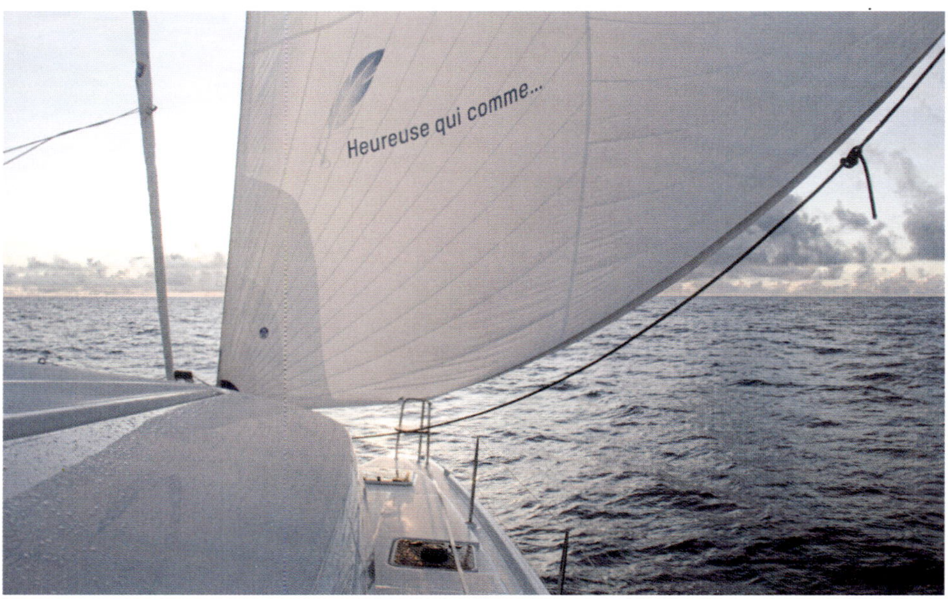

18:00 UTC
Vitesse du vent: 17 nœuds
Vitesse du bateau: 4,6 nœuds
Avarie! Sous un vent au portant, la drisse du gennaker a lâché. Voile dans l'eau. Mis le bateau nez au vent et remonté la toile sur le pont. Drisse abîmée, coincée au sommet du mât. En fin de manœuvre, Nadège a constaté que sa longe est cassée: goupille du mousqueton de mauvaise qualité.

J'étais dans ma cabine quand j'ai entendu Muriel crier: «Tout le monde sur le pont avec son gilet!» pour repêcher la voile de 120 m² avant qu'elle ne passe sous les coques et ne s'enroule autour du safran ou de l'hélice du moteur.

En attendant l'étape du Cap-Vert, où nous pourrons réparer la drisse, nous continuons au portant, mais avec le génois et la grand-voile.

Assez incroyable. Quelques minutes avant cette avarie, Caroline avait pris des photos de la voile et Nadège et Stéphane, au poste de pilotage, avaient demandé à Muriel comment réagir si le gennaker passait à l'eau! Nous avons été chanceuses. Des anges veillent sur nous.

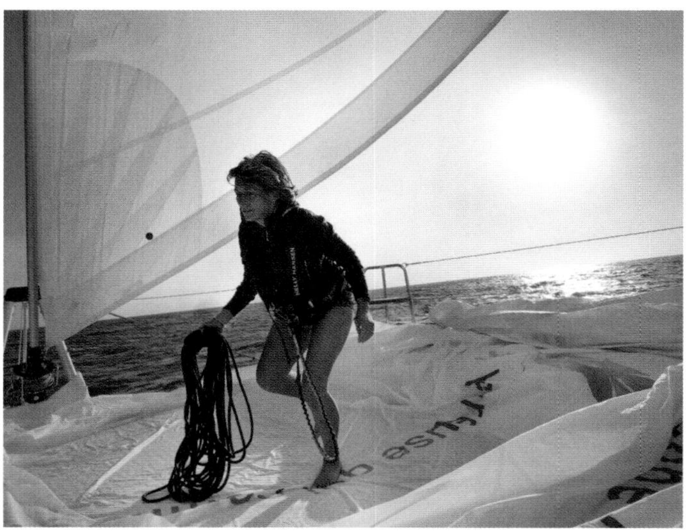

© Caroline Ackermann

Mercredi 6 novembre

12:00 UTC Baleines!
Vitesse du vent: 14 nœuds
Vitesse du bateau: 5 nœuds

Aujourd'hui, deux ans après mon premier stage de voile en Bretagne, je peux comptabiliser le millième mille marin parcouru, nécessaire pour obtenir mon permis mer suisse.

À bord, la vie est rythmée par les repas, leur préparation et les quarts de nuit. Il règne une ambiance tellement joyeuse et harmonieuse; de quoi tordre le cou aux clichés et faire taire ceux qui nous ont demandé, avant notre départ, avec un petit sourire ironique: « Huit femmes sur un bateau, ne vont-elles pas se crêper le chignon? »

Le rythme régulier du voilier est propice à la création. Caroline, par exemple, exerce son talent de photographe. Elle prépare une exposition sur notre aventure. Tandis que Francesca enregistre fréquemment nos discussions dans l'optique de réaliser une série de podcasts autour de la traversée de la maladie. Quant à Nadège, elle s'est découvert un don de youtubeuse. Ensemble, nous avons commencé à tourner des tutos sur la vie à bord.

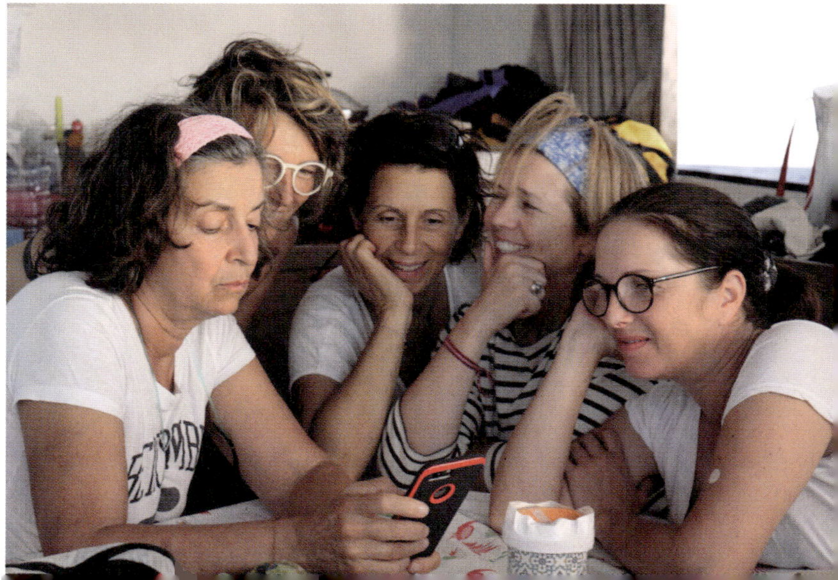

© Caroline Ackermann

Jeudi 7 novembre 2019

02:15 UTC
Vitesse du bateau: 5 nœuds
Vitesse du vent: 13 nœuds
Magnifique clair de lune.
On a franchi le tropique du Cancer.
Premier empannage.
09:00 UTC
Vagues trop pénibles, nouvel empannage bâbord amure.

Réveil tardif pour Stéphane et moi.

Je réalise petit à petit ce que cela signifie d'être loin des siens. J'apprivoise cette sensation peu familière. En quarante ans de vie commune, c'est la première fois que je quitte mon homme pour une aussi longue période.

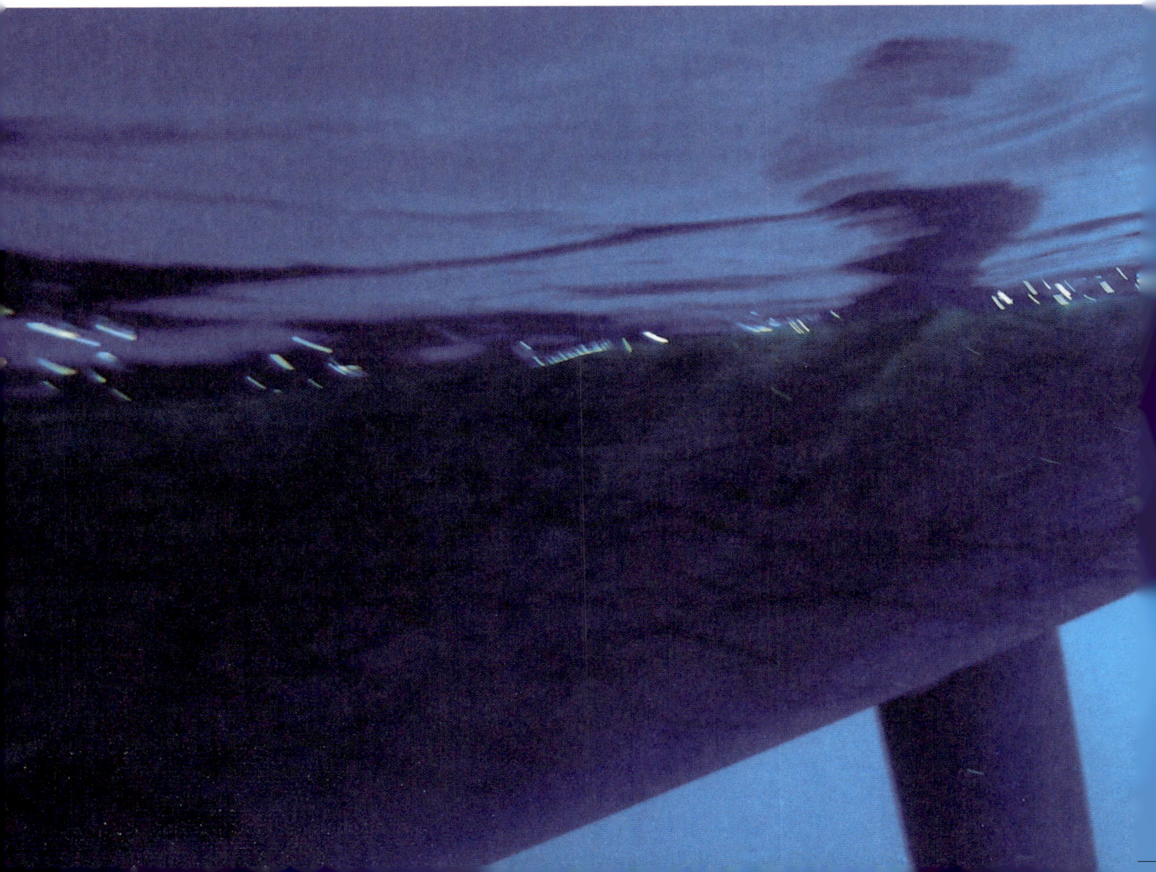

Bleu

Cette nuit,
J'ai rêvé de lui,
Celui que j'aime.
Déjà,
L'odeur de sa peau me manque,
Ne pas pouvoir le toucher aussi.

Quelle chance,
Je ne suis pas seule.

Au petit matin,
Sur la couchette,
Que je partage avec Stéphane,
Je sors de mon sommeil.

Nous ouvrons les yeux.
Au même instant.

Une apparition.
Je suis face à son beau regard bleu,
Bleu comme la mer qui nous entoure.
Toutes les deux,
Nous sourions.
Nous sommes heureuses
D'être là, ensemble,
Sur l'Océan.

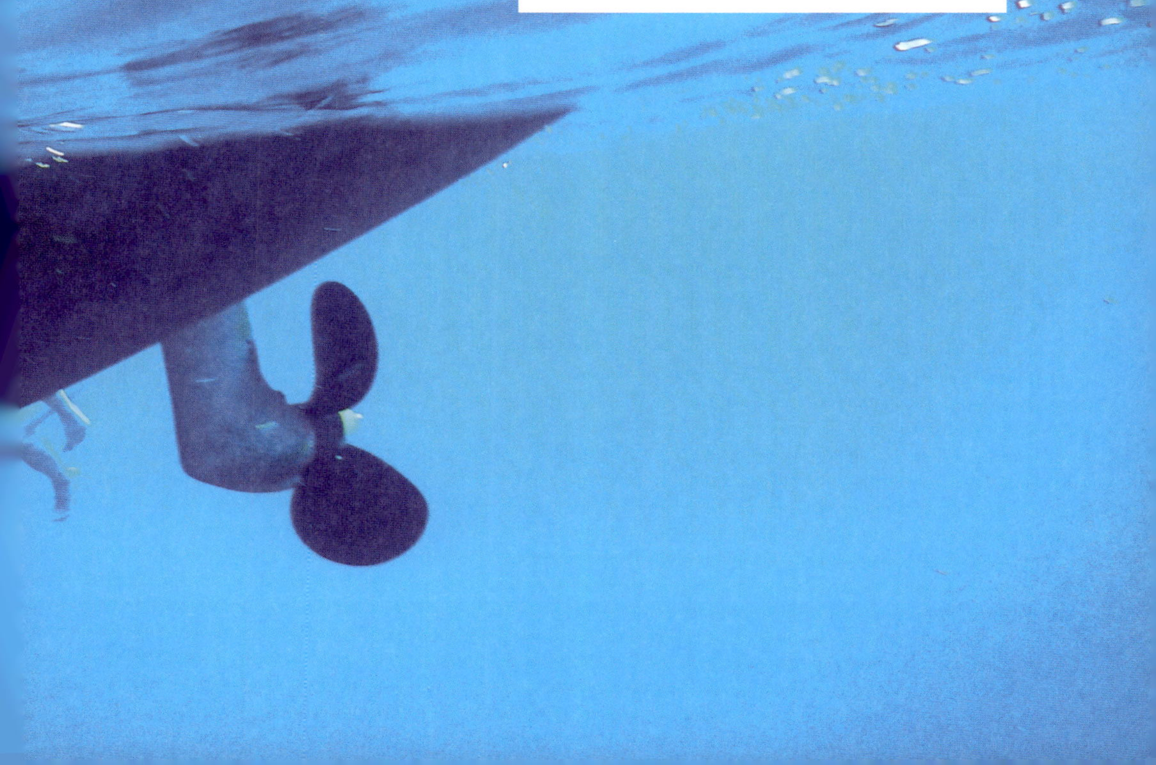

11:00 UTC
Empannage tribord amure.
Trop peu de vent, allumons moteur.
12:00 UTC
On affale les voiles pour nager.

La vie à bord passe trop vite. À peine levée, j'ai la sensation qu'il fait presque nuit. Dans quatre heures, il faudra se préparer pour les quarts.

Les repas sont succulents. Chaque menu, confectionné par nos cheffes Stéphane, Francesca et Nadège, est un voyage sensoriel. Elles adorent innover. Leur livre de cuisine de référence? Celui du grand chef Yotam Ottolenghi, auteur de best-sellers culinaires, propriétaire de restaurants à Londres, créateur de recettes pour *The Guardian*, à l'origine du raz-de-marée de saveurs orientales qui déferle actuellement en Occident. Ainsi, nous dégustons deux fois par jour des mets délicieux, variés et équilibrés, à base de produits frais achetés au marché de Santa Cruz. Pour l'instant, point de boîtes de conserve ou de «nourriture de garde», pour composer nos menus.

Ayant travaillé sans relâche pendant les deux semaines précédant notre départ, cette alimentation saine permet à mon corps stressé par les préparatifs de retrouver un équilibre. Grâce à l'énergie de l'océan, la compagnie de mes amies et le talent des cheffes cuisinières, je me sens plus détendue.

Menu du jour

- Salade de poireaux et betteraves en vinaigrette au piment d'Espelette
- Viande marinée de Chamonix
- Aubergines parmigiana
- Salade aux dix fruits et rhum

Ce matin, nous nous sommes baignées dans le grand bleu. Muriel a arrêté le voilier pour piquer une tête. Dans un premier temps, seules quatre d'entre nous se sont lancées et les quatre autres les observaient d'un air inquiet depuis la jupe de *Puma III*. Sensation étrange et angoissante que de nager avec 3000 mètres de fond en ayant pour unique vision un bleu profond et infini. L'hésitation des filles a été de courte durée. L'appel de l'eau et le besoin d'une baignade pour se sentir plus «propres» a eu raison de leurs craintes. Après quelques minutes seulement, à l'exception de Stéphane restée sur le pont car on ne laisse jamais un bateau sans personne aux commandes, elles se sont lancées à l'eau, ne pouvant résister à la joie contagieuse de celles qui batifolaient déjà dans les flots.

Pudiques au début de notre séance de natation, nous avons fini par nous défaire de nos maillots de bain dans de grands éclats de rire, heureuses d'être entre femmes. Il va sans dire que Muriel a pris toutes les précautions pour notre sécurité en attachant un pare-battage retenu par un bout auquel nous pouvons nous raccrocher à tout moment.

Les plus audacieuses ont nagé entre les deux coques du bateau, tandis que Stéphane immortalisait ces moments en prenant des clichés depuis le hublot du flotteur tribord. J'avoue que l'appréhension m'a gagnée lorsqu'en traversant le tunnel, une vague plus haute que les autres est venue en frapper la voûte. Je me suis agrippée au bout de sécurité et les questions se sont bousculées dans ma tête:

«Et si un requin m'attrape une jambe? Ou une méduse? Et si le bateau file sans moi? Et si je fais un malaise et que je me noie?» Autant de peurs primales qui m'ont poussée à remonter à bord du catamaran.

La baignade s'est terminée par une séance de douche sur le pont et shampoing pour tout l'équipage. Nous utilisons uniquement des produits naturels pour nous laver, car nous avons à cœur de ne pas répandre des micropolluants dans notre sillage. À court d'eau douce pour nous rincer, nous avons maintenant les cheveux poisseux jusqu'au Cap-Vert. Mais cette baignade salutaire a rechargé nos batteries.

Après le repas de midi, nous avons eu une longue discussion sur le cancer du sein. Un de ces moments intimes, entre femmes, propice aux confidences. Francesca a enregistré cet échange avec son microphone, sa « pomponette », comme nous aimons l'appeler, car il est entouré d'une capuche anti-bruit de fond en fausse fourrure. Le fait qu'elle enregistre souvent nos conversations nous fait prendre conscience de leur utilité, de leur sens. Ce médium nous aide à cheminer. Il est thérapeutique.

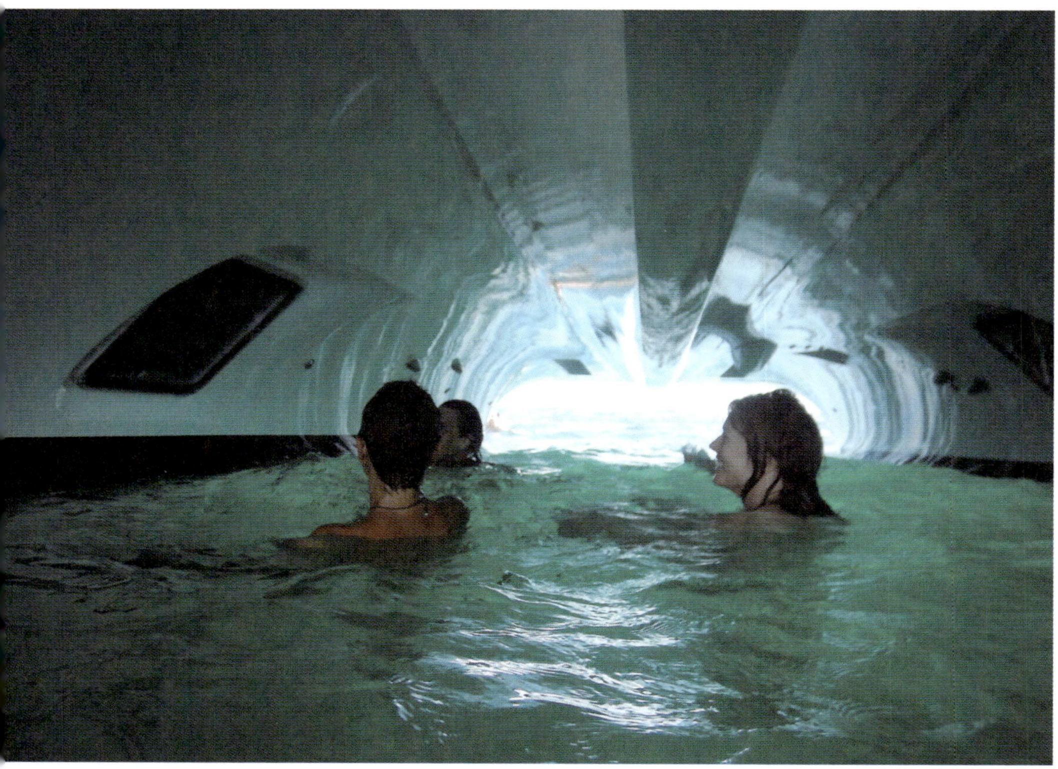

Nicole, Nadège, Caroline, Stéphane, Francesca et moi avons posé de nombreuses questions à Carine, notre spécialiste en gynécologie et obstétrique. Muriel s'est retirée pour faire la vaisselle, pour que nous ne soyons pas interrompues par des impératifs d'intendance. C'est aussi ça la vie à bord de r'Ose Transat : prendre sur soi pour que les autres puissent vivre des moments qui comptent.

La bonne nouvelle du jour : au cours de cette discussion, j'ai pris conscience que le cancer, je n'en avais plus rien à faire !

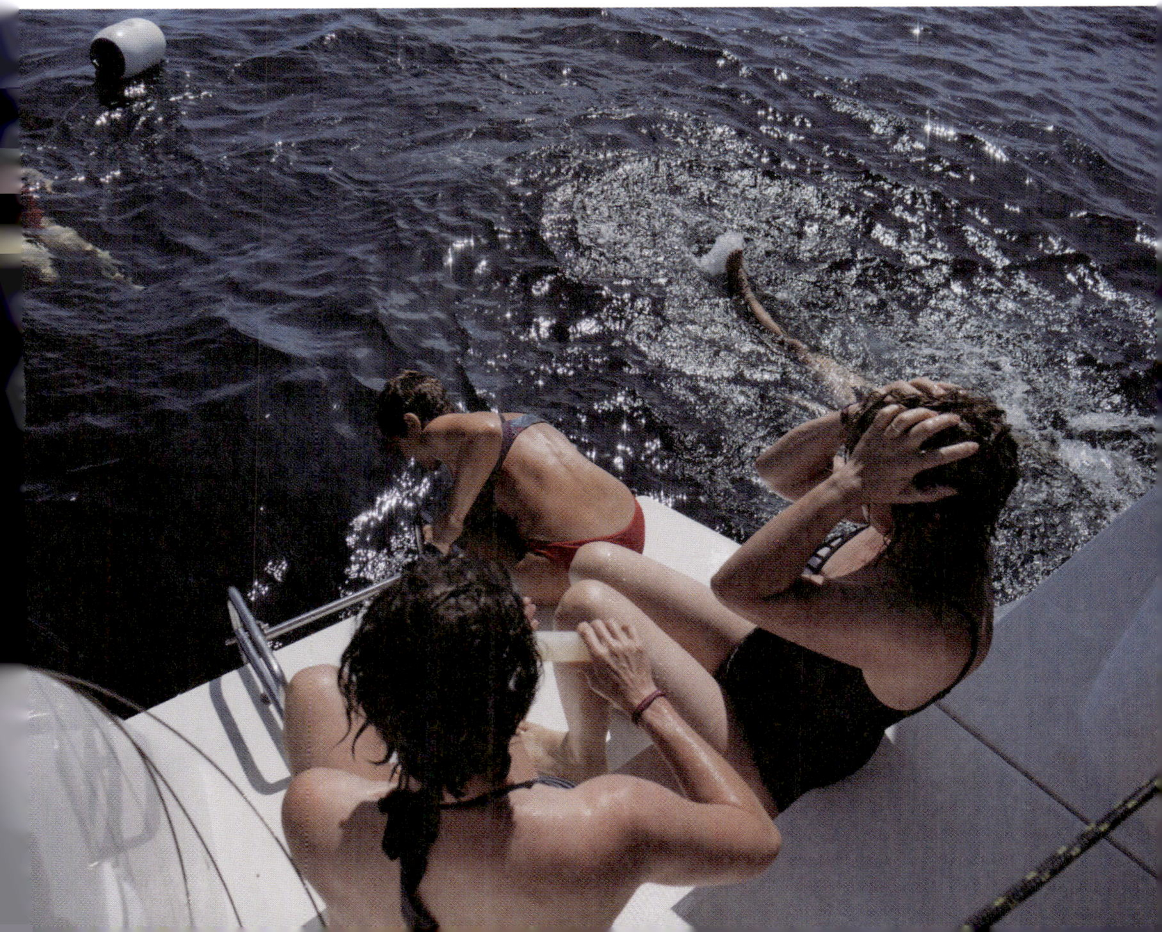

Vendredi 8 novembre 2019

00:01 UTC
Vitesse du bateau: 6 nœuds
Vitesse du vent: 15 nœuds
Magnifique clair de lune.

De quart avec Nicole, je suis installée dans le cockpit tandis qu'elle assure la veille au poste de pilotage. Muriel a organisé des quarts croisés de deux heures chacun, ainsi la composition des binômes change à chaque fois. Elle s'est mise hors quart pour qu'on puisse la réveiller à tout instant.

Cette nuit, Caroline est venue me réveiller à 23h45, soit 15 minutes avant mon tour pour que j'aie le temps de me préparer.

© Elisabeth Thorens-Gaud

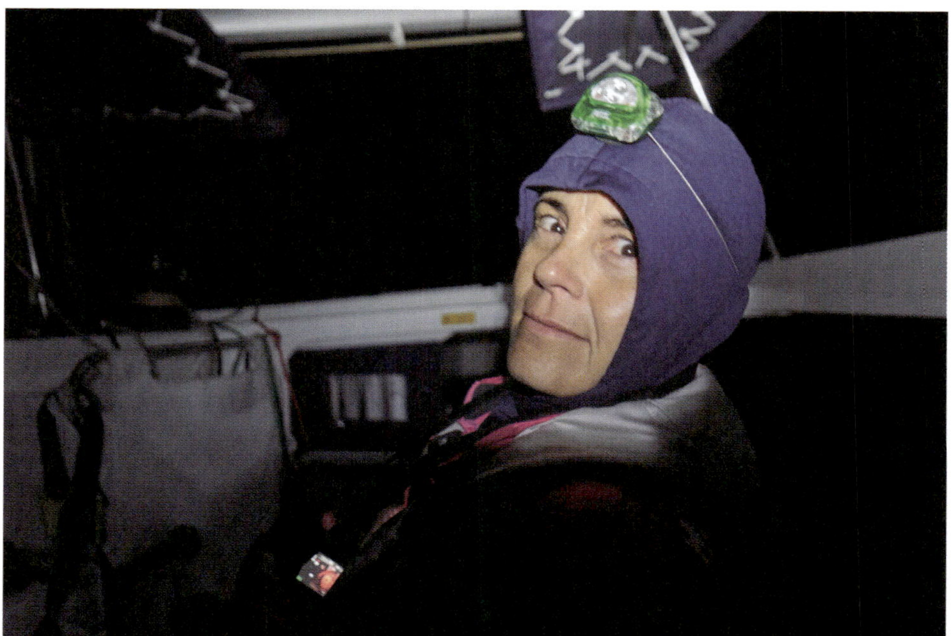

Comme chaque nuit, la même routine se répète: enfiler une tenue de quart dans la cabine en faisant attention de ne pas interrompre le sommeil de sa voisine; monter dans le carré, faire chauffer de l'eau pour un thé ou une tisane, attraper une barre chocolatée ou des fruits secs, pour celles qui ont un petit creux, sortir sur le pont et prendre son gilet de sauvetage équipé de sa longe qu'on reconnaît grâce à un numéro.

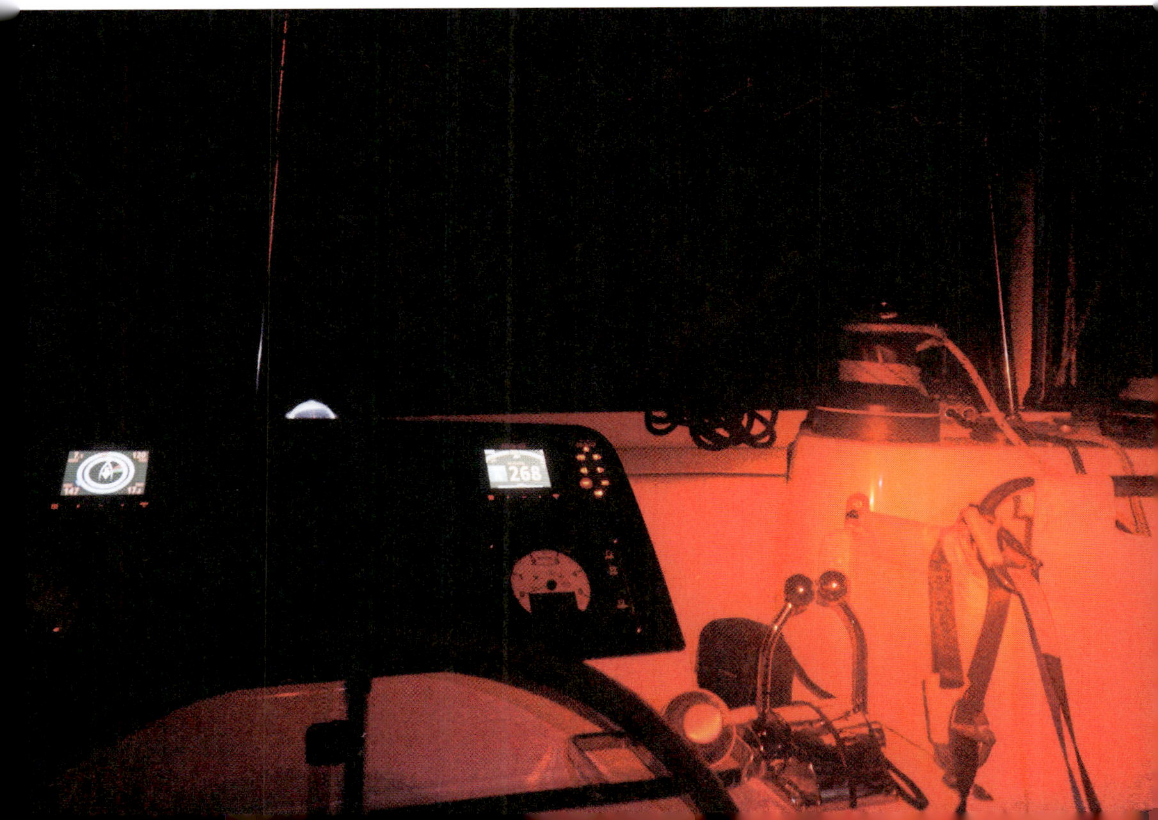

Mais revenons sur le pont.

Actuellement, je lis *Vertige du cosmos,* un essai de Trinh Xuan Thuan, célèbre astrophysicien contemporain, spécialiste de la physique quantique. Cette discipline qui s'attache à comprendre l'infiniment petit. Je trouve si romantique de me plonger dans cet ouvrage, à la lueur de la voûte céleste et du scintillement du plancton fluorescent qu'on aperçoit fugacement dans le sillage de *Puma III*. Sans oublier, tout de même, le voyant rouge de ma lampe frontale, pour ne pas éblouir ma coéquipière.

Je savoure cet instant privilégié, si calme, pendant lequel j'ai la sensation exaltante de pouvoir élever mon esprit. J'aime ce genre d'essai qui invite à la réflexion sur des questions métaphysiques. Trinh Xuan Thuan avance que l'être humain est « interdépendant de l'univers, dans sa chair même, car il est poussière d'étoiles [...] Ce qui se trame chez nous se décide dans l'immensité cosmique. Ce qui se passe sur notre minuscule planète dépend de la totalité des structures de l'univers.[3] » En d'autres termes, même nos plus petits actes ont des conséquences sur les uns et les autres. D'après le principe de physique quantique, si deux particules ont été en contact, elles se souviennent qu'elles ont interagi même séparées jusqu'à la distance de deux millions d'années-lumière.

---

3 Trinh Xuan Thuan, *Vertige du cosmos*, Flammarion, 2019, p. 401.

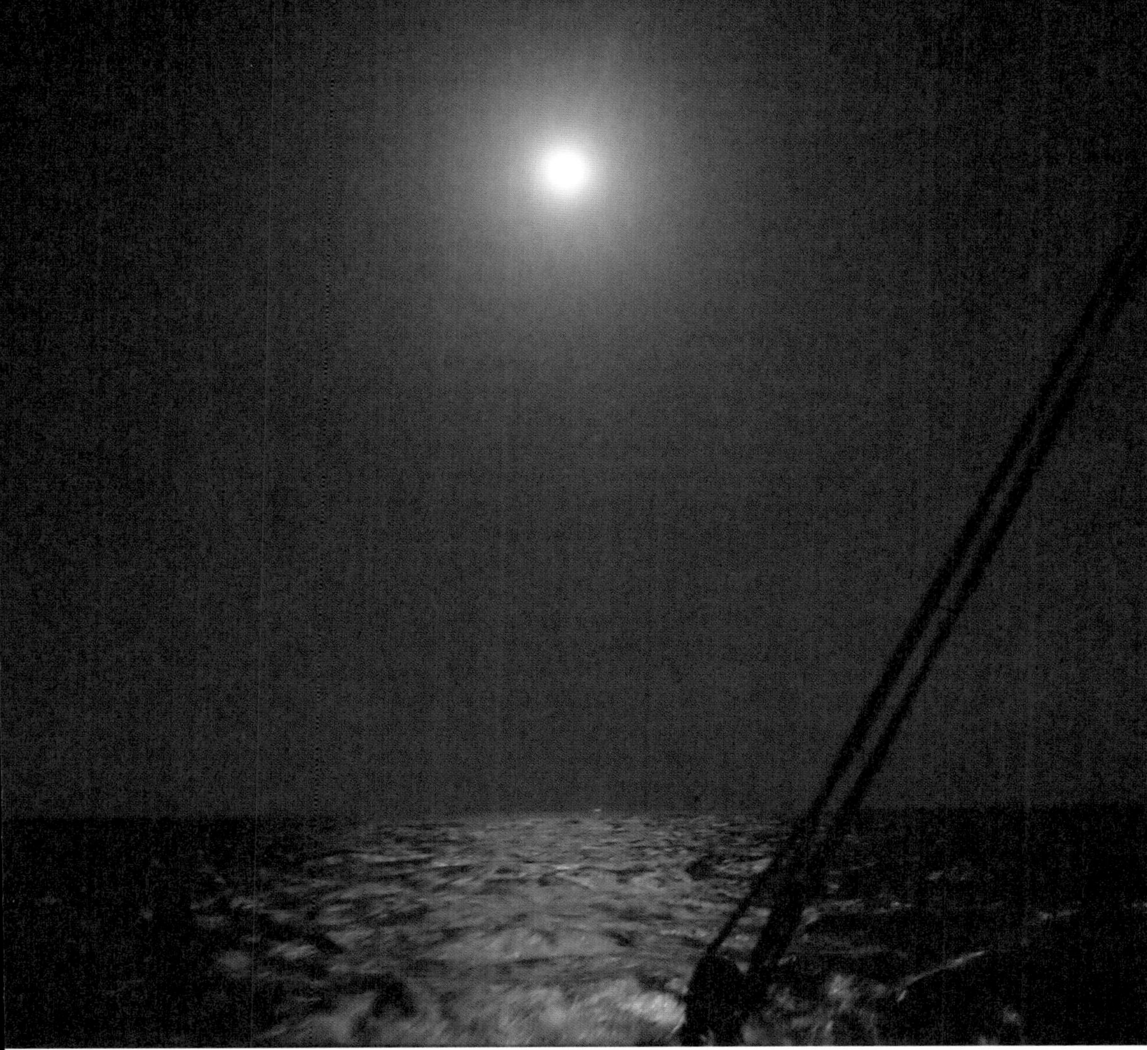

Ce scientifique, bouddhiste par ailleurs, fait le pari de croire qu'un principe supérieur nous gouverne.

Cette théorie apaise l'angoisse métaphysique de la mort qui a été réveillée à l'annonce de mon cancer.

Mon dernier quart s'est terminé à 7 heures. Nadège, dans le binôme qui me précédait, m'a laissée dormir une heure de plus, car elle était en pleine discussion avec Stéphane.

Avec Nadège, nous avons commencé à filmer une série de tutos que nous envoyons à Aurélia afin qu'elle les publie sur notre site internet et les réseaux sociaux. Le tuto du jour aborde la question de la nourriture à bord. Il est essentiel pour la bonne entente de l'équipage de manger correctement.

© Caroline Ackermann

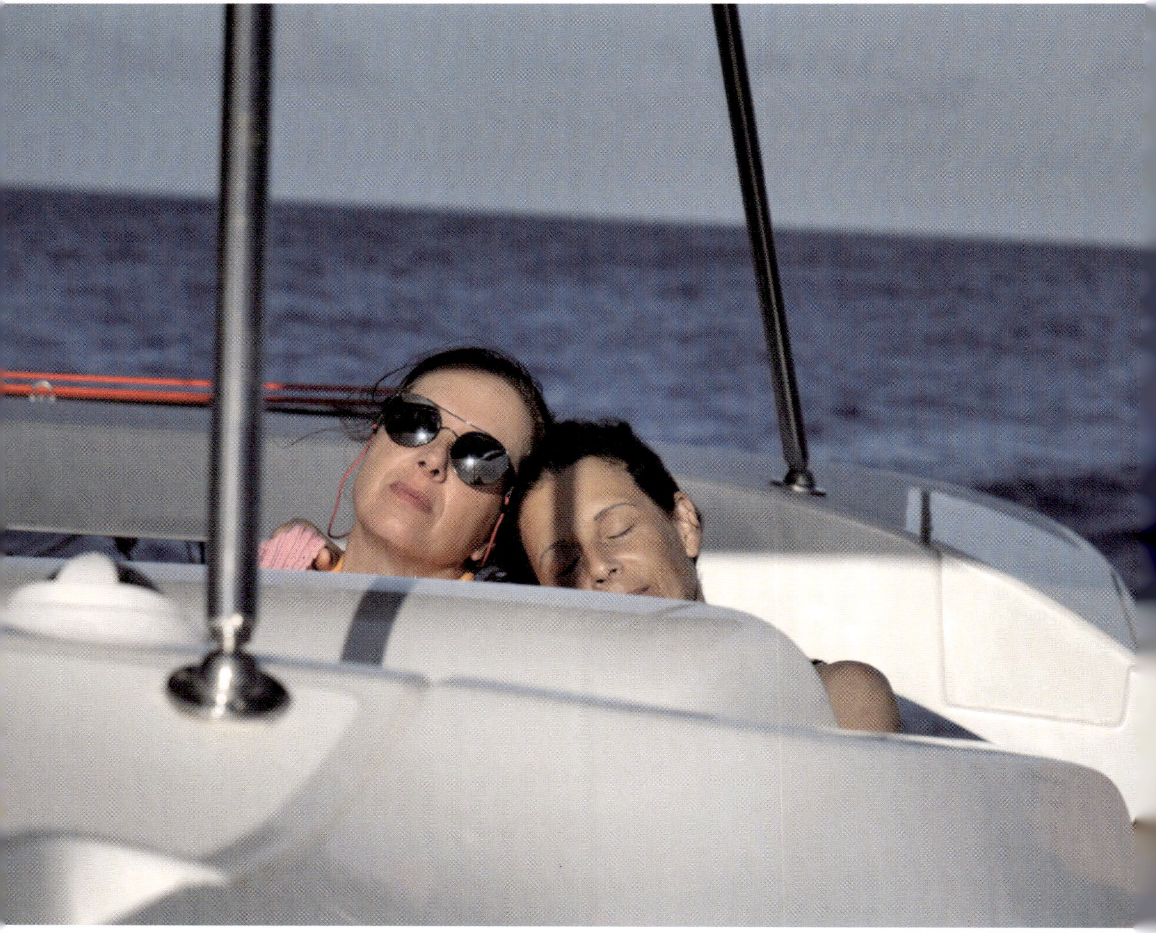

Aujourd'hui je n'ai pas vu le temps passer. J'ai commencé à écrire juste après le repas de midi et il est presque 17 heures.

J'aime beaucoup les après-midi, car c'est le moment où je peux entrer dans ma bulle. C'est un privilège que de pouvoir rédiger ce journal de bord, tous les jours, assise sur le pont arrière, bercée par les flots. Une résidence d'auteure en quelque sorte. Sans compter que la tenue de ce journal m'aide à cheminer.

Les journées semblent trop courtes. À peine dix heures de lumière. Je n'ai pas encore lu les ouvrages de la bibliothèque r'Ose Transat. Cela fait bientôt une semaine que nous vivons ensemble toutes les huit. Je sens monter une envie soudaine de marcher en forêt et de m'isoler. Pour me recentrer, je vais sur le pont avant – une des plus jolies places à bord, quand la houle n'est pas trop forte – et me replonge dans le livre de Trinh Xuan Thuan.

© Caroline Ackermann

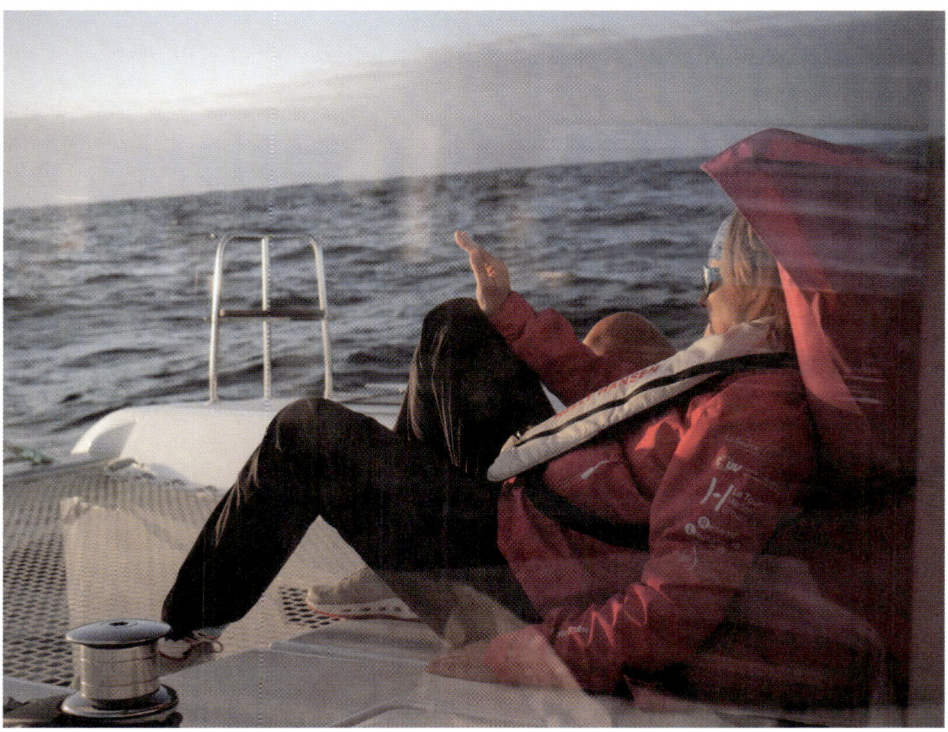

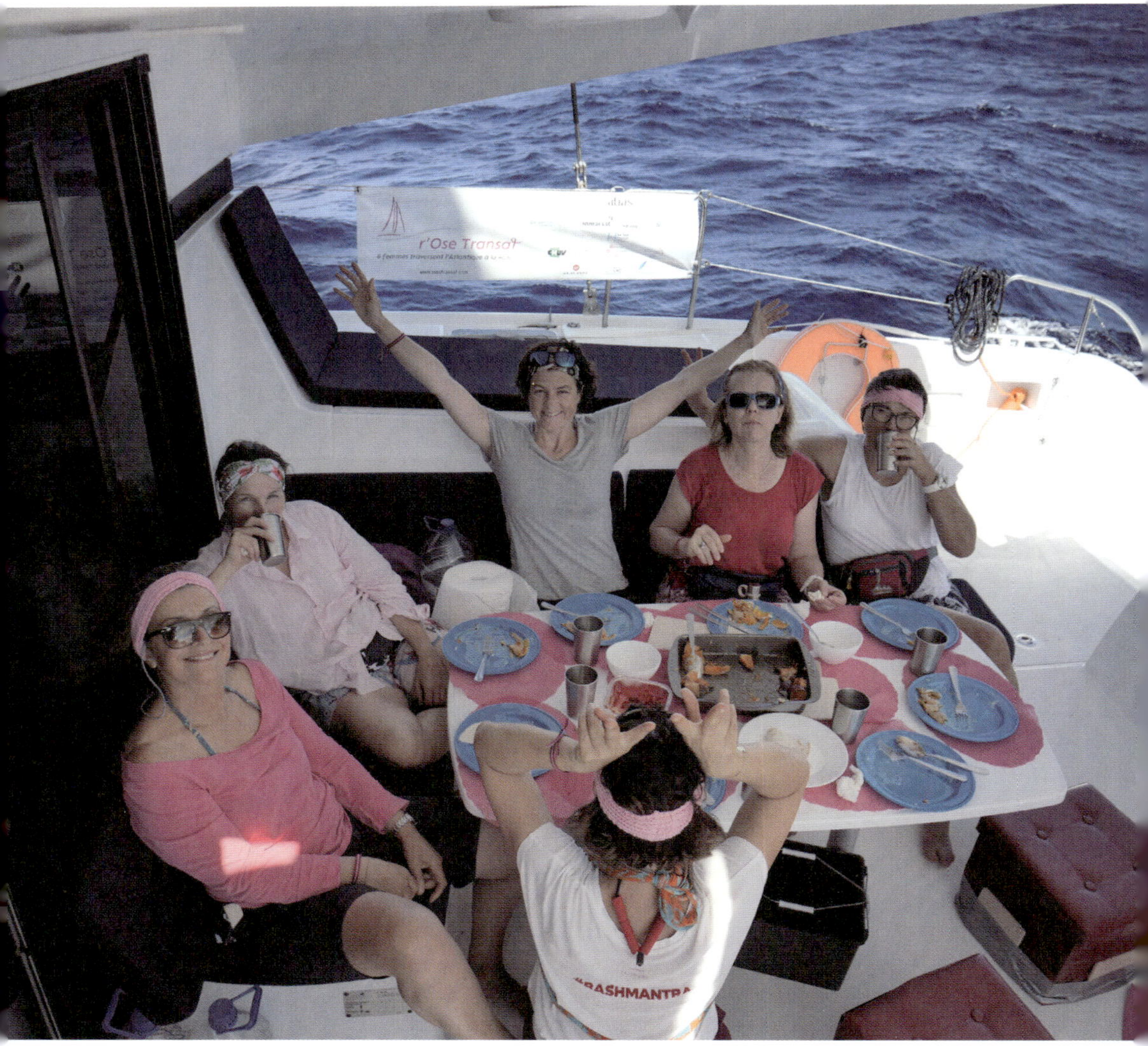

© Caroline Ackermann

HAPPY life onboard

Marin mal nourri, bateau pourri !

Stéphane, une de nos cuisinières, explique comment elle s'est organisée pour nous concocter chaque jour des plats sains, variés et délicieux dans un espace aussi petit qu'une kitchenette de bateau.

« Pour établir les menus et la liste des provisions, j'avais à l'esprit la devise "Marin mal nourri, bateau pourri" ! Sur cette base, hors de question de manger n'importe quoi ou toujours la même chose et d'avoir le moral à zéro. Pour une transat, les quantités sont aisément calculables puisque le nombre de personnes à bord ne change pas – sauf si l'une tombe à l'eau ! Reste donc la question de la variété des menus. Avec Nadège et Muriel, nous avons décidé de sélectionner des recettes composées d'ingrédients pouvant se conserver assez longtemps. Ensuite, j'ai créé un tableau Excel avec les menus en détails : une colonne pour les recettes, une autre avec les ingrédients, une troisième pour les quantités et une formule pour faire les totaux. Pendant la traversée, je regarde comment se comportent les aliments frais ; si les épinards sont en train de "tourner de l'œil", par exemple, je cherche la recette avec des épinards, et le tour est joué. »

21:30 UTC
Vitesse du bateau : 9 nœuds avec pointes à 10,4 nœuds
Vitesse du vent : 24 nœuds
Gros grain pendant le repas.
Prise du ris 2.

22:00 UTC
Discussion à la VHF avec le capitaine du *Sleipnir*, un mastodonte des mers, le plus grand navire-grue au monde, que l'on voit derrière nous.

Samedi 9 novembre 2019

06:00 UTC
Vitesse du bateau: 6,5 nœuds
Vitesse du vent: 22 nœuds
Relève de quart. Le bateau tangue, il fait froid. Vive les cirés.

11:55 UTC
Vitesse du bateau: 7 nœuds
Vitesse du vent: 30 nœuds
Empannage. Vagues de quatre mètres.
Âge de la capitaine: 52 ans
Âge moyen de l'équipage: 52 ans
Cap sur le Vert.

C'est intéressant: une dynamique propre à chaque binôme se développe quand nous sommes de quart. Avec Nicole, je regarde les étoiles, nous parlons voile et montagne. Avec Carine, nous discutons des choses de la vie. Carine est la gentillesse et la douceur incarnées. Hier matin, avec Stéphane, nous étions assises au poste de pilotage, épaule contre épaule, en silence. Puis nous avons bavardé et ri aux éclats. Je n'ai pas encore eu l'occasion de faire un quart avec Nadège. Avec Francesca, nous avons évoqué des reportages intéressants et des sujets sérieux. Chaque échange est un cadeau.

Pendant les repas, en général au petit déjeuner, nous abordons des questions philosophiques. Il arrive fréquemment que nous soyons interrompues par un: «Le pilote a décroché!» Aussitôt, l'une de nous, souvent Muriel, se précipite au poste de pilotage pour réenclencher le système. Je commence à bien interpréter les mouvements du bateau qui s'impriment dans mon corps. Quand je le sens dévier de sa trajectoire, je peux aussi lancer l'alarme.

Hier, pour la première fois, petit coup de cafard... J'ai pensé à ma fille Aline et ressorti le gri-gri qu'elle m'a offert avant notre départ: une pierre de Saint-Luc (dans le canton du Valais en Suisse) pour me rappeler la terre ferme. Et j'ai relu le courriel de mon fils Olivier, reçu grâce à la liaison satellite. Cela m'a réchauffé le cœur.

Avec les autres membres de l'équipage, nous avons convenu de ne pas envoyer plus d'un message tous les cinq jours à nos proches. Une adresse e-mail au nom du bateau a été créée spécialement pour communiquer avec certains sponsors et nos familles.

Jour après jour, je prends conscience à quel point j'ai besoin de maintenir un lien avec la terre, contrairement à d'autres, pour qui l'éloignement est moins difficile. Je suis heureuse d'être en charge de la communication, car je peux échanger des textos et des messages WhatsApp avec Aurélia.

Surtout, ces nouvelles qu'on envoie régulièrement permettent aux nombreuses personnes qui traversent la maladie de s'évader un peu. Certaines l'ont exprimé sur les réseaux sociaux. Il nous tient à cœur de témoigner qu'après un cancer, nous ne sommes pas « des survivantes », comme les statistiques nous nomment, mais bien des vivantes qui savourent chaque instant qui nous est donné de vivre comme un cadeau.

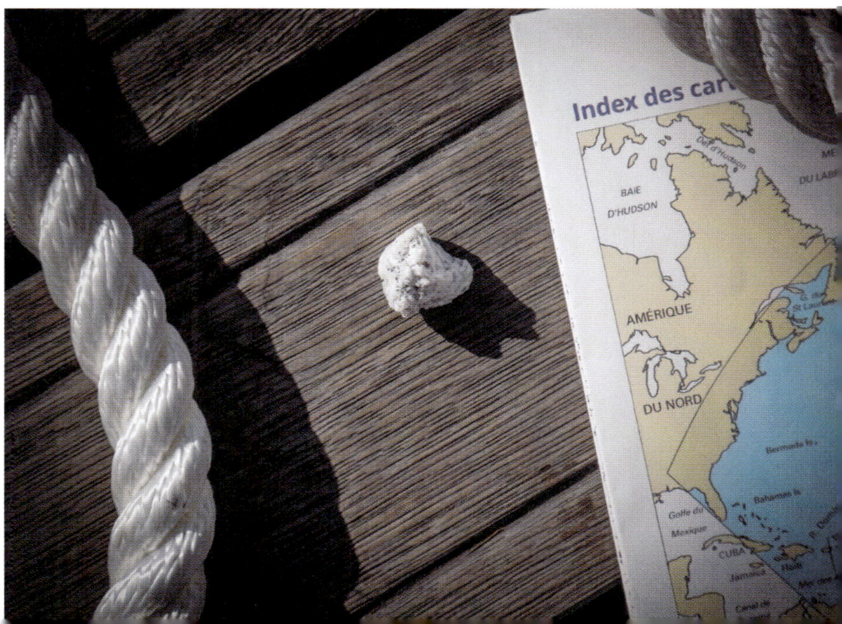

Gri-gri, pierre de Saint-Luc

© Germain Arias-Schreiber

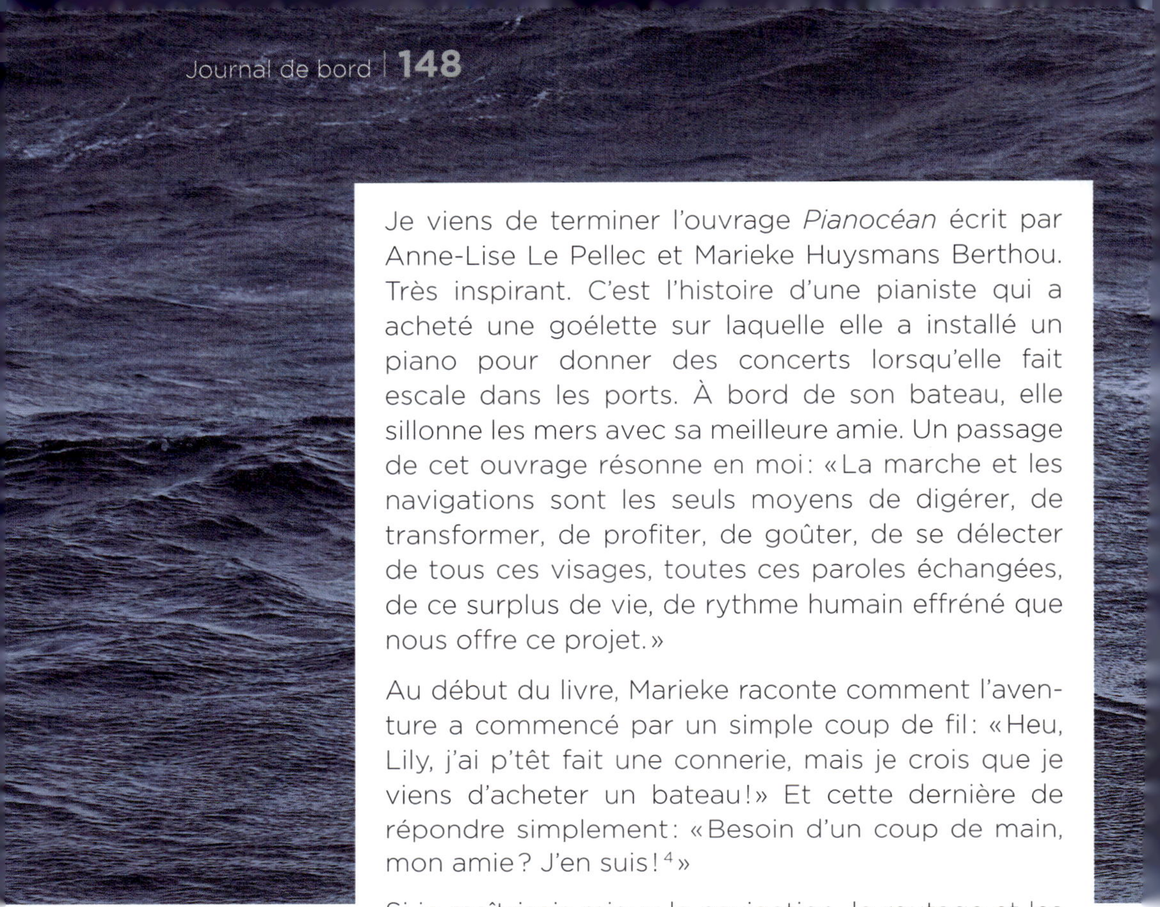

Je viens de terminer l'ouvrage *Pianocéan* écrit par Anne-Lise Le Pellec et Marieke Huysmans Berthou. Très inspirant. C'est l'histoire d'une pianiste qui a acheté une goélette sur laquelle elle a installé un piano pour donner des concerts lorsqu'elle fait escale dans les ports. À bord de son bateau, elle sillonne les mers avec sa meilleure amie. Un passage de cet ouvrage résonne en moi: «La marche et les navigations sont les seuls moyens de digérer, de transformer, de profiter, de goûter, de se délecter de tous ces visages, toutes ces paroles échangées, de ce surplus de vie, de rythme humain effréné que nous offre ce projet.»

Au début du livre, Marieke raconte comment l'aventure a commencé par un simple coup de fil: «Heu, Lily, j'ai p'têt fait une connerie, mais je crois que je viens d'acheter un bateau!» Et cette dernière de répondre simplement: «Besoin d'un coup de main, mon amie? J'en suis![4]»

Si je maîtrisais mieux la navigation, le routage et les manœuvres dans les ports, j'aurais presque l'audace de me lancer dans ce type d'aventure, tellement j'aime la vie à bord. Je me demande si mon homme réfléchit à notre avenir, notre retraite qui s'annonce prochainement. Peut-être qu'un jour je lui lancerai: «J'ai acheté un bateau, tu me suis dans le Grand Nord?»

---

4 Anne-Lise Le Pellec, Marieke Huysmans-Berthou, *Pianocéan,* Glénat, 2019.

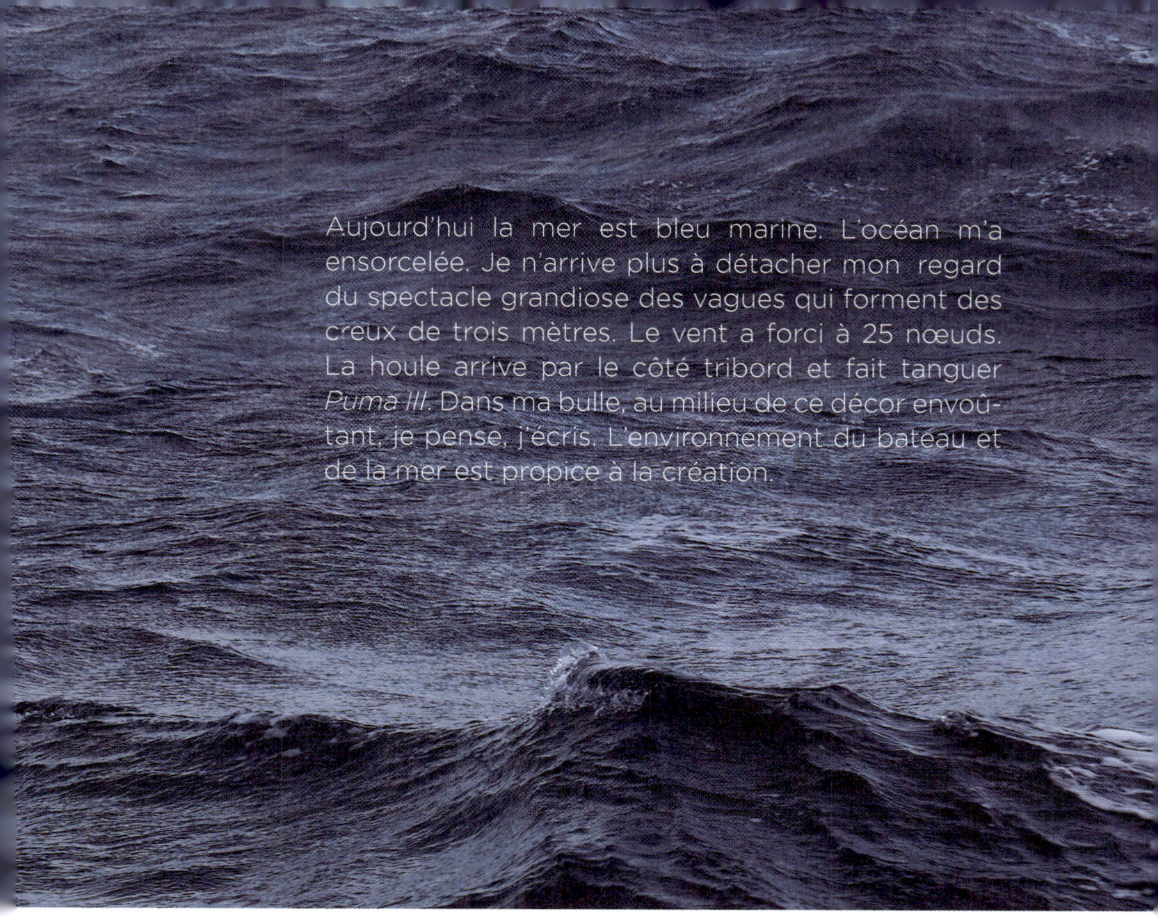
Aujourd'hui la mer est bleu marine. L'océan m'a ensorcelée. Je n'arrive plus à détacher mon regard du spectacle grandiose des vagues qui forment des creux de trois mètres. Le vent a forci à 25 nœuds. La houle arrive par le côté tribord et fait tanguer *Puma III*. Dans ma bulle, au milieu de ce décor envoûtant, je pense, j'écris. L'environnement du bateau et de la mer est propice à la création.

© Elisabeth Thorens-Gaud

Nous n'avons pas encore vraiment commencé la «grande traversée», celle de l'Atlantique, et déjà il s'est créé une dynamique assez fluide au sein de l'équipage de r'Ose Transat. Nous sommes toutes très respectueuses les unes des autres. Chacune prend sa place petit à petit. Nicole, par exemple, a besoin que le bateau soit rangé pour se sentir bien. Grâce à son sens de l'organisation, la vie à bord est plus facile. Stéphane, Francesca et Nadège, notre trio de cheffes, élaborent chaque jour une recette originale. Muriel, Caroline, Carine et moi prenons parfois le relais. Mais la plupart du temps, nous nous occupons de la vaisselle et d'autres tâches ménagères.

Il faut aussi gérer les imprévus et les impératifs liés à la navigation proprement dite: sauter sur le pont pour prendre un ris, réenclencher le pilote automatique, régler les voiles. Mais dans l'ensemble, nous faisons assez peu de manœuvres. Nous veillons aussi les unes sur les autres. Stéphane m'a fait les gros yeux cet après-midi, lorsque je me suis déplacée sur le pont sans m'attacher pour jeter du papier par-dessus bord. Car oui, même si cela nous a surprises au départ, nous lançons une grande partie de nos déchets recyclables à la mer. Pour cela, nous nous référons à la Convention internationale pour la prévention de la pollution par les navires (MARPOL), établie par l'Organisation maritime internationale (OMI). Muriel nous a fait signer un document avant notre départ.

Les bouteilles en PET, les plastiques et les autres matériaux non recyclables sont déposés dans des sacs poubelles rangés dans les coffres avant.

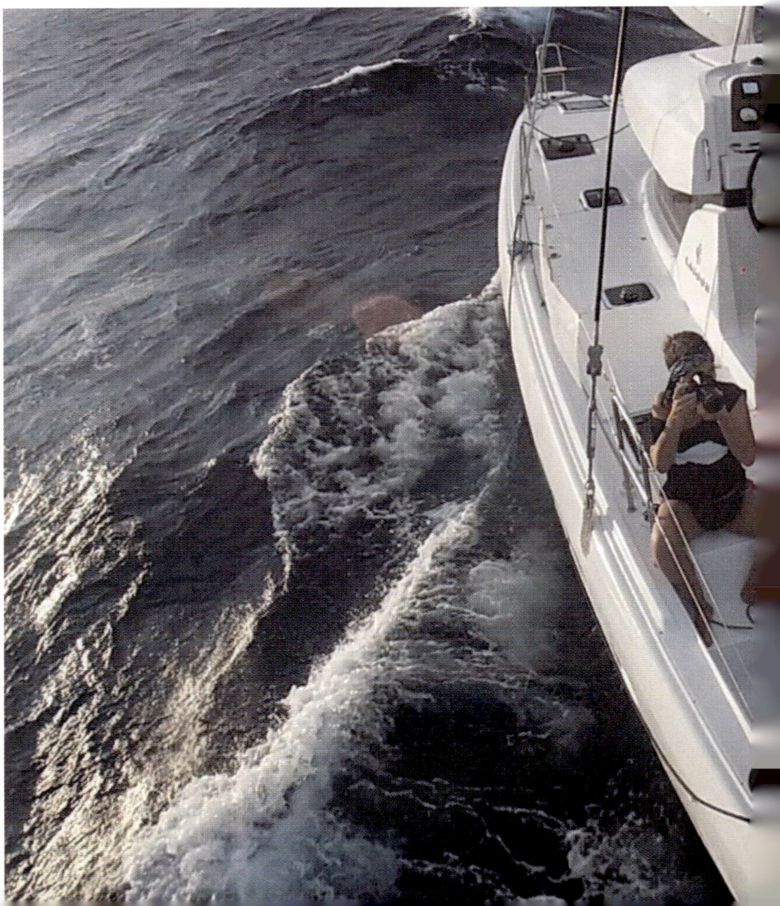

La vie en condensé

r’Ose Transat,
C’est un projet
Mené à un rythme effréné.
Rencontres intenses, émotions fortes,
Qui collent à mon tempérament.
Un projet
Qui satisfait ma nature curieuse.
r’Ose Transat,
C’est la vie en condensé.

© Nicole Strub

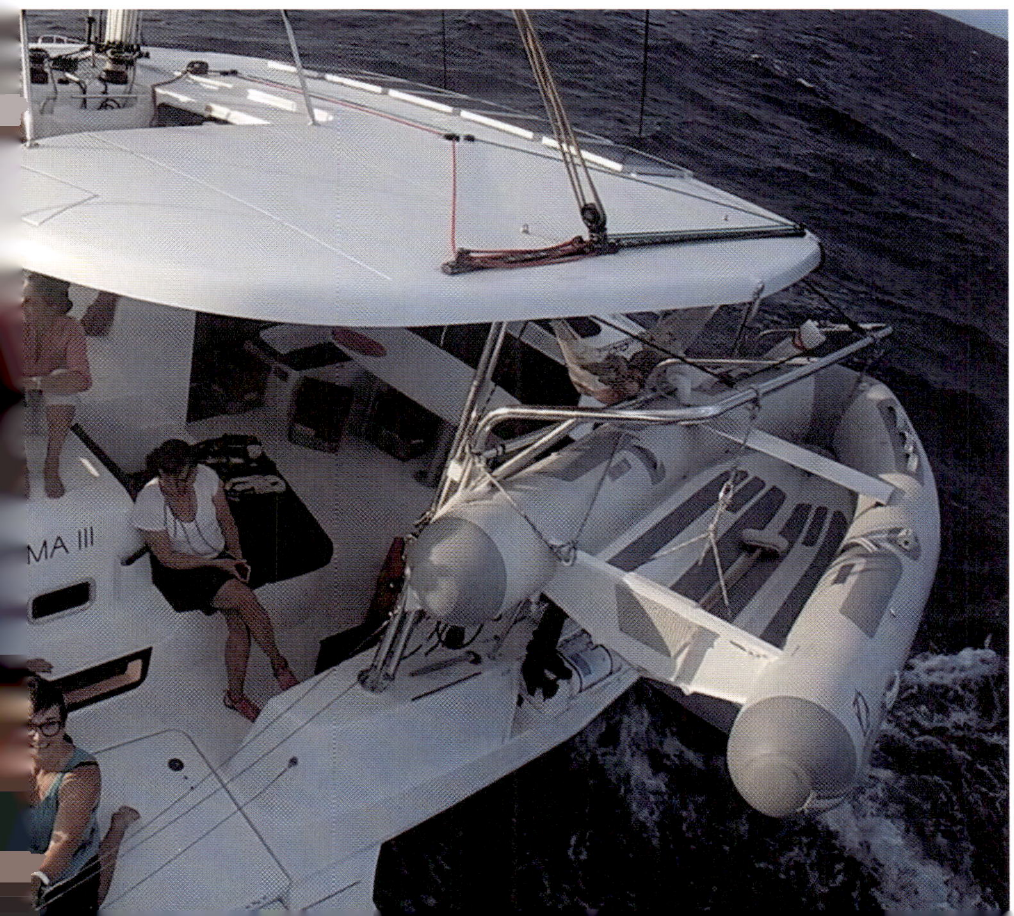

Dimanche 10 novembre 2019

02:00 UTC
Vitesse maximale du bateau: 14,5 nœuds
Vitesse du vent: 27 nœuds
Toujours 2 ris et foc à 70%.
Il reste 170 milles jusqu'au Cap-Vert.
Notre ETA[4] nous fait arriver dans la nuit.
On ralentit notre progression pour arriver au petit matin.

Avant de prendre mon quart, j'ai rêvé que je faisais du base jump. Certainement parce que nous sommes au milieu de l'océan, seules, sans aucun autre navire à l'horizon, avec, depuis hier soir, des rafales qui atteignent parfois 30 nœuds. C'est très impressionnant de voir filer *Puma III* sur les eaux noires. Maintenant, je saisis vraiment l'importance de NE PAS TOMBER À L'EAU. Surtout la nuit. Si l'une de nous chutait, elle pourrait déclencher sa balise de secours. Nous portons en permanence une banane qui renferme des sticks fluorescents, censés permettre aux secours de nous localiser, ainsi qu'une balise qui s'affiche sur le tableau de bord du bateau si elle est activée. «Il est interdit de tomber à l'eau», nous a répété à maintes reprises Muriel. En effet, ce dispositif de sécurité ne garantit pas d'être repêchée en cas d'accident. Il faudrait que l'équipage manœuvre dans une mer très formée, par un vent bien installé. Or, une manœuvre de sauvetage requiert de l'entraînement et une force physique particulière. Sauveteur en mer est un métier à part entière.

La nuit dernière, en faisant ma ronde sur le pont arrière, après m'être accrochée à la ligne de vie, je me disais que l'existence tenait à peu de choses.

---

[5] *Estimated time of arrival* ou «heure d'arrivée prévue».

Le mot de la skipper

La sécurité à bord

Voici, pêle-mêle, un aperçu des points auxquels il a fallu penser avant de se lancer dans la traversée de l'océan:

- *S'équiper d'un GPS et d'un téléphone satellite de secours, avec suffisamment de piles en réserve et des cartes papier (la technologie peut tomber en panne).*
- *Prévoir une balise de positionnement en cas d'avarie majeure ou d'accident grave, pour être retrouvées.*
- *Se munir d'une pince pour couper les haubans et l'étai afin de libérer le mât en cas de casse et l'empêcher de trouer la coque.*
- *Prévoir suffisamment de nourriture et de boissons, car en cas d'avarie, la traversée peut durer plus que prévu.*
- *Rédiger une fiche de sécurité, à portée de main dans la table à carte, avec toutes les indications nécessaires pour que l'équipage puisse prendre le relais au cas où il me serait arrivé quelque chose.*

Et voilà ce à quoi j'ai été attentive pendant toute la durée de la traversée:

- *Contrôler que l'équipage porte en permanence sa «banane» autour de la taille, qui contient un émetteur en cas de chute dans l'eau et des bâtons lumineux permettant de repérer une personne à l'eau lors des recherches.*
- *Instaurer l'obligation de porter son gilet pendant les quarts de nuit et de s'attacher à la ligne de vie, quitte à assouplir les consignes quand les conditions le permettent et au fur et à mesure que l'équipage s'habitue au roulis du catamaran.*
- *Faire comprendre à l'équipage qu'il faut communiquer en permanence, car des petits détails qui pourraient paraître anodins peuvent avoir de l'importance. Par exemple, un jour, une équipière a décidé d'éteindre une pompe de cale trop bruyante à son goût, sans réaliser que si celle-ci fonctionnait, c'est qu'elle était justement en train d'évacuer l'eau au fond du bateau.*

Leçon de sécurité

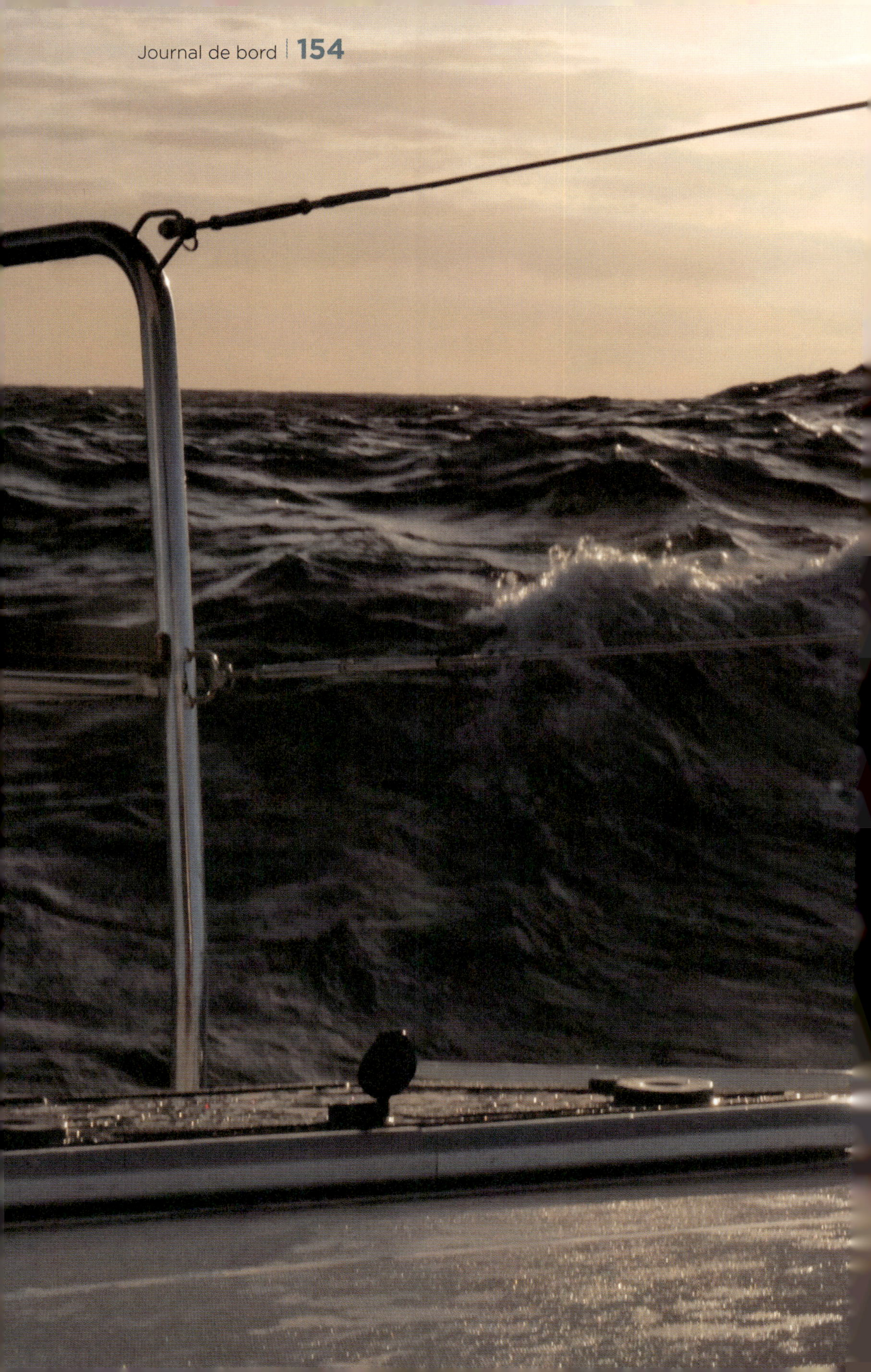

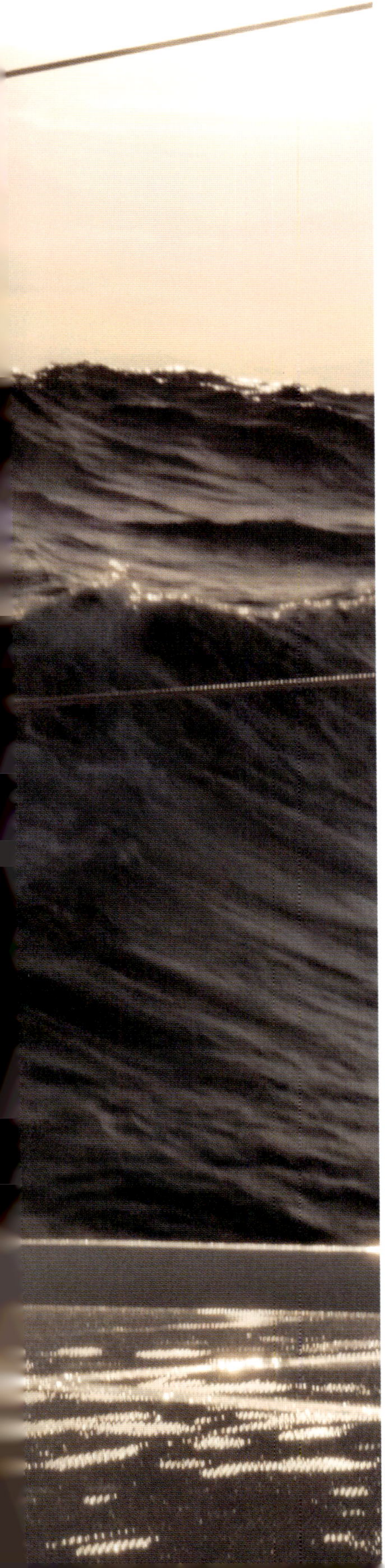

Nous nous habituons progressivement aux changements d'allure du voilier et parvenons de mieux en mieux à adapter notre rythme à celui de la mer et du vent. Actuellement, la houle est très formée, avec des creux de quatre mètres. Cela commence à être fatigant. Le bateau tangue, roule. Les vagues viennent se briser sur la coque dans un vacarme inquiétant. Parfois, une déferlante emmène *Puma III* dans un surf impressionnant. Assise à l'avant du bateau, sur les coffres, on peut sentir la coque travailler. C'est la force de l'océan, des éléments.

Nous avons simplifié nos menus dont la préparation est devenue un peu acrobatique. Tout comme notre voilier, la vaisselle et les casseroles ont tendance à swinguer.

Avec la fatigue et la météo, hier, les premières tensions se sont fait sentir. Mais comme tout l'équipage souhaite vivre cette croisière le mieux possible, en maintenant l'esprit positif qui règne à bord depuis le départ, chacune s'est investie pour les dépasser.

Nos huit personnalités sont bien différentes. Entre celles qui ont besoin d'un cadre clair et celles qui sont plus «olé-olé», comment faire pour que chacune trouve sa place et s'y sente bien? Le repas de midi a été l'occasion d'une mise au point un peu houleuse.

06:30 UTC
Vitesse du bateau: 16 nœuds
Vitesse du vent: 28 nœuds

09:00 UTC
Changement de l'heure de bord pour suivre les fuseaux horaires.
On passe en UTC-1.
On croise un banc de dauphins, magique.

© Caroline Ackermann

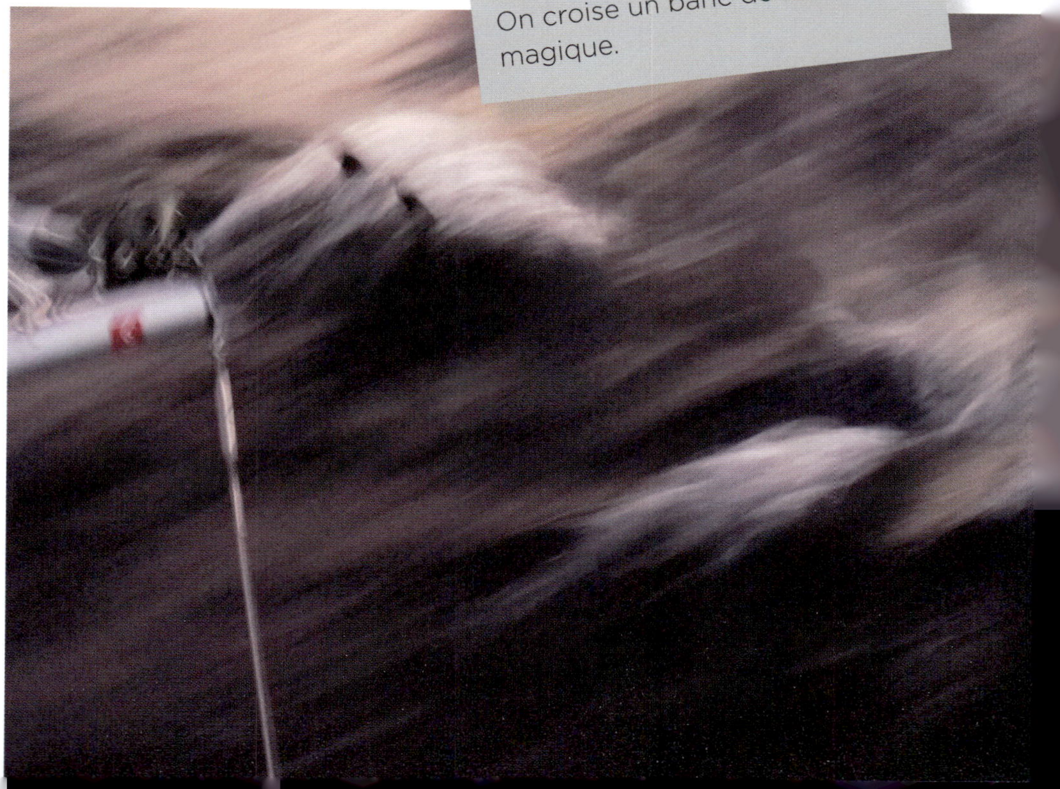

Les vagues

Aujourd'hui,
Pour calmer mon esprit,
J'ai regardé les vagues.
Pour m'évader,
Loin des tensions.
Pour évacuer la colère,
Qui commence à m'envahir.
Ne plus penser,
Juste ressentir le mouvement de l'eau,
Sous l'étrave du bateau.
Regarder
L'écume se former,
Sur le bleu des vagues.
Et regarder
Un oiseau qui s'envole.
Ne plus penser,
Juste ressentir.
L'instant présent,
L'instant qui apaise mon esprit.

Cet après-midi, en vue de notre arrivée au Cap-Vert, Muriel a organisé un petit atelier « nœuds d'amarrage » dans le cockpit. Il faut dire que *Puma III* est un catamaran assez lourd et pas facile à manœuvrer dans les ports. Il est impératif que nous soyons toutes au point pour lancer les amarres correctement, faire les nœuds de taquet et accrocher les pare-battages avec des nœuds de cabestan ou d'alouette sécurisés par deux demi-clés.

Je me réjouis de pouvoir appeler ma famille dans quelques heures.

Lundi 11 novembre 2019

00:00 UTC-1
Encore 25 milles jusqu'au waypoint.
À la relève du quart, « couac » avec la nouvelle heure à bord ☺.
Le bateau est sous-toilé, mais c'est ok en attendant le lever du jour.

04:00 UTC-1
Terre!!!!

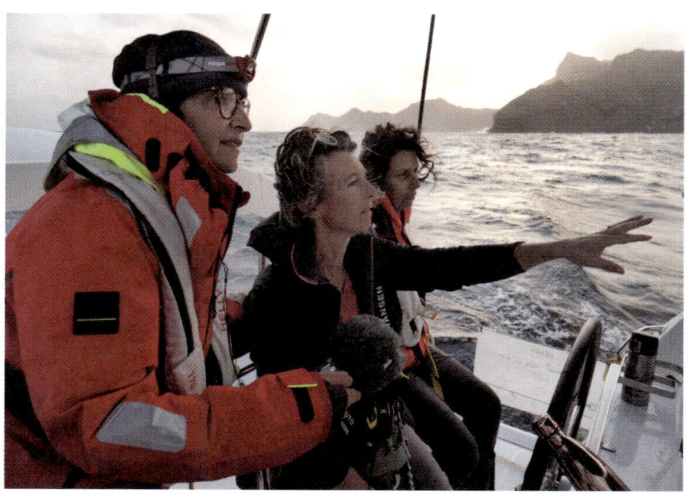

Arrivée au port de Mindelo

L'excitation est à son comble. La nuit a été pénible car la houle était importante. L'idée de pouvoir bientôt mettre pied à terre nous réjouit presque toutes, à l'exception de Carine qui regrette déjà notre microcosme.

07:45 UTC-1
Amarrage à la pompe à gasoil pour faire le plein.
En face du bateau *Hugo Boss*.

Pendant que nous faisons le plein, nous avons pour voisin, sur l'estacade d'à côté, le bateau *Hugo Boss*, celui d'Alex Thomson, une star mondiale de la voile. Le sportif a dû interrompre la course Jacques Vabre à laquelle il participait, à cause d'une collision malheureuse avec un container.

09:00 UTC-1
Amarrage au ponton visiteurs.
Pour obtenir une bonne place et nous faire aider, Muriel a usé d'un stratagème en prétendant qu'elle était mauvaise à la manœuvre.

L'arrivée à la marina de Mindelo, à São Vicente, n'est pas de tout repos:

Nettoyage de la coque et de l'intérieur du bateau, lessives, inventaire de la nourriture, formalités douanières. Huit heures après notre arrivée, nous posons enfin pied à terre pour aller prendre une douche salutaire.

Nous sommes toutes d'excellente humeur. Quel bonheur d'être au Cap-Vert. La marina de Mindelo est très animée. La plupart de nos voisins de pontons ont fait escale comme nous avant de repartir pour la seconde étape de la traversée de l'océan Atlantique.

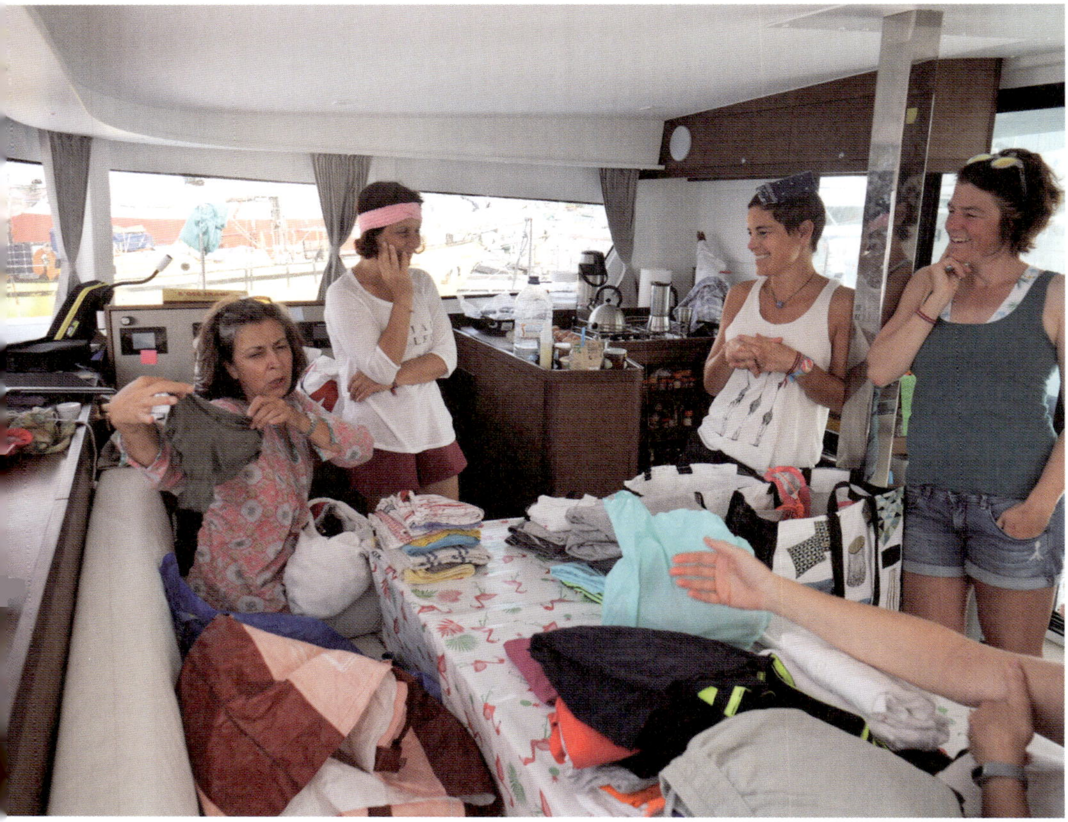

Tri et distribution de sous-vêtements après la lessive

Dans l'après-midi, Muriel monte au mât pour comprendre ce qui s'est passé avec la drisse de gennaker. Je suis impressionnée par l'aisance de mon amie. La drisse s'est rompue suite à un frottement, il va falloir la remplacer. Stéphane et Francesca se rendent au magasin d'accastillage pour en acheter une nouvelle. Pendant que Muriel s'affairait en haut du mât, Nadège et moi en avons profité pour filmer un nouveau tuto.

Peut-être que ce petit film encouragera d'autres femmes à oser se lancer dans des projets de navigation.

Isabelle Joschke, une excellente navigatrice en solitaire se préparant pour le Vendée Globe 2020, qui est aussi une des plus grandes ambassadrices de l'égalité femmes-hommes à travers son projet Voile MACSF et l'association Horizon Mixité, a affirmé dans une interview qu'elle a donnée pour r'Ose Transat :

« Les femmes qui naviguent ne sont pas assez nombreuses. La navigation c'est fait pour tout le monde, c'est vraiment un chouette sport. Il faut un petit peu de courage pour se lancer, on a l'impression que c'est physique, que les hommes ne vont pas laisser la place aux femmes... Tout ça, ce sont plutôt des croyances. Je pense qu'il faut dépasser ces impressions et oser y aller. »

Avant d'aller dîner le soir avec mes amies, je passe un long moment à discuter avec Aline et Olivier, mes enfants, qui mangent ce soir avec leur père. Cela me fait chaud au cœur.

r'Ose Transat, 5 questions à Isabelle Joschke

Monter au mât

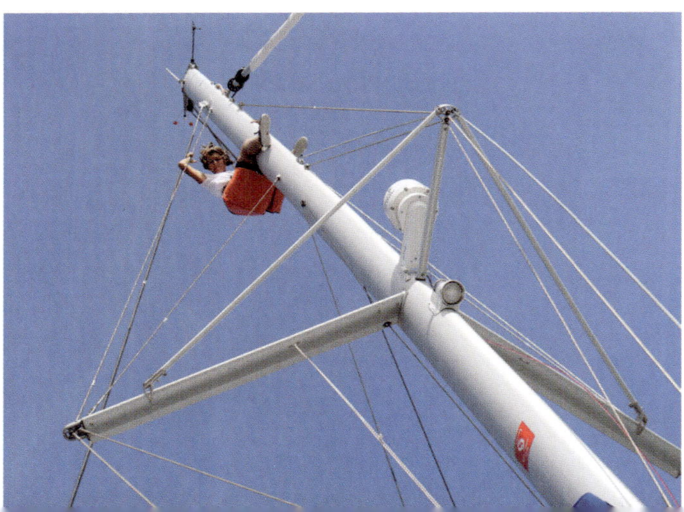

Mardi 12 novembre 2019

00:00 UTC-1

J'ouvre les yeux à 3 heures du matin, réveillée par un fulgurant besoin d'écrire. Surtout, ne pas laisser s'envoler mes pensées. J'allume ma lampe frontale, prends mon carnet et mon stylo, toujours à portée de main dans l'équipet, en essayant de faire le moins de bruit possible pour ne pas réveiller Stéphane. J'épie sa respiration. Mince... Gentiment, avant de replonger dans son sommeil, elle me souffle: « C'est bon Eli, tu ne me déranges pas. » Quelle chance d'avoir une voisine si conciliante.

Je repense à notre dernière semaine à bord. En compagnie de cet équipage féminin, j'ai le sentiment agréable et presque grisant de vivre pleinement ma vie. Quand elle se sentait bien, ma sœur Anne, trop tôt disparue, disait: « J'ai la JDV. » La Joie De Vivre. Moi aussi j'ai la JDV, là sur l'océan.

5:00 UTC-1

J'ai refait le même rêve: j'emmène cinq élèves pour une excursion en montagne. Nous marchons sur une pente raide. Soudain, pour je ne sais plus quelle raison, je dois les laisser, rebrousser chemin pour retourner à la maison. Arrivée chez moi, je réalise qu'elles sont en danger, que je les ai toutes abandonnées. Impossible d'appeler les secours, je n'ai plus de téléphone.

Puis je me suis réveillée, dans ma cabine, soulagée de réaliser que c'était de nouveau ce mauvais songe. Les jours et les nuits de navigation, sans apercevoir aucun autre bateau au milieu du bleu infini de l'océan, ont visiblement marqué mon inconscient.

13:00 UTC-1

Ce matin, nous nous sommes installées sur la digue principale pour replier notre gennaker correctement afin de le remettre à poste plus facilement.

Quand un groupe de marins s'est approché pour nous aider, Muriel s'est interposée, avec une pointe de fierté : « C'est moi la skipper, tout est sous contrôle. »

Puis, nous voilà reparties pour LA grande traversée.

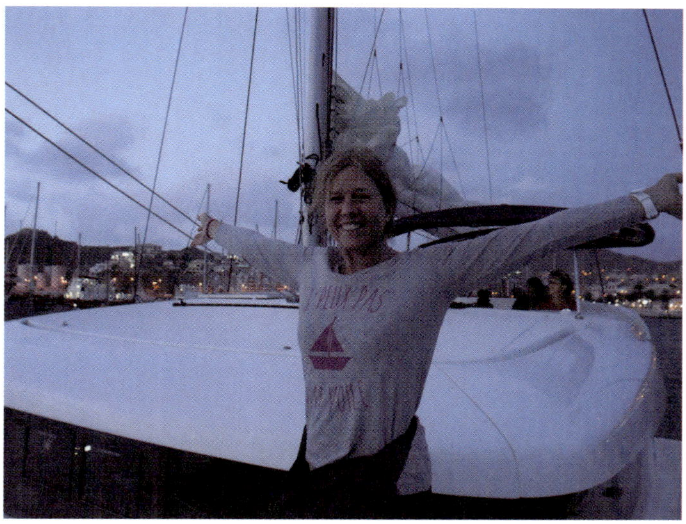

© Caroline Ackermann

19:00 UTC-1
Voiles réglées à 150 degrés du vent (grand largue).
Pleine lune.
Départ pour la traversée de l'Atlantique.

21:15 UTC-1
On croise le phare de Santo Antão.

22:00 UTC-1
On est déventées par l'île.
On enroule le foc et on enclenche le moteur bâbord pour la nuit.

Mercredi 13 novembre 2019

06:45 UTC-1
Vitesse du bateau: 7 nœuds
Vitesse du vent: 24 nœuds
Le soleil se lève.

Je prends le premier quart de la journée et rejoins Nicole sur le pont.

La nuit a été agitée, avec une mer formée par des creux de trois mètres. Point d'euphorie ce matin en ce qui me concerne. Je me demande même ce que je fais à bord. Quelle idée cette transat! Pourquoi n'ai-je pas choisi une formule qui aurait permis de descendre à terre tous les deux ou trois jours par exemple?

En quittant le port de Mindelo hier soir, j'avais le cœur gros. Certaines des filles étaient toutes contentes de lever l'ancre. Mais moi j'avais un peu de vague à l'âme. Les paroles de la chanson d'Hugues Aufray, *Santiano*, résonnaient en moi: « Je pars pour de longs mois en laissant Margot, hisse et ho, Santiano – d'y penser j'avais le cœur gros en doublant les feux de Saint-Malo. »

© Elisabeth Thorens-Gaud

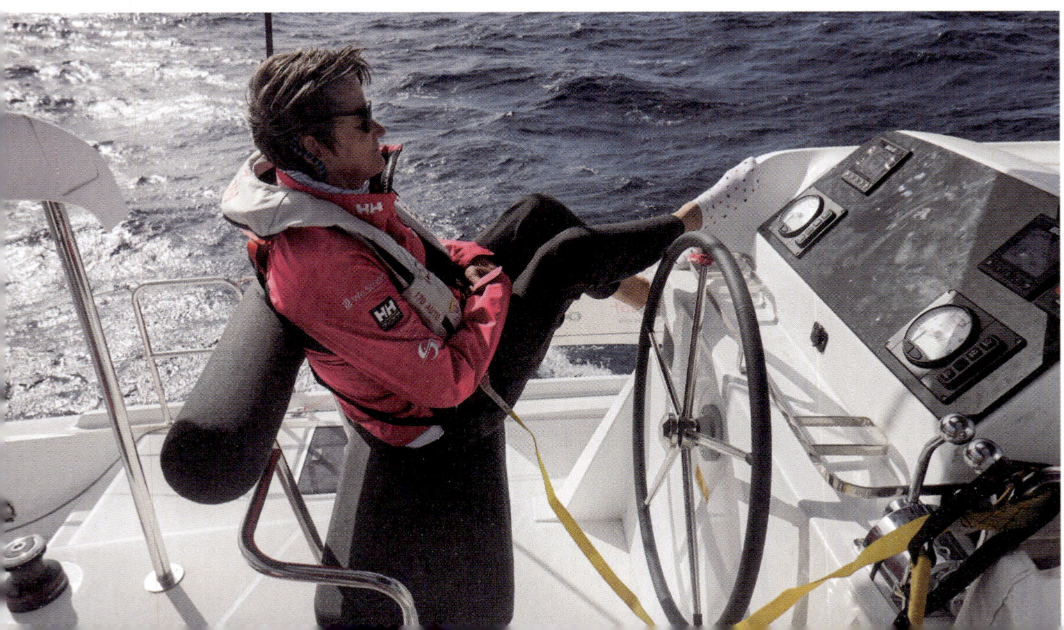

12:00 UTC-1
On secoue 2 ris, le vent faiblit.

Me voilà déjà toute requinquée par une discussion avec Muriel et Caroline. Mon blues s'est envolé. C'est ça la vie à bord, vivre les émotions de la vie en concentré. Comme ressentir le manque des siens et être en même temps contente de ressentir ce manque. Ce manque qui nous fait réaliser combien l'amour que nous portons à nos proches est précieux.

r'Ose Transat est un voyage initiatique, c'est bien ce que je recherchais. Je suis à nouveau contente de voguer sur *Puma III* avec mes compagnes d'odyssée pour ressentir les vagues qui m'habitent, partager avec mes amies et me sentir bien vivante.

© Caroline Ackermann

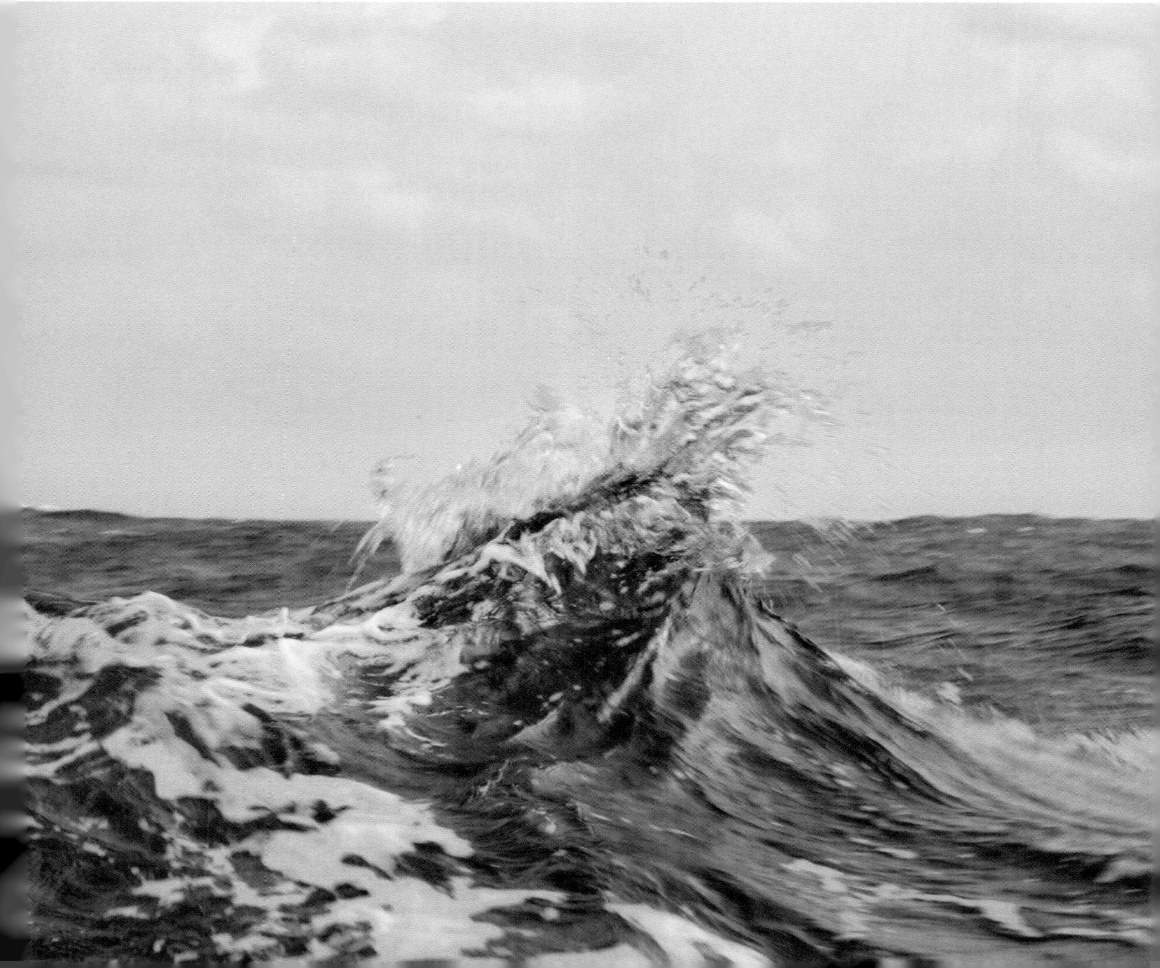

Jeudi 14 novembre 2019

11:10 UTC-1
Vitesse du bateau: 7 nœuds
Vitesse du vent: 16 nœuds
Le vent a faibli.
Magnifique manœuvre de groupe pour hisser le gennaker.

Envoi du gennaker

La houle a beaucoup diminué. La glisse est donc plus confortable, car nous surfons sur les vagues. Hier soir, nous avons passé une soirée formidable en dansant sans retenue. C'est la meilleure manière que nous avons trouvée pour nous défouler.

Après la séquence «disco», le moment des quarts est venu. Carine et Stéphane, qui se sentent le plus à l'aise à la barre, ont souhaité faire leur tournus seules. Comme Muriel a intégré la rotation, Francesca et moi-même avons pu prendre congé et dormir d'une traite.

À peine deux jours après notre départ, nous avons repris notre rythme «microcosmique», un peu plus calme que pendant la première semaine.

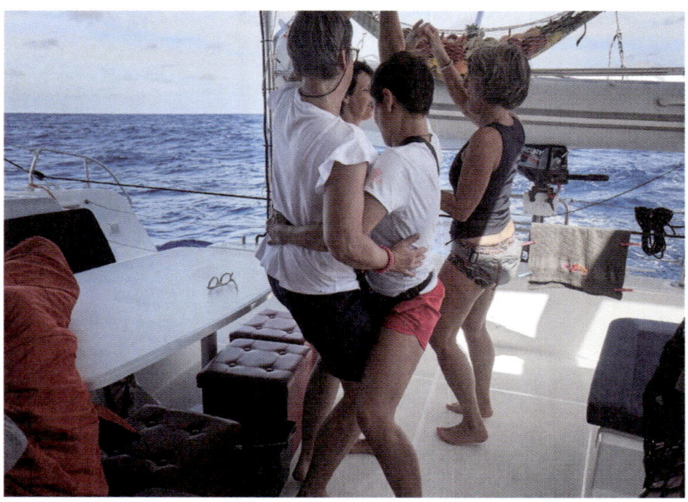

© Elisabeth Thorens-Gaud

Il y a moins d'effervescence autour de la communication, car nous avons mis en place un cadre pour ne pas devoir consacrer la journée à cette tâche. L'envoi des fichiers vidéo et audio peut durer des heures, à attendre le passage d'un satellite au-dessus de nos têtes pour établir une connexion.

Nos proches à terre comptent sur les nouvelles du bord que nous expédions quotidiennement à Aurélia et qu'elle diffuse ensuite sur nos canaux de conversation. Savoir qu'ils suivent notre balise me réchauffe le cœur. Hier soir, vent de panique, cette dernière n'émettait plus qu'un signal faible. Bernard m'a envoyé un mail pour me le signaler.

Avant le repas de midi, nous avons lu les unes aux autres les textes que nous avons rédigés pour Heidi.news, notre partenaire média. Un moment très émouvant. J'ai découvert que, comme moi, Stéphane est un peu nostalgique. Sa famille lui manque:

« Cette nuit, j'ai pris un quart en solitaire. J'ai imaginé ce que pouvaient ressentir les navigateurs sur cette immensité d'eau et sous ce ciel étoilé. Seuls avec leur bateau et les éléments. Je peux comprendre qu'ils tombent définitivement amoureux de ces instants de grande plénitude. Mais il n'y a aucun risque que cela m'arrive. Je pense à ceux qui sont à terre, et j'ai hâte de les retrouver. Mon unique regret, c'est qu'ils ne soient pas avec moi pour partager ces si beaux moments de navigation.

Je réalise à quel point mon bonheur ne peut être solitaire, car il se nourrit de celui, et de ceux que j'aime. Inutile de courir le monde, je sais maintenant comment être totalement heureuse. »

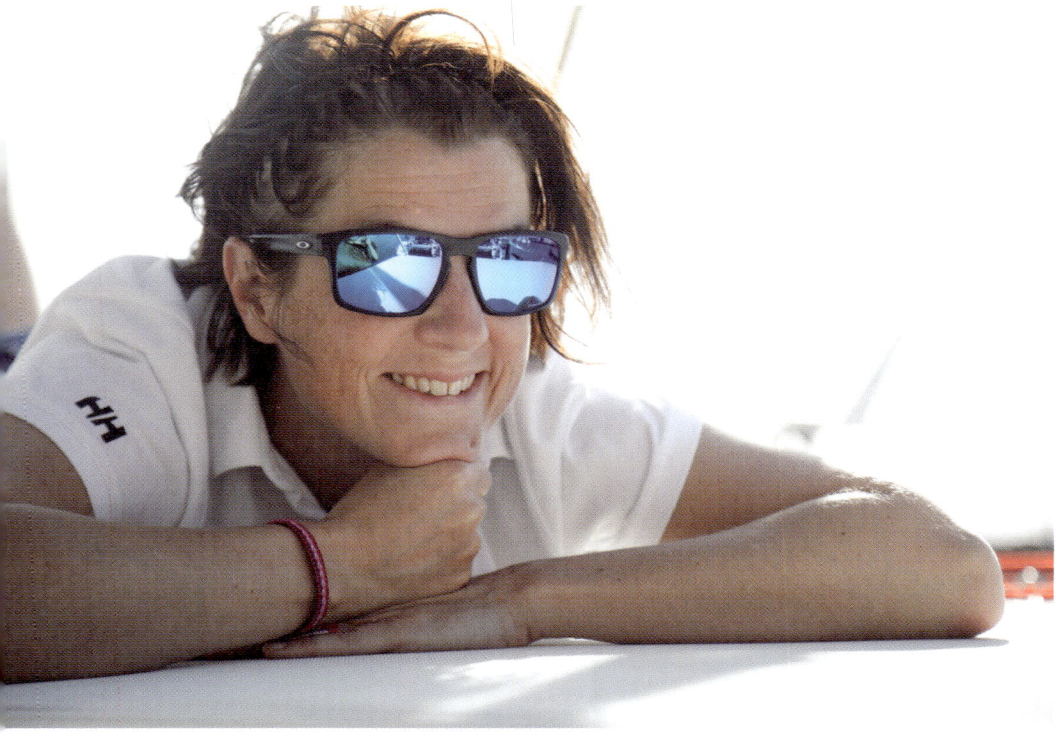

© Germain Arias-Schreiber

Carine, une des plus pudiques et secrètes d'entre nous, m'a demandé de lire son texte à haute voix. Lequel nous a toutes beaucoup émues. Elle a à cœur de «préserver le microcosme». En fait, j'ai observé que Carine veille sur chacune d'entre nous, avec bienveillance, discrètement. Cela me touche énormément.

«Je suis par nature une âme solitaire, qui se laisse rarement embarquer par la nostalgie. J'aime le grand large, l'immensité et l'authenticité qui s'en dégage. J'ai accepté de monter à bord en toute connaissance de cause, curieuse de l'exercice qui impose du recul avec sa vie et son quotidien, parce que la distance physique me permet de nuancer mes émotions ou ressentis. Ainsi, cette étape ne devrait pas ou peu me perturber, mais je m'inquiète pour certaines de mes coéquipières. C'est aussi ça, préserver le microcosme, prendre soin les unes des autres.»

Ce matin, Muriel et Stéphane ont tiré deux lignes de pêche. Les poissons se méfient-ils ou les fonds des océans se vident-ils de leur faune ? Jusqu'à présent, nous sommes restées bredouilles.

Les quelques tensions avant l'arrivée au Cap-Vert ont presque disparu.

Le temps d'écrire ces lignes, il est déjà 16 heures, l'heure d'aller sur le pont pour lire quelques pages. Nadège a amené à bord *Les dix petites anarchistes* de Daniel de Roulet[6]. L'histoire vraie de dix jeunes femmes, parties de Saint-Imier avec leurs enfants pour rejoindre la Patagonie afin d'y créer une communauté où l'anarchie régnerait à l'état pur. Un récit qui résonne en chacune des équipières de r'Ose Transat évidemment.

Saudade

Parfois,
La *saudade* me rattrape.
C'est dur
De ne pas partager
La beauté qui nous entoure,
Et l'âme de l'océan,
Avec ceux qu'on aime.

---

6 Daniel de Roulet, *Les dix petites anarchistes,* Buchet-Chastel, 2018.

Vendredi 15 novembre 2019

07:30 UTC-1

Je viens de terminer mon quart, mais j'ai décidé de le prolonger de quelques minutes, car je ne souhaitais pas interrompre la belle discussion en cours avec Francesca et je voulais que Stéphane puisse rester quelques minutes de plus dans les bras de Morphée avant de prendre le relais.

Les quatre heures passées avec Carine et Francesca ont filé très vite. Sous le ciel étoilé, les conversations étaient plus intimes, plus complices. La nuit semble propice aux confidences.

Je vais me recoucher à 8h30. De retour sur le pont, après un petit somme, j'ai découvert avec joie que mes amies avaient laissé ma part de petit déjeuner de côté, du pain perdu et des pancakes accompagnés de beurre salé, tout cela préparé avec amour par Stéphane.

11:00 UTC-1
Le vent a forci
Vitesse du vent: 18 nœuds
Vitesse du bateau: 7 nœuds
Cabine tribord avant inondée.

La houle revient par notre tribord et c'est fatigant. Le mal de mer a effacé le joli sourire de mes compagnes. Malheureusement, nous n'avons pas pu envoyer le gennaker, qui permet de stabiliser le bateau.

Nous avons remarqué que les désagréments liés à une forte houle font émerger des tensions. Aujourd'hui, c'est le tour de notre skipper d'être « un peu énervée ». Nadège a oublié de fermer les hublots dans la cabine qu'elle partage avec Muriel. Leur lit et certaines de leurs affaires sont trempés. À cela s'ajoute le fait que, dans notre enthousiasme à vouloir cuisiner de bons plats et des gâteaux quotidiennement, nous avons mal géré notre consommation de gaz et l'avons gaspillé. Résultat, il va falloir être plus raisonnables si nous voulons avoir suffisamment de réserves pour faire bouillir de l'eau et préparer les repas pendant deux semaines. Pour couronner le tout, Caroline et moi avons mis trop d'eau dans la marmite à vapeur pour cuire quelques cuillères seulement de quinoa.

Ces petits incidents ont eu raison de la bonne humeur de Muriel. Nous la sentons agacée par nos actes un peu « irresponsables ». Mais avec son humour légendaire, qui permet de dédramatiser certaines situations, Caroline réussit à détendre l'atmosphère.

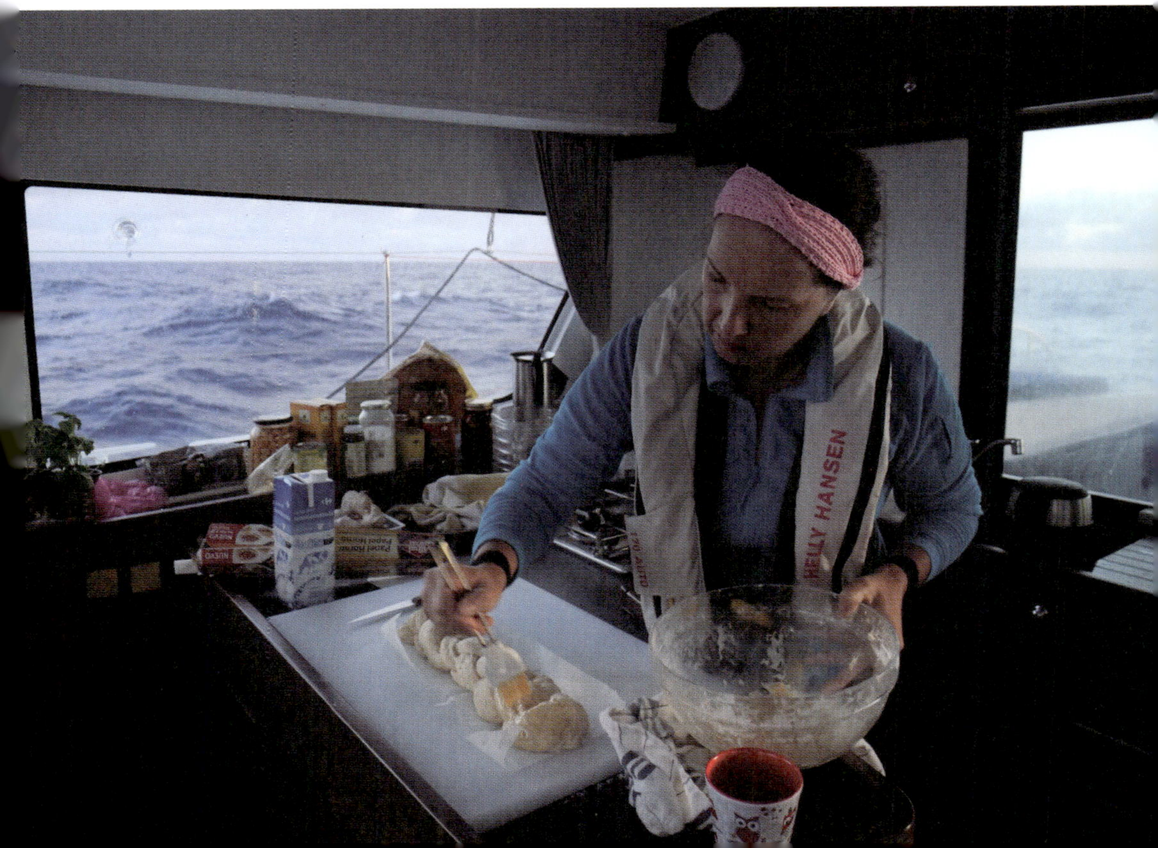

Après le repas, Stéphane et moi parlons de cette envie de rester connectées avec nos proches. Nous avons convenu avec l'équipage que tous les trois jours, celles qui le souhaitent pourraient envoyer un mail à leur famille via le téléphone satellite.

Muriel bénéficie d'un statut spécial, elle peut de temps à autre communiquer avec Hervé, son mari, ou Markus, le coach technique de r'Ose Transat, si elle a besoin de conseils pour la navigation ou pour résoudre un problème technique qu'elle ne veut pas partager avec nous pour ne pas nous inquiéter inutilement.

C'est intéressant de noter combien, dans ce domaine, les besoins des unes et des autres sont différents. Nicole l'a très bien exprimé, elle regrette de ne pas être plus dans un «huis clos». Personnellement, je n'ai aucune envie de l'être. J'aime garder le lien avec celles et ceux restés à terre.

En fin de journée, je me retire dans ma cabine pour écrire. Cette bulle est vitale. L'isolement est tout aussi important pour mes amies. Cela se fait naturellement. Chaque après-midi, après le repas, nous nous installons dans un des nombreux espaces disponibles sur *Puma III*. J'adore être sur l'eau, contempler les vagues quand je suis assise sur le pont avant. La terre ferme ne me manque pas.

Aujourd'hui Muriel, qui a plus d'un tour dans son sac, a trouvé un système ingénieux et sûr pour pomper l'eau nécessaire à la vaisselle. Nous descendons dans une des salles de bains avec un saut ou un récipient, débranchons le tuyau d'arrivée d'eau des toilettes et l'enfilons dans le container. Aussi simple que ça!

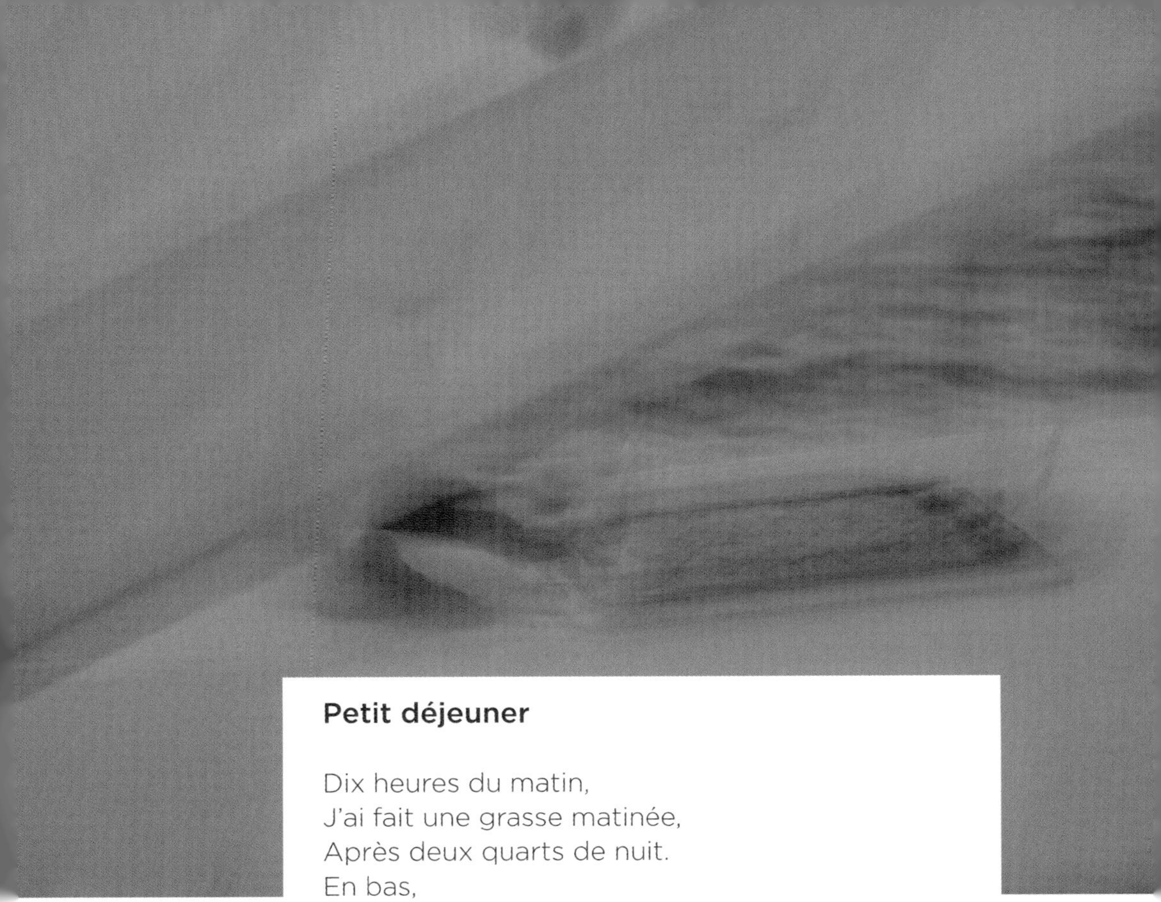

© Caroline Ackermann

Petit déjeuner

Dix heures du matin,
J'ai fait une grasse matinée,
Après deux quarts de nuit.
En bas,
Dans ma cabine,
J'entends mes amies rire.
Attirée par leur bonne humeur,
Je monte dans le carré.

Délicat et pâle,
Avec des nuages,
Le ciel attire mon regard.
Marine,
Le bleu de la mer,
Ravit mon regard.
Les conversations vont bon train,
Mes amies s'interrompent
Pour m'accueillir.
Avec un large sourire,
Et leur amour bienveillant.
Elles ont gardé
Du pain et de la confiture.
Plénitude et gratitude,
Bonjour la vie.
Je navigue, je navigue, je navigue,
Et je surfe sur le bonheur.

Samedi 16 novembre 2019

05:00 UTC-1

Hier, j'avais le vague à l'âme. Aujourd'hui, il s'est envolé.

Le bleu qui m'entoure, le mouvement de l'eau qui me berce et l'amour de mes amies me remplissent de grâce et de plénitude.

La nuit a été agitée, quelques grains ont traversé le ciel. Pas de quoi s'affoler. J'ai fait une partie de mes quarts avec Carine, qui a même eu la gentillesse de me laisser dormir un peu plus longtemps. Le hasard fait que nous nous retrouvons souvent ensemble. J'aime nos échanges profonds. La nuit leur donne un autre relief.

Lors de mon deuxième quart avec Caroline, nous avons parlé de sexualité après un cancer. Une manière de dédramatiser nos petites misères. Avec l'humour dont elle ne se défait jamais, Caroline m'a fait rire aux éclats, qui se sont envolés vers la voûte étoilée. C'était si bon.

13:45 UTC-1
Un requin ?

Pendant notre repas de midi, l'une d'entre nous s'est exclamée : « Un dauphin ! »

Mais, dans le cas présent, c'était plutôt un requin. Il nous a bien suivies pendant dix minutes. Certaines ont émis un instant l'idée de le chasser ; cela dépasse mon entendement. Heureusement, mes compagnes ne sont pas douées pour la pêche.

© r'Ose Transat

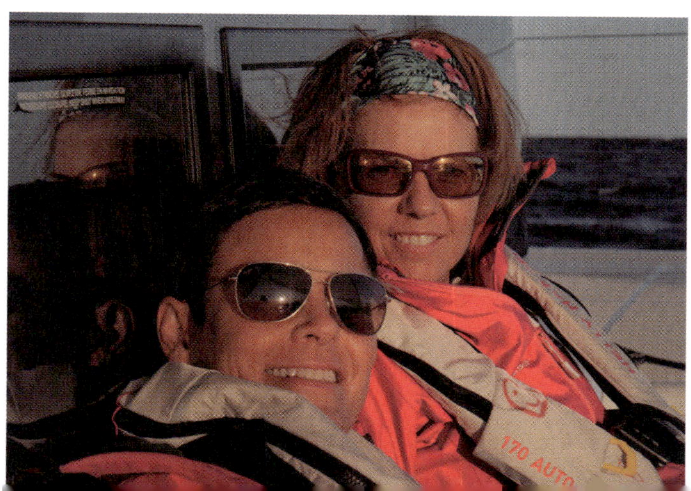

Dimanche 17 novembre 2019

09:00 UTC-1

Isolée sur ma couchette, je compte sur le calendrier combien de jours il reste avant de toucher la terre. Quelques tensions sont à nouveau palpables. Ce matin, au petit déjeuner, nous avons discuté de l'horaire des repas. Nous n'avons pas toutes les mêmes besoins. Muriel, par exemple, a imposé que toutes les huit nous soyons réunies pour manger ensemble à midi et le soir. Tout le monde l'approuve. Sauf moi. Mais je me tais et me rallie à la décision du groupe.

Jusqu'à présent, Stéphane, Francesca et Nadège avaient pris en main la confection des menus. Nous avons mangé sublimement bien. Je crois que nous avons toutes besoin d'avoir un peu plus de temps pour nous l'après-midi. Aussi, nous avons décidé que désormais, le repas de midi serait plus léger, afin que chacune puisse ensuite vaquer à ses occupations. Derrière ces discussions se cachent d'autres enjeux. Les échanges ont duré longtemps. Carine, qui est assez conciliante et facile à vivre, au bout d'un moment s'est exprimée: «Cette discussion est fatigante.» Elle avait raison.

10:46 UTC-1

Caroline, ayant besoin de faire de l'ordre à bord et aussi de se dépenser physiquement, a pris l'initiative de nettoyer énergiquement l'intérieur du bateau.

Puis, elle a proposé d'arrêter *Puma III* afin de faire notre toilette.

Voiles affalées, installées à tour de rôle sur la jupe arrière, pendant que Muriel nous versait des seaux d'eau de mer, nous nous sommes savonnées, puis rincées à l'eau douce avec nos sprays.

Aucune d'entre nous ne souffre de ce rationnement. On s'y habitue très rapidement. En fait, chacune a trouvé des astuces pour faire sa toilette de chat quotidienne.

14:00 UTC-2
On passe en UTC-2 pour se caler avec le nouveau fuseau horaire.
Un grain.
On enroule le gennaker et on nettoie le pont.

17:30 UTC-2
Un grain passe par-derrière.
Le vent a forci.
Vitesse du bateau: 8,5 nœuds
Vitesse du vent: 26 nœuds

J'aurais envie de pouvoir écrire ces quelques lignes, assise tranquille dans le cockpit silencieux, mais ce n'est pas possible. La musique y est bruyante, les places confortables sont déjà occupées. Je pourrais bien me rendre sur le pont avant du bateau, mais je ne veux pas courir le risque de mouiller mon ordinateur avec des embruns.

Je reste à l'intérieur, dans la cabine que je partage avec Stéphane. C'est l'unique endroit où je peux être seule.

Muriel m'a dit que j'étais comme un satellite, proche du groupe par moments, puis en orbite éloignée. C'est vrai. C'est ma nature. J'ai besoin de contacts, puis la solitude devient une urgence vitale. Quand le cadre est trop strict, j'étouffe. Je m'échappe dans une bulle. Jusqu'à aujourd'hui, j'ai adoré la vie à bord. Mais en ce moment précis, je voudrais naviguer seule.

Dormir et se relever à bord

J'étouffe

Coincée sur *Puma III*
J'étouffe.
Malgré l'immensité,
Vivre en communauté
Me prend de l'énergie.
Vivement qu'on arrive !

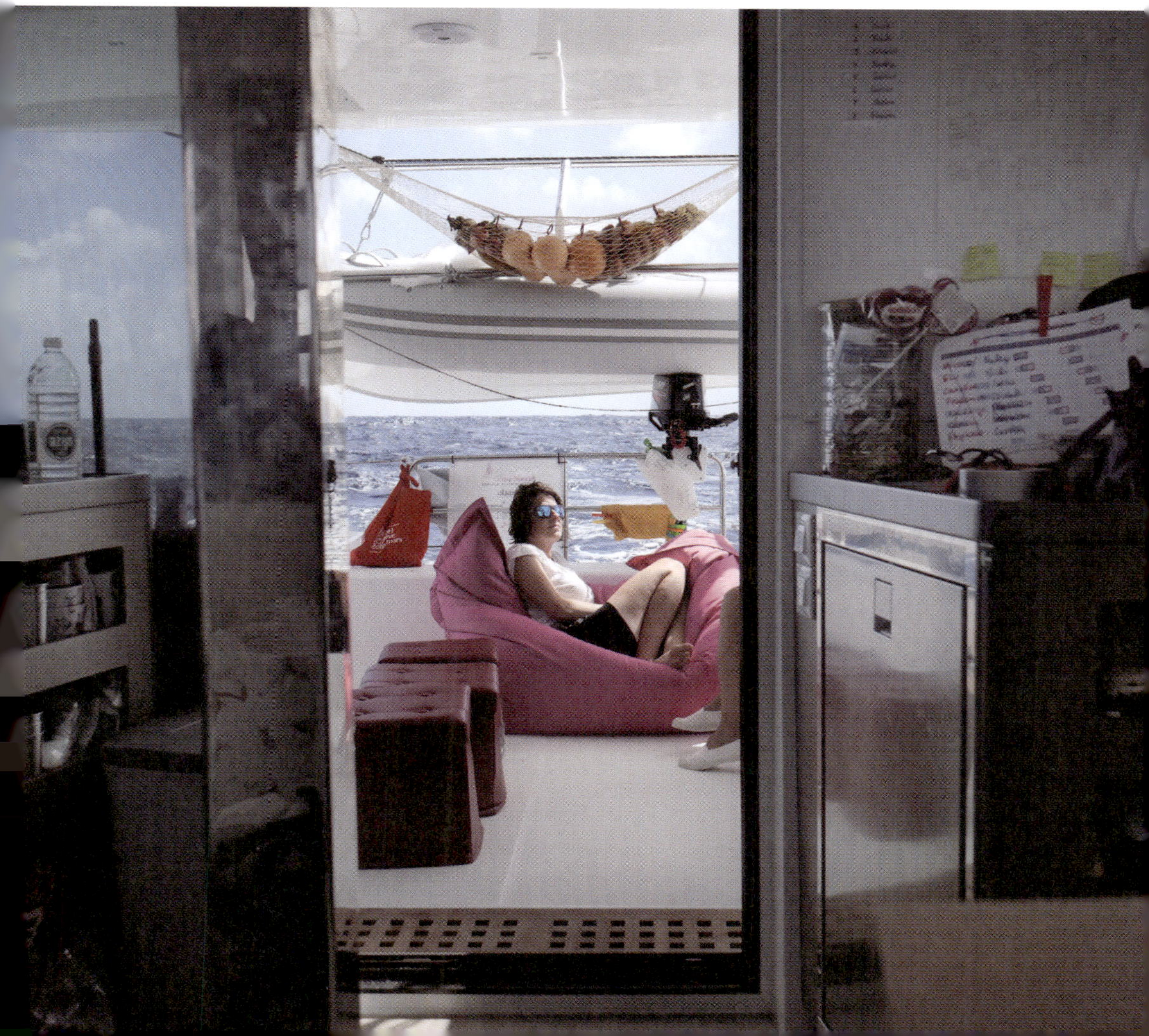

Lundi 18 novembre 2019

10:00 UTC-2

La nuit a été agitée. Nous avons traversé deux grains, avec des pointes de vent à 33 nœuds. Sous le regard attentif de Muriel, nous maîtrisons de mieux en mieux les manœuvres.

Les grains viennent toujours de la même direction, est-nord-est, par tribord en l'occurrence.

Je suis fière de la façon dont Carine et moi avons géré ce deuxième orage, en anticipant correctement. Nous avions repéré l'arrivée d'un cumulus gris par notre tribord. Quand le vent a forci, nous avons enroulé le foc. Carine a laissé filer l'écoute pendant que j'étais au winch. Un exercice qui demande de la coordination, de la rapidité et de la force. Sans précipitation. Réfléchir avant d'agir.

J'aime bien ces moments où il faut être alerte, pour affaler le gennaker, prendre un ris, régler le foc. Quand la navigation devient un peu sportive.

Muriel gère la météo et le routage. Tous les jours à 18 heures, heure du bord, Carine, Caroline et moi nous retrouvons sur la table à carte pour faire le point à l'ancienne, avec le compas à pointe sèche. Sur le papier, nous pouvons visualiser notre avancée et apprécions particulièrement ce moment.

Demain, si nous maintenons notre allure, nous aurons effectué la moitié de la traversée.

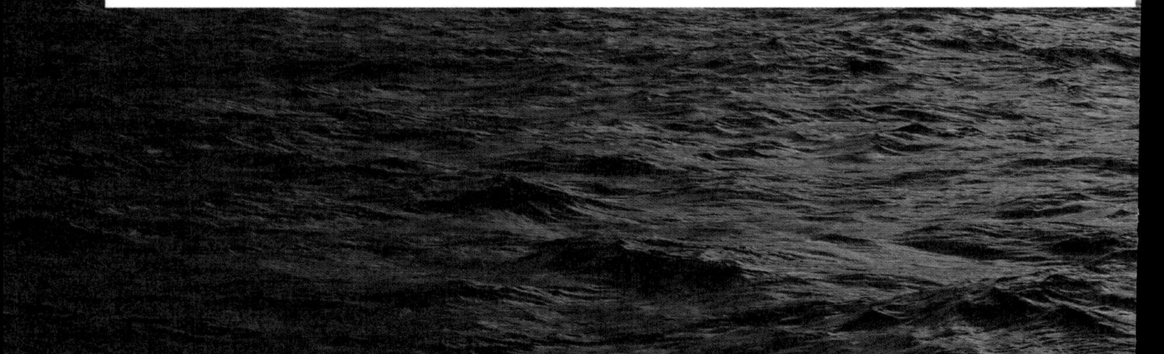

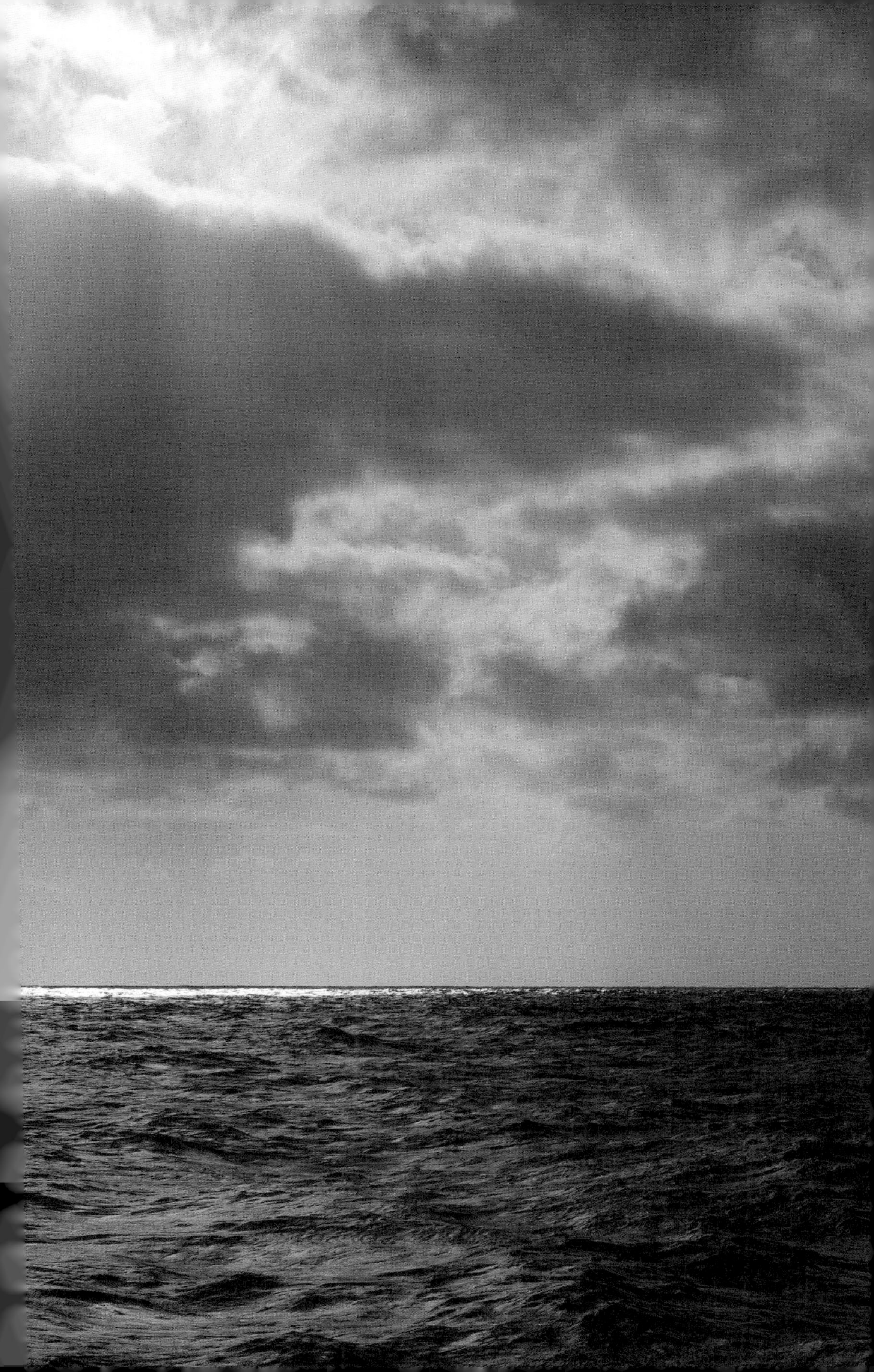

14:00 UTC-2

Chacune se repose, lit ou dort sur le pont. Nous sommes plus tranquilles qu'hier. La fatigue liée aux quarts commence à se faire sentir. J'ai de plus en plus de mal à me lever au milieu de la nuit.

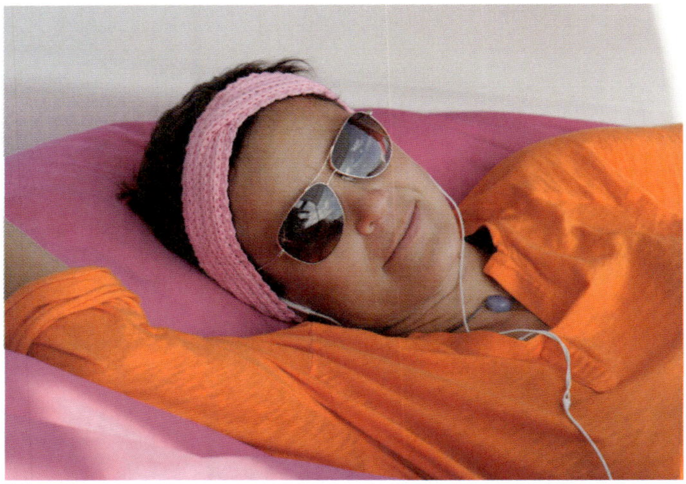

© r'Ose Transat

Je pense à Ulysse qui, lors de son odyssée autour de la Méditerranée, doit résister au chant des sirènes, éviter d'être dévoré par le cyclope Polyphème, ou affronter Circé, une magicienne qui a changé ses compagnons en pourceaux.

Nous aussi, nous traversons de vrais grains et des épreuves personnelles. Sur un bateau, on ne peut pas tricher longtemps. On est vite mise à nu.

Je trouve intéressant d'apprendre à gérer ces orages. Derrière nos tensions se cachent la plupart du temps des enjeux d'ego et de pouvoir; et ce que nous reprochons généralement aux autres est presque toujours lié à des problèmes non résolus en nous.

Mon ras-le-bol d'hier s'est envolé. La discussion de ce matin avec Francesca, Muriel, Nadège et Carine n'y est pas étrangère. Grâce à mes amies bienveillantes, j'ai retrouvé ma sérénité.

Francesca m'a interviewée. Des questions assez personnelles. Ensuite, c'était son tour. La journaliste

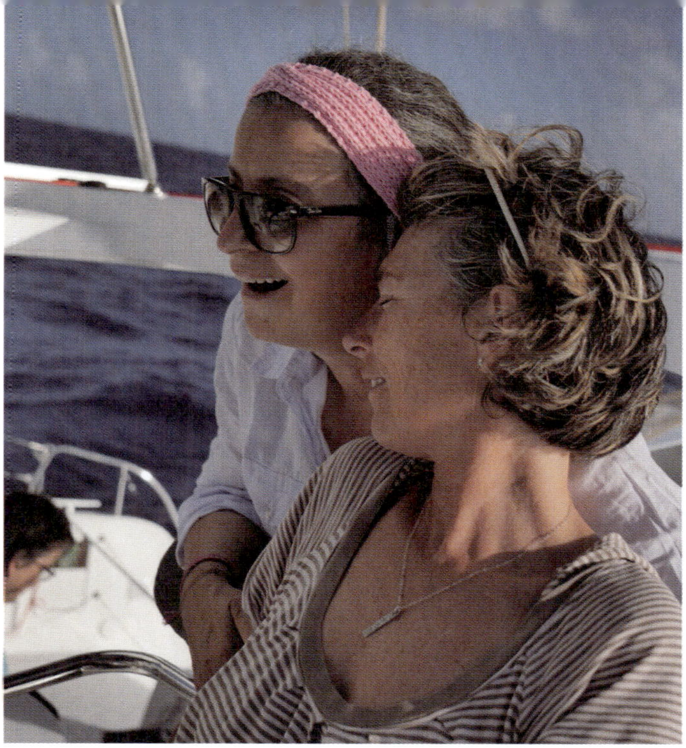

© Caroline Ackermann

oublie son « tic » de faire parler les autres et laisse peu à peu tomber le masque pour se confier. Muriel, toujours bienveillante, nous a accompagnées avec quelques outils d'hypnose, basés sur les métaphores et les images.

Durant le repas de midi, j'ai usé d'un peu de pression sur mes compagnes pour ranger *Puma III* en vue d'un Facebook Live avec notre sponsor Lagoon à 15:00 UTC-2. Lorsque tout était prêt, j'ai réalisé que je m'étais trompée de jour !

En ce moment, la mer est assez formée. Nous sommes ballottées comme des bouchons. C'est fatigant. Nous n'avons croisé ni bateaux, ni poissons, ni mammifères marins. L'océan, l'océan, et les vagues, pour seul horizon.

Dans deux heures, la nuit tombera. Comme chaque soir, Stéphane se taira et se terrera dans un coin du carré. Nous sommes toutes tristes que son terrible mal de mer qui se manifeste surtout à la tombée de la nuit ne veuille pas la lâcher depuis notre départ des Canaries.

21:30 UTC-2
Deux gros grains.
Vitesse du vent: 26 nœuds
Vitesse du bateau: 8 nœuds
Douche sous la pluie en dansant.

De l'océan

De l'océan de l'océan

De l'océan de l'océan de l'océan de l'océan

De la mer, de la mer de l'océan de l'océan
De la mer, de la mer
De la mer, de la mer de l'océan de l'océan
Des vagues, des vagues
De la houle, de la houle
De l'océan, de l'océan

De l'océan de l'océan

De l'océan de l'océan de l'océan de l'océan

De la mer, de la mer
De la mer, de la mer
Des vagues, des vagues
De la houle, de la houle
De l'océan, de l'océan

Mardi 19 novembre 2019

04:00 UTC-2
Grains à répétitions.
Foc enroulé.

11:40 UTC-2

Ce matin, il y a eu des rafales à 40 nœuds. J'aime mieux vous dire que « ça brasse ». Ce sera une journée Stugéron[7]. Pour Stéphane, une journée de plus à supporter le mal de mer. Malade depuis le début, affalée sur le Fatboy ou une couchette, telle une otarie, elle se sent comme une « chiotarie » (selon ses propres mots). Que faire pour la soulager ?

© Caroline Ackermann

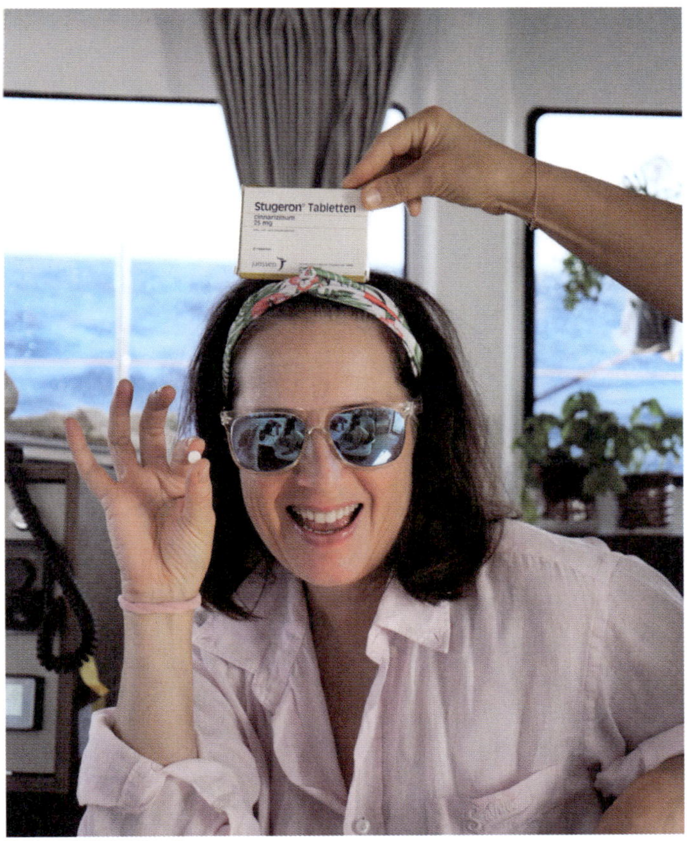

7 Médicament contre le mal de mer.

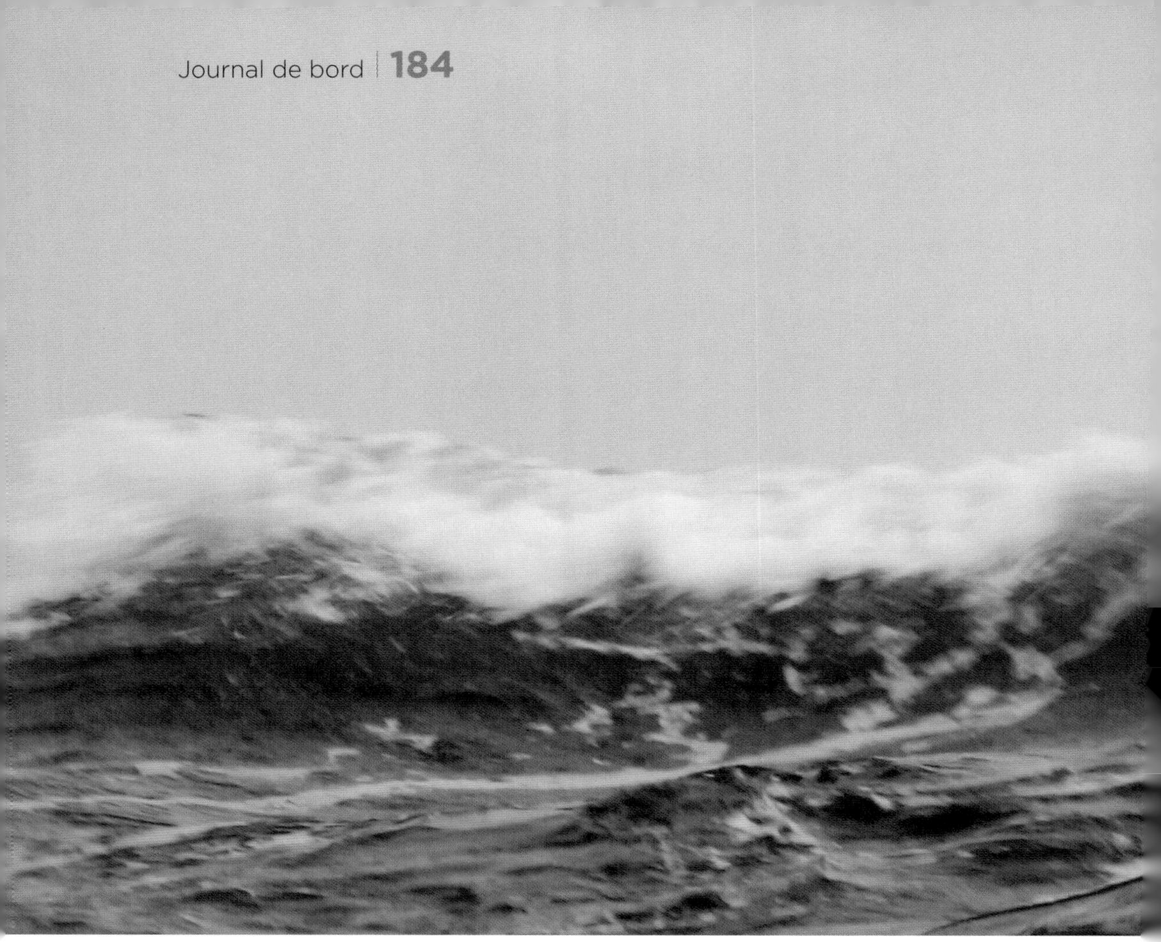

© Caroline Ackermann

Je me suis installée au grand air, sur la banquette du cockpit. J'observe le mouvement perpétuel et fascinant des vagues. Je pourrais rester des heures à me laisser bercer en contemplant ce ballet. Elles se suivent et ne se ressemblent pas. Chacune a son rythme, sa vibration, ses formes, comme chacune des huit équipières de r'Ose Transat.

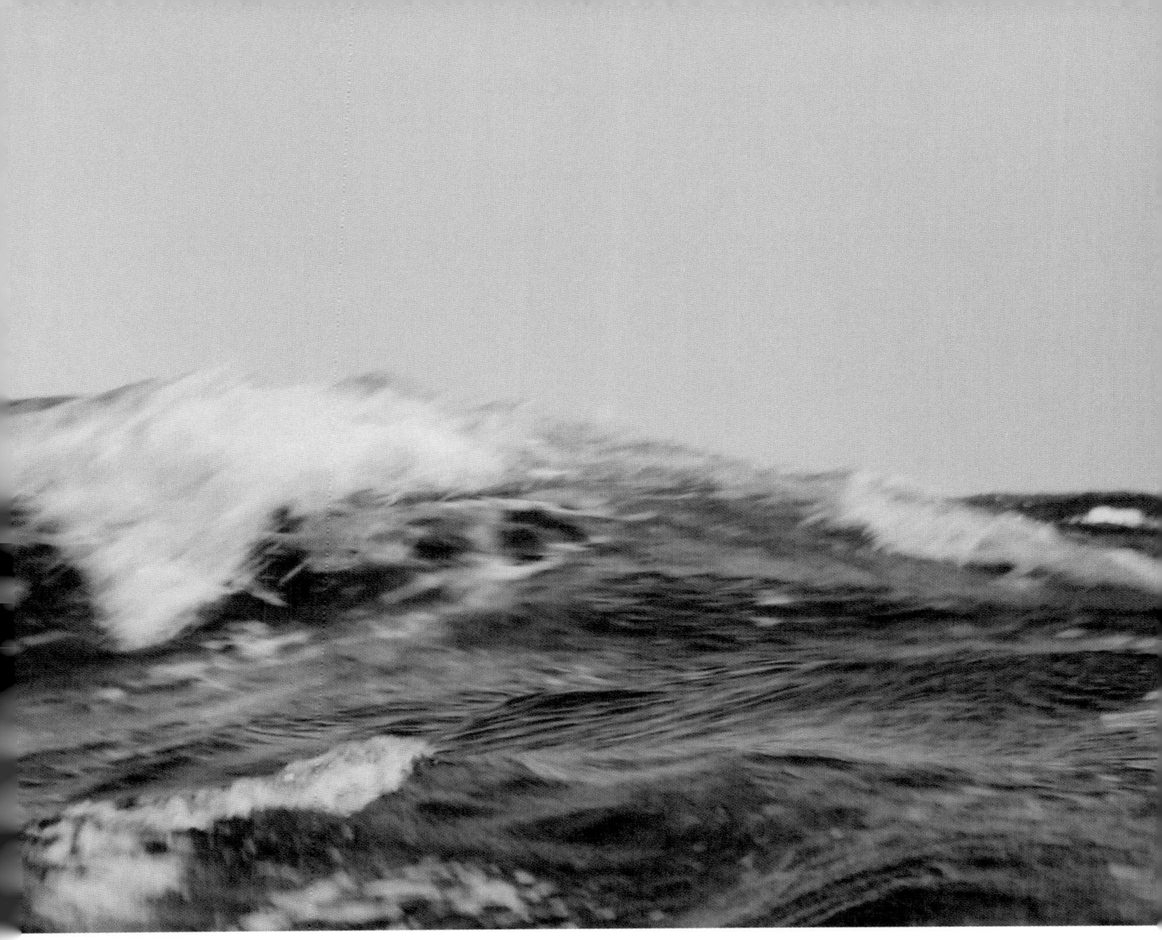

Parfois, dans le sillage des remous créés par le bateau, une vague dévoile un peu de son âme. Juste au sommet de sa crête, quand l'écume vient de se former, une tache vert émeraude émerge. Une pépite qui remonte des profondeurs de l'océan avant de se diluer dans l'étendue bleu marine.

Comme chaque jour à cette heure, Stéphane est au fourneau avec Francesca et Nadège. Elles ont prévu de nous cuisiner un menu à base de tofu, un mets «fadasse», disons-le, qu'elles vont sublimer avec des épices en l'accompagnant d'un plat de courge butternut au gingembre. L'odeur des brownies au chocolat que prépare Nadège vient chatouiller agréablement mes narines.

18:00 UTC-2
Distance parcourue depuis Mindelo: 1098 milles
Distance restante jusqu'à la baie de Sainte-Anne: 1053 milles
Champagne!

Ce soir, nous fêterons la moitié de notre grande traversée. Nous avons décidé de sortir le champagne et de danser sous les étoiles.

C'était extraordinaire de swinguer sur des airs endiablés. Quelle sensation prodigieuse de pouvoir se déchaîner seules, au milieu de l'océan et de chanter à tue-tête, sans se soucier de déranger les voisins. Le grain qui a soudainement rattrapé *Puma III* fut la cerise sur le gâteau. Sans baisser le volume de la musique, nous avons enfilé nos maillots de bain et nous sommes douchées sur le pont arrière – sans nous défaire toutefois de nos «bananes-balises», sécurité oblige.

Si un ange nous avait observées, il aurait vu une bande de filles transportées de bonheur offrir leur corps au ciel qui pleure. Un moment sublime, dont on se souviendra toute notre vie.

En dansant avec mes amies, je me sens heureuse. Heureuse de pouvoir partager et vivre ces instants précieux de félicité. Leurs sourires me comblent de joie. Point besoin de paroles quand l'être profond s'exprime.

Ce matin, Carine a prononcé cette jolie phrase: «On est en harmonie avec le flux de la mer.» Elle a poursuivi en partageant avec moi une citation tirée du roman de Fabio Genovesi, *D'où viennent les vagues*: «Quand les rêves commencent, peu importe qu'ils durent une vie ou cinq minutes: les rêves commencent toujours par durer une éternité.»

Ce qu'elle aime dans cette citation, c'est sa résonance avec le projet r'Ose Transat, parti d'une idée qui a germé dans ma tête, un jour où j'ai osé y croire. Forte de ma vision, je me suis lancée dans l'aventure. Résultat, aujourd'hui nous sommes toutes à bord de ce bateau pour montrer que cela vaut la peine. Cette transat ne durera certes que deux ou trois semaines, en revanche, les instants vécus ensemble seront éternels.

J'apprécie la sensibilité discrète de Carine qui observe notre équipage et qui, de temps en temps, ajoute délicatement une pointe de sel ou de sucre. Cela donne plus de saveur et de goût à notre dynamique.

© r'Ose Transat

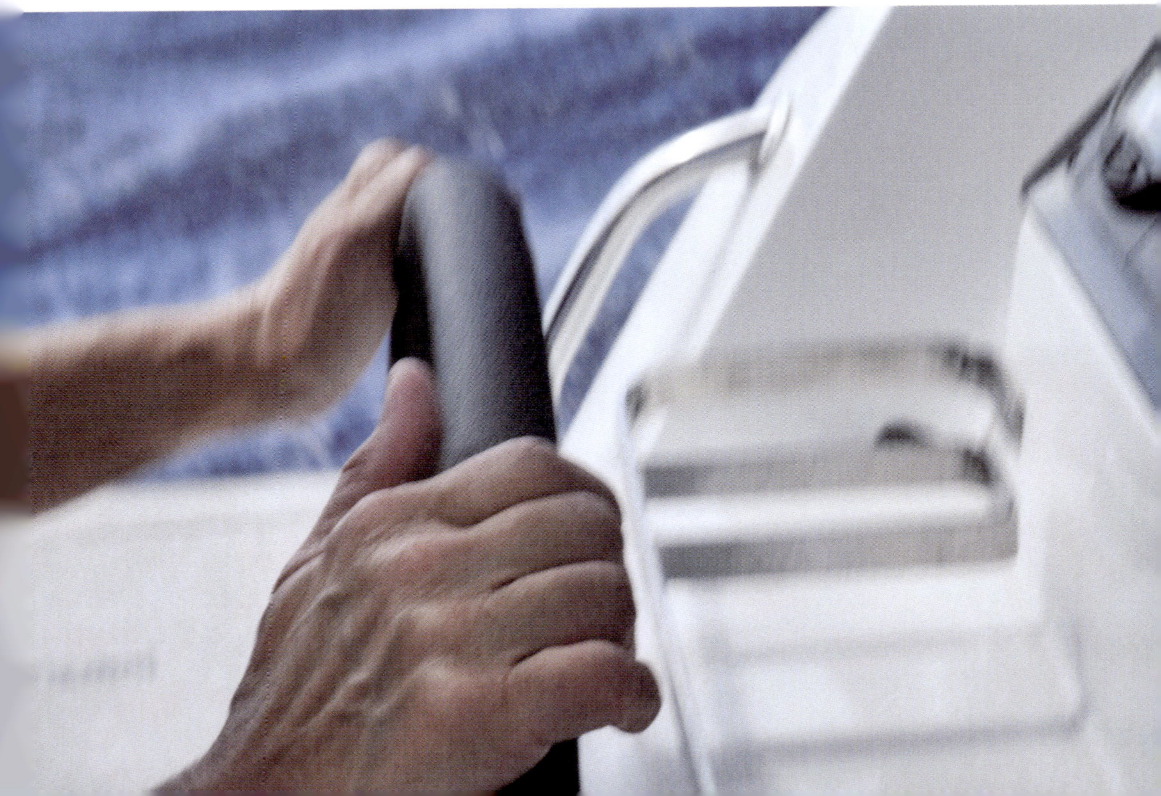

Mercredi 20 novembre 2019

04:05 UTC-2
Relève de quart.
Elisabeth se trompe et réveille Carine au lieu de Stéphane...

Hier en fin de journée, nous avons pris l'apéritif sur le pont avant pour célébrer la moitié de notre traversée. Je suis contente d'aborder cette deuxième partie, car je commence à trouver les quarts de nuit difficiles. Les nuits sont plus longues que les jours. L'heure qui suit le crépuscule est assez pénible, nous perdons tout repère. Plus possible de distinguer la mer du ciel, point d'horizon au loin. On sent juste les ballottements du bateau. C'est aussi le moment où nous voyons notre amie Stéphane figer son regard. Elle redoute tant cet instant annonciateur du mal de mer.

Cette nuit, à la fin de mon quart, j'ai réveillé la mauvaise personne. C'est la deuxième fois que cela m'arrive. Heureusement, mes compagnes sont indulgentes.

Ce matin, quand je me suis levée, Francesca était sur le pont en train d'interviewer Nicole pour sa série de podcasts pendant que Muriel écrivait. J'ai pris mon petit déjeuner seule. C'était agréable.

Depuis quatre jours, le bruit des vagues est assourdissant. Ce vacarme est moins propice aux discussions intimes.

Avant de monter à bord, j'avais fait part de ma volonté à Muriel de travailler sur ma peur de la récidive. Aujourd'hui, je me suis sentie prête pour une séance d'hypnose pour aller explorer mes fantômes. C'est ainsi qu'elle m'a proposé d'aller « à la plage », c'est-à-dire sur le pont avant, pour cette expérience. J'espère que cet outil m'aidera dans le futur. Ce fut en tout cas un moment marquant.

Muriel travaille avec l'hypnose ericksonienne issue de la pratique de Milton Erickson (1901-1980). Ce que j'aime dans cette approche, c'est qu'elle est souple, qu'elle a recours à des métaphores. Elle n'est pas dirigiste. Cette forme d'hypnose a donné naissance à de nombreux courants de psychothérapie moderne: thérapie familiale, thérapie brève (stratégique, systémique), programmation neuro-linguistique (PNL)...

Le mot de la skipper-thérapeute

«Avec des outils issus de l'hypnose ericksonienne et conversationelle, j'ai pu accompagner les équipières qui l'ont souhaité dans un état hypnotique, un état de transe. C'est un moment où la capacité d'imagination est telle qu'elle permet de créer de nouvelles solutions, de surmonter des difficultés. De plus, on utilise beaucoup de métaphores, car elles contiennent des messages cachés que l'inconscient comprend. On sait maintenant que le cerveau ne fait pas complètement la différence entre le réel et l'imaginaire, et c'est pour cela que ces techniques ont du succès. Bien entendu, ce n'est pas pendant une manœuvre mais lorsque le bateau filait bien tout seul que nous avons pu nous accorder ces longs moments privilégiés où Elisabeth, par exemple, a pu aller plus loin en elle-même afin de trouver des réponses aux questions qu'elle se posait et essayer de défaire des blocages qu'elle ressentait. Avoir quelqu'un en face de vous qui vous écoute avec bienveillance, curiosité, et à qui on peut se confier en sécurité permet de mieux cerner ses propres besoins.»

(Six mois après notre retour, en train de relire ces lignes pour mettre en page cet ouvrage, je peux confirmer que cette séance d'hypnose avec Muriel a été très efficace. Certes, mes peurs n'ont pas totalement disparu, mais elles se sont atténuées. Chaque fois que l'angoisse de la récidive revient, je m'appuie sur les métaphores qui m'étaient venues à l'esprit sur *Puma III*. Cela m'apaise immédiatement.)

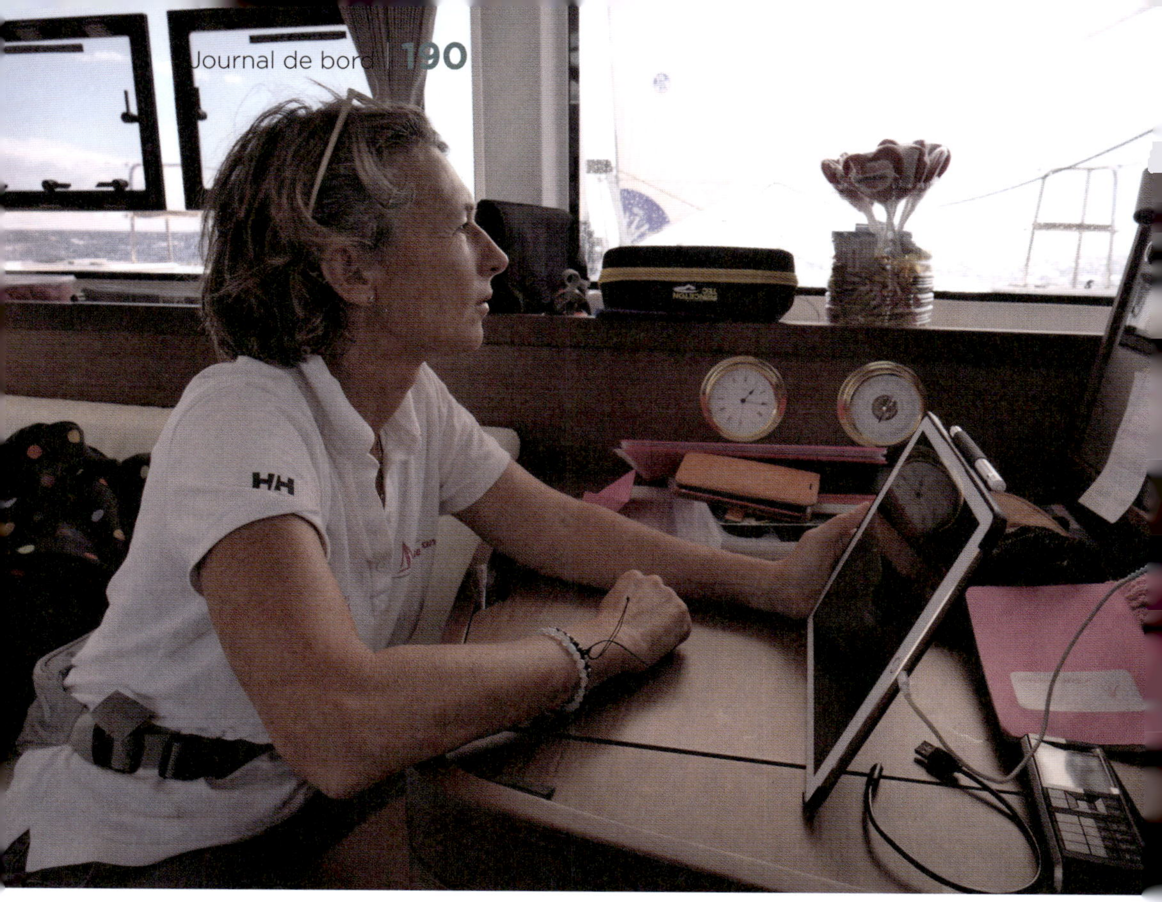

© Caroline Ackermann

Quelle chance de faire cette séance dans un environnement si privilégié. Et quelle chance de vivre cette traversée avec une amie skipper.

Normalement, la cheffe de bord ou le chef de bord gère la navigation ainsi que les repas. La gestion des stocks de nourriture nécessitant de la rigueur, les capitaines préfèrent généralement s'occuper de cet aspect eux-mêmes. Souvent, ils imposent leur volonté. Parfois cela ne rigole pas. Heureusement, Muriel est à mille lieues de se comporter ainsi. Si elle est intransigeante sur tout ce qui touche à la sécurité, en revanche elle nous laisse beaucoup de liberté pour gérer la vie à bord. Pour apprendre de nos erreurs. Surtout, en sus d'être notre skipper, Muriel est notre amie. Cela lui tient à cœur que chacune se sente bien pendant cette transat. Elle est généreuse de sa personne et s'implique émotionnellement dans notre dynamique. Tout en restant attentive aux réactions *de Puma III*. Elle se donne sans compter !

Plusieurs navigateurs et navigatrices nous ont dit que nous sortirions grandies et changées de notre transat. Est-ce vrai ?

En ce qui me concerne, j'ai dû apprendre à lâcher prise. Chacune doit s'adapter au groupe. Et non l'inverse. Mais cela, je le savais avant de monter à bord. J'ai aussi appris à laisser tomber le masque. Je peux être qui je suis.

J'espère que le petit exercice d'hypnose de ce matin m'aidera à gérer ma peur de la rechute dans le futur.

En revanche, à bientôt 60 ans, je ne découvre rien de nouveau sur moi-même. Je sais également que je ne suis pas faite pour les traversées au long cours. J'aurai fait cette expérience et j'en suis contente. Je préfère le cabotage, car j'aime les ambiances dans les ports où l'on croise des équipages qu'on ne reverra peut-être plus jamais. Ces rencontres éphémères sont propices aux échanges spontanés et au partage. J'aime aussi découvrir un pays par la mer.

Pour cette raison, j'ai adoré notre escale au Cap-Vert.

La navigation côtière est une manière de voyager en transportant sa maison, telle une tortue. Explorer lentement, en prenant le temps de prendre le temps. La traversée de l'Atlantique est davantage un voyage initiatique pour certains ou une aventure sportive pour d'autres.

Tout comme dans le poème de Jean de La Fontaine il y a le rat des champs et le rat des villes, il existe deux *Puma:* le *Puma* des ports, amarré au ponton, qui nous permet de mettre pied à terre quand cela nous chante, et le *Puma* des flots, impétueux, qui nous emporte sur la mer qui fait le gros dos.

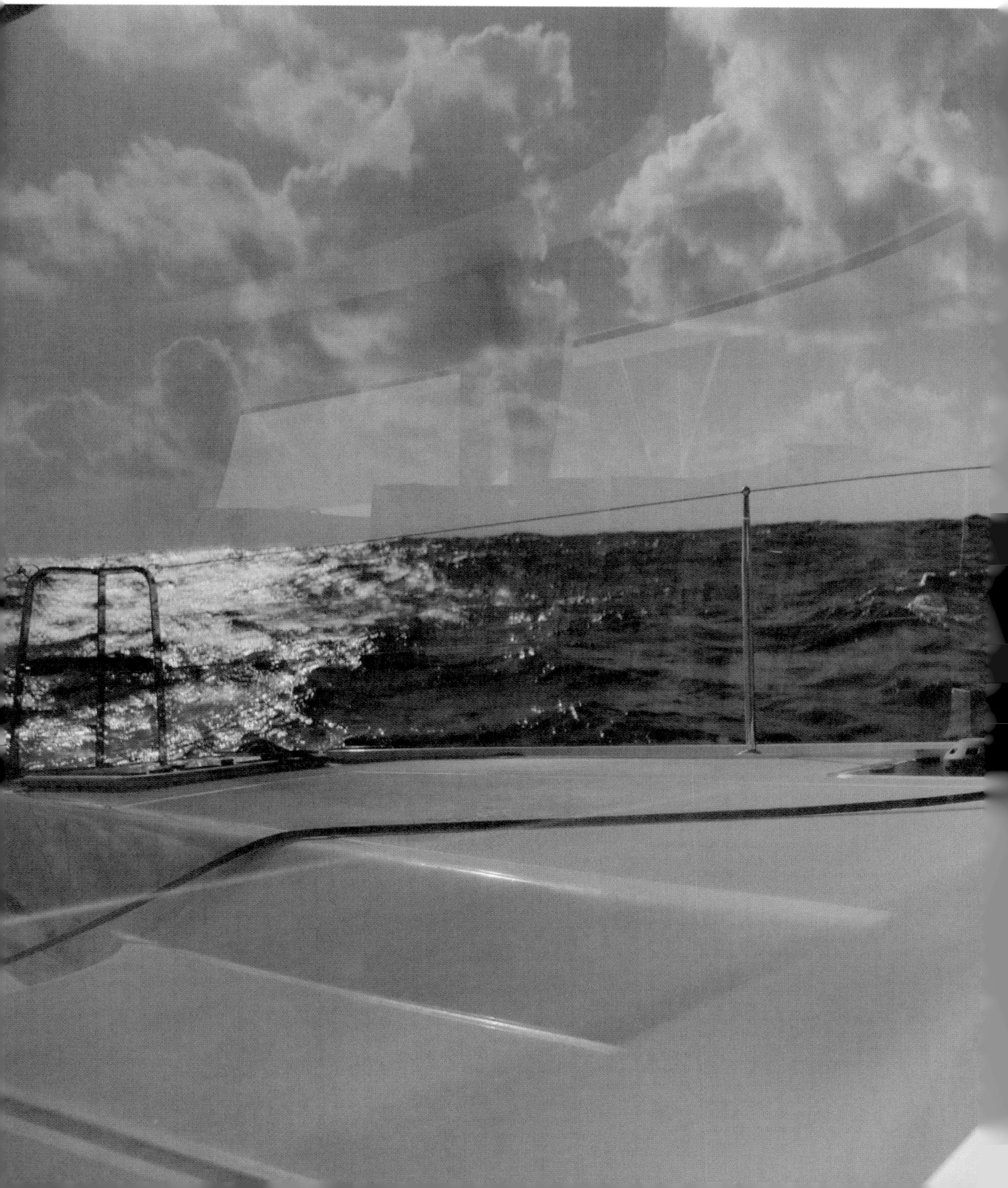

18:45 UTC-2
Visite des dauphins

Virer le cancer à l'eau

Cette traversée
M'aura appris à dire
M… au cancer.
Sale bête,
Je te coule,
Et te laisse
Crever.
Au fond de l'océan,
Ciao!

Jeudi 21 novembre 2019

04:05 UTC-2
Relève de quart.
Elisabeth a réveillé la bonne personne.

05:00 UTC-2
Pluie d'étoiles.

18:00 UTC-2
18° 18' N, 48° 11' O
Baignade écourtée.
Nicole a attrapé un long filament bleu en croyant que c'était un fil de pêche. Erreur, c'était une méduse; Caroline s'y est brûlée.

Les jours se suivent et ne se ressemblent pas sur *Puma III*. Ce matin, Nadège, Stéphane et moi avons fait la grasse matinée, puis nous avons papoté dans une des cabines tribord. Nadège venait de terminer la lecture d'un roman japonais et avait envie de partager avec nous une citation. Laquelle nous a embarquées dans des discussions philosophiques avant d'entendre Muriel crier « Dauphins, dauphins ! » Nous avons bondi tels des ressorts pour monter sur le pont.

Quel cadeau ! D'autant qu'ils sont déjà venus nous saluer hier soir, au coucher du soleil. C'est toujours la fête quand les dauphins s'approchent du bateau pour jouer dans les remous.

Hier soir, l'ambiance était légère à l'heure du repas. Nous avons parlé de nos premières amours et de nos premières expériences sexuelles. En revanche, pas un mot sur nos relations actuelles. Nous demeurons secrètes sur ce point.

Une question récurrente posée sur le ton de la plaisanterie: «Combien de rêves érotiques avez-vous fait depuis que vous êtes à bord?»

L'air marin ne semble pas nous pousser dans les bras d'Éros. Pourtant, cela ne nous dérangerait pas. Nous sommes toutes égales à ce jour. Un rêve érotique par personne!

C'est quand même un privilège de pouvoir tenir ce genre de discussions entre filles.

Pour la première fois, la nuit dernière, nous avons chacune pris notre quart en solitaire. Si j'aime la solitude sur le pont, je regrette un peu la compagnie de mes amies. Mais ainsi nous pouvons dormir plus longtemps.

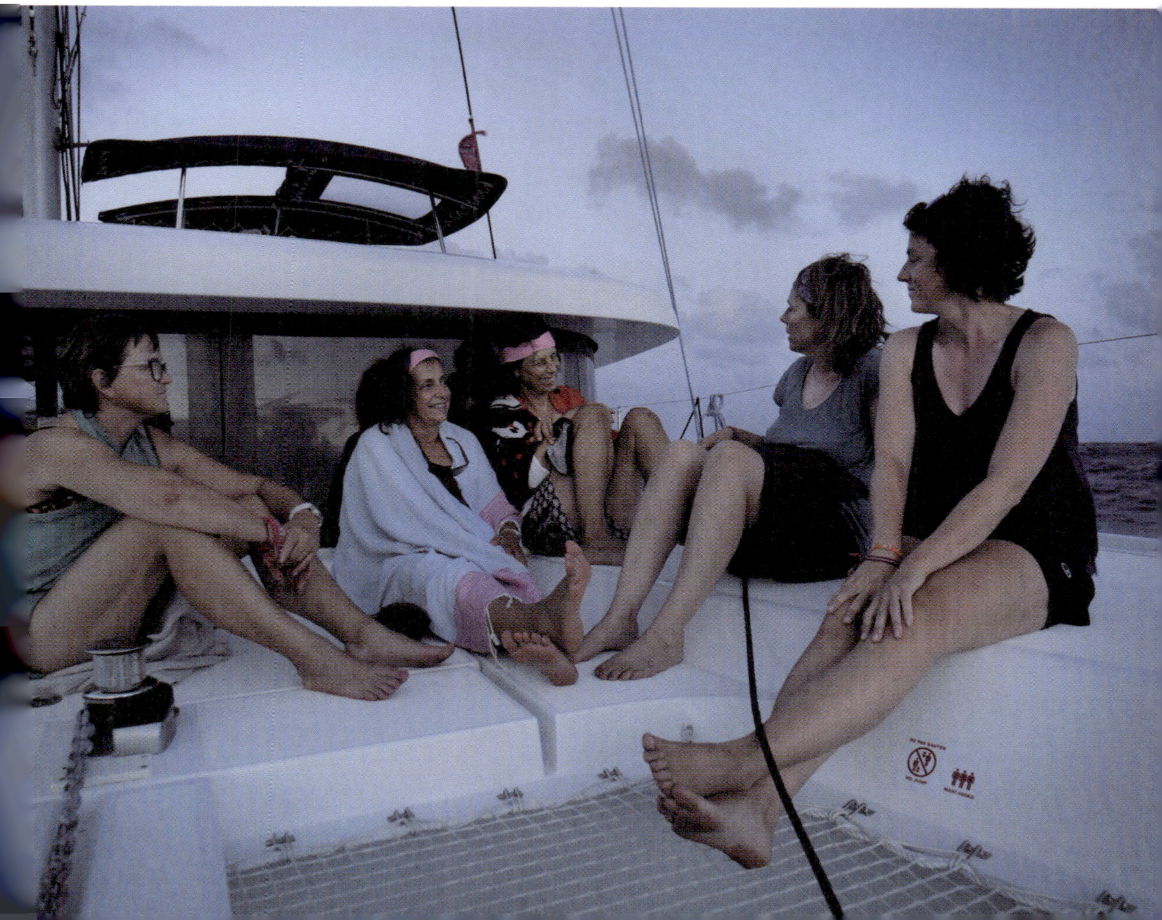

Les journées filent toujours aussi rapidement. Envoyer le gennaker, l'affaler, barrer, préparer le repas, faire un peu de ménage, faire sa toilette, écrire un texte, travailler sur un petit film avec Nadège, Francesca et Stéphane. Danser, chanter, rire, pleurer, se raconter, écouter les autres. Jouer à des jeux de société. Lire en mangeant du chocolat. Faire de la gym ou du yoga.

Chaque jour, quand je me lève, je me promets de prendre le temps de contempler les vagues et de méditer. Et chaque jour, je regrette de ne pas m'imprégner suffisamment de cet océan, alors que je glisse sur ses flots. Étrangement, je n'ai aucune réflexion profonde. Je me laisse vivre, je suis attentive à toutes les sensations de mon corps et de mon esprit. Francesca m'a dit qu'elle ressentait la même chose.

Je suis contente, car je suis plus à l'aise avec la lecture des instruments de navigation. J'aimerais tant naviguer quand je serai à la retraite, continuer à vivre mes rêves et les partager avec les gens que j'aime.

Naviguer

Naviguer,
Pour ne plus se poser de questions.
Pour ressentir et partager,
Avec celles et ceux qui vivent à bord.
Surtout,
Être dans l'instant présent,
Cet instant si puissant.

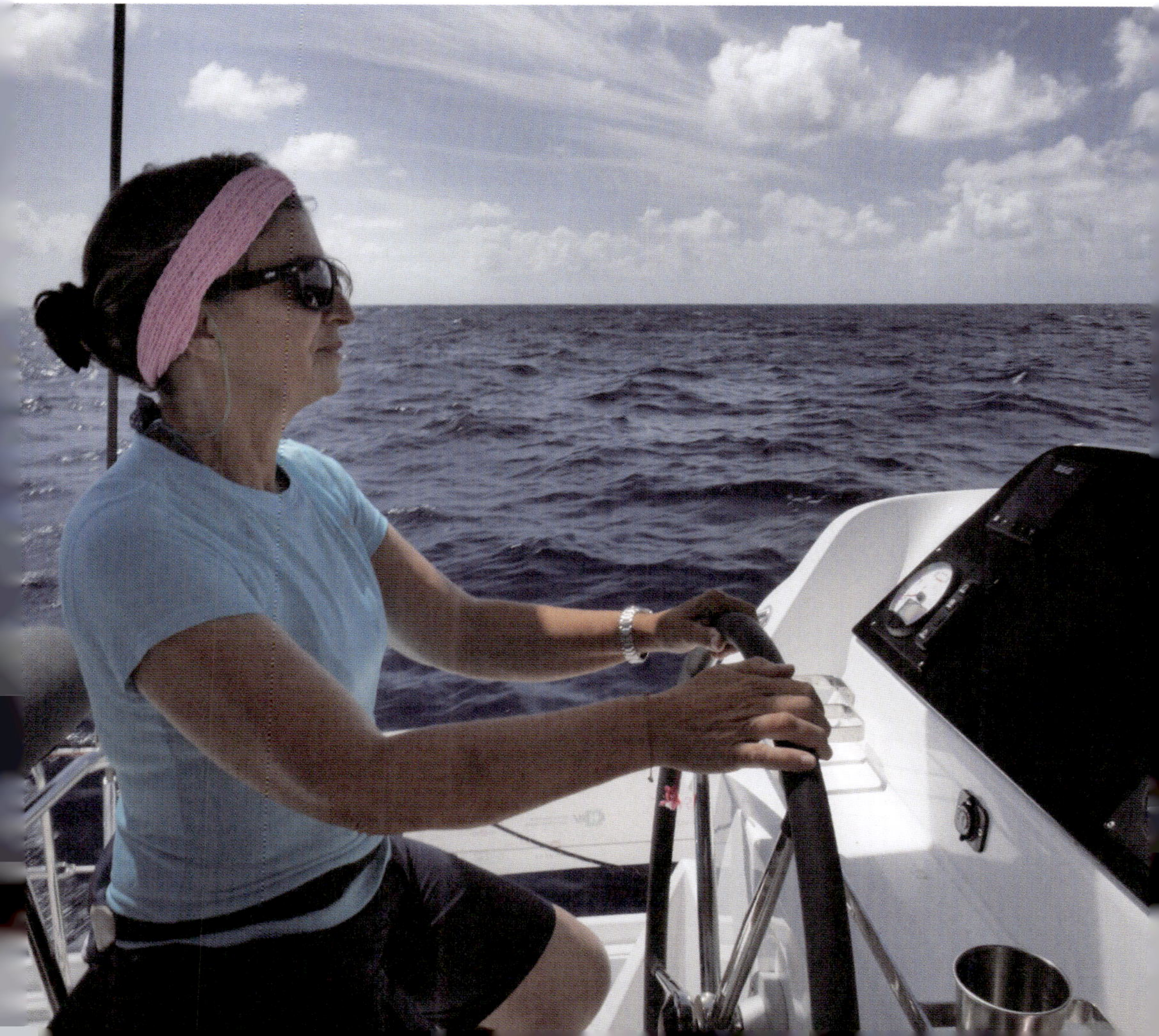

Vendredi 22 novembre 2019

10:55 UTC-2
Grand-voile et foc déroulés complètement.
Vitesse du vent: 16 nœuds
Vitesse du bateau: 5 nœuds

Ce matin, l'océan a changé de visage. Les creux des vagues sont plus petits. Mais *Puma III* tangue beaucoup et le boucan que fait l'eau en claquant sur sa coque est toujours aussi assourdissant. La nuit n'a pas été de tout repos. Le vent a forci en début de soirée, a diminué pour tomber totalement, puis se remettre à souffler. Ce fut la valse des manœuvres: enrouler le foc, le dérouler, se mettre au près... Muriel n'a pas beaucoup dormi et s'est fait rincer quand, pendant le quart de Nadège, elles ont dû manœuvrer sous un grain.

Lorsque j'ai pris le premier quart hier soir, seule sur le pont, j'étais un peu impressionnée tant la nuit était noire. Les nuages cachaient les étoiles et la lune n'était pas encore levée.

Difficile de trouver ses repères. Il faut se fier aux instruments et à la position des voiles. Assise au poste de pilotage, j'avais la sensation d'être à bord d'un bateau fantôme qui file sur l'eau pour se diriger vers une destination mystérieuse.

Comme je n'avais prise sur aucun élément, je me suis amusée à «jouer» avec les lumières de ma lampe frontale.

Rouge: pour ne pas éblouir les autres équipières.

Blanc clair: pour lire les informations sur les instruments.

Blanc aveuglant: pour éclairer les voiles, les drisses et les écoutes quand il faut manœuvrer.

J'ai finalement opté pour la couleur blanc clair et me suis plongée dans la lecture d'un ouvrage de Jennifer Niven, qui relate l'histoire de la jeune Inuit Ada Blackjack, seule survivante d'une expédition en Arctique, partie avec quatre jeunes hommes coloniser l'île isolée de Wrangel, aux confins de la Russie et de l'Amérique, au début du XXe siècle[8].

En lisant ce récit, j'ai pensé que le risque que nous avons accepté d'assumer avant d'embarquer - nous avons chacune signé un document attestant que nous sommes conscientes que nous pourrions mourir en route - est bien moindre en comparaison de celui pris par cette équipe d'aventuriers et d'aventurière qui ont choisi de s'isoler une année sur cette île au milieu des ours et des renards.

J'ai vite été interrompue. Si, pendant la journée, je commence à sentir et interpréter les réactions de *Puma III*, la nuit, l'exercice devient plus difficile, car les mouvements du bateau semblent amplifiés : une accélération soudaine ? Le catamaran va s'envoler ! Enrouler le foc ? Le voilier glisse à tribord ? Le pilote va décrocher ! Le vent siffle fort ! Mais non, Elisabeth, l'anémomètre affiche 25 nœuds, tout va bien.

[8] Jennifer Niven, *Ada Blackjack, survivante de l'Arctique,* Paulsen, 2019.

Samedi 23 novembre 2019

01:45 UTC-2
Poisson volant dans le lit de Nicole. Il est entré par le hublot. Il y a du sang à l'endroit de l'impact.

09:00 UTC-2
On passe en UTC-3.
Une bonne odeur de tresse, confectionnée par Stéphane, embaume le carré.
C'est la fête!

10:00 UTC-3
Après deux tentatives infructueuses, nous réussissons à hisser le gennaker: il avait été mal plié. Muriel a décidé d'utiliser la drisse qui passe dans le mât afin de pouvoir s'aider du winch.

Manœuvre difficile avec le gennaker qu'on a dû affaler sur le pont sans réussir à l'enrouler. Du coup, pour le renvoyer en l'air, Muriel nous a montré une astuce, celle d'utiliser des liens en laine autour de la voile ferlée, qui explosent avec la pression. Comme on n'avait pas de laine avec nous, on a utilisé des petites lanières découpées dans un sac poubelle...

C'est toujours impressionnant d'envoyer cette voile élégante. Cela demande un peu de technique et de synchronisation de la part de l'équipage. Dès qu'elle a prise au vent, on peut sentir sa force. Naviguer sous gennaker requiert de porter une attention particulière au changement de vent ; le danger étant de partir au lof et que le mât casse sous la pression.

© Caroline Ackermann

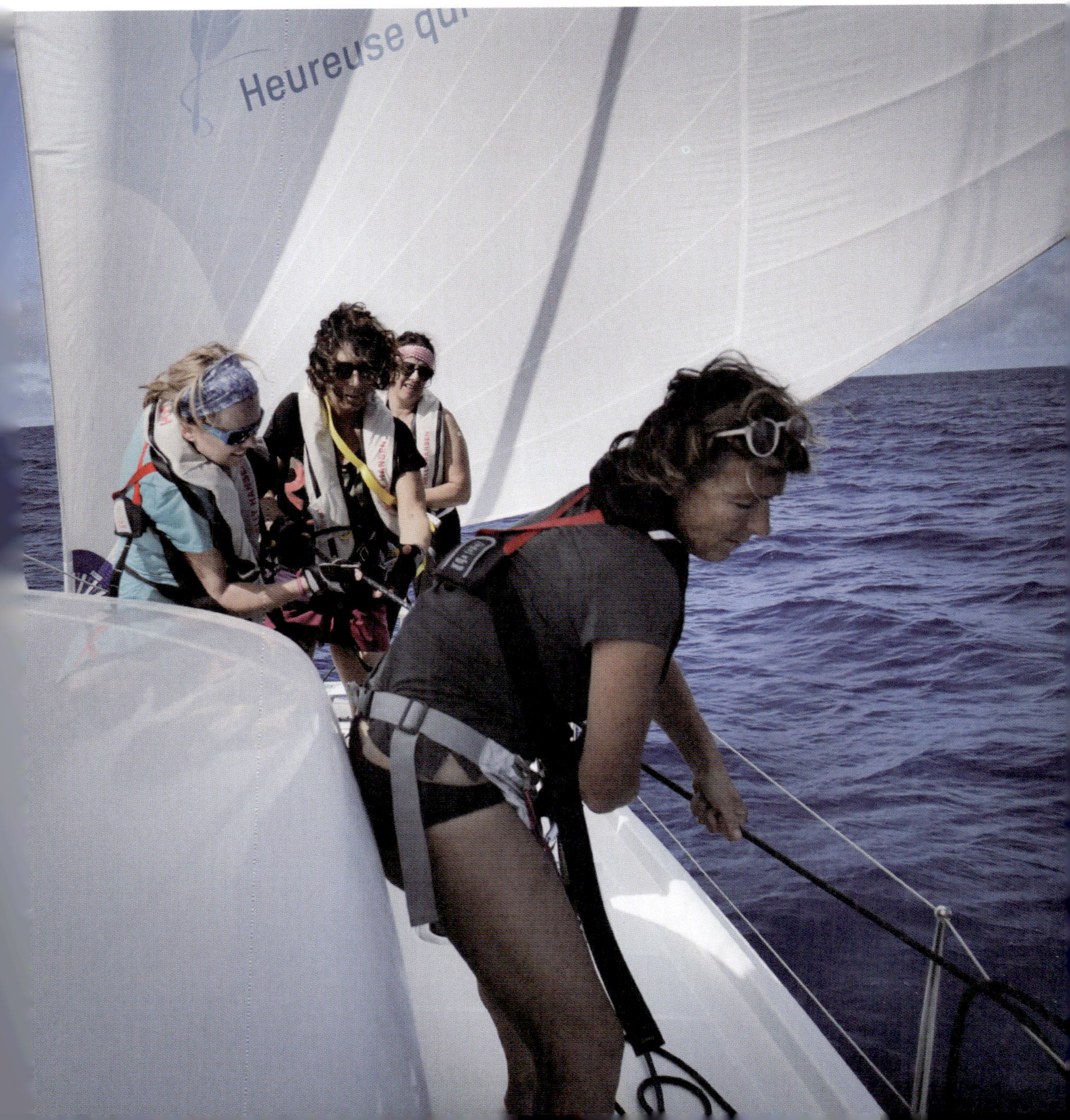

15:00 UTC-3
Vitesse du vent: 8 nœuds
On arrête le bateau, baignade.

16:00 UTC-3

Pour la première fois depuis notre départ, je dois me forcer à écrire quelques lignes. Chaque jour possède sa couleur, néanmoins, je trouve le rythme du bord un peu monotone, avec les mêmes rituels qui se répètent.

Ce matin, j'ai confectionné un cake au citron en mémoire de ma sœur Anne trop tôt disparue en

© Caroline Ackermann

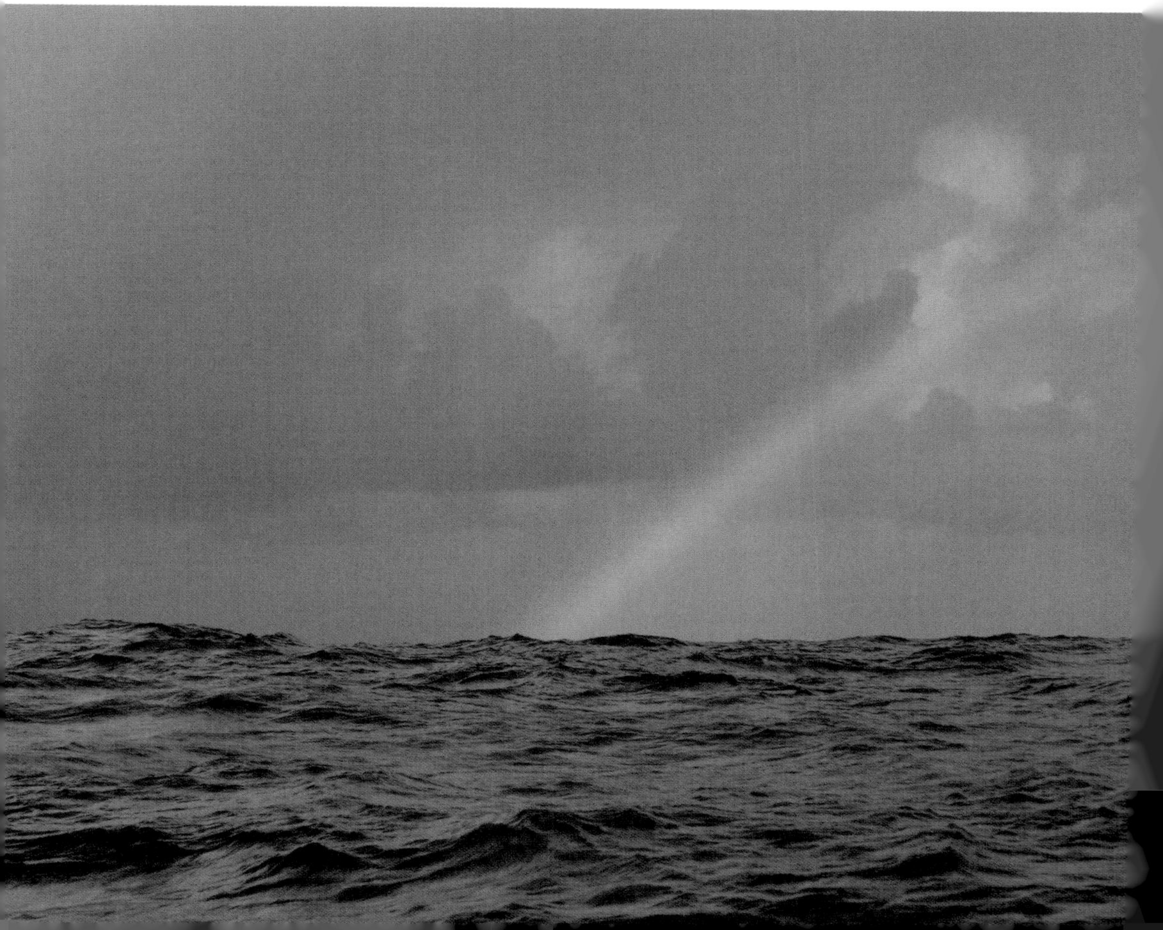

2006, qui aurait fêté ses 52 ans. J'ai conservé une petite part que j'ai offerte à la mer en son souvenir, et pour la remercier de veiller sur moi.

Elle aimait monter des projets artistiques. Audacieuse, elle m'a montré le chemin. Son exemple et sa force continuent de m'inspirer. Mais la douleur du vide laissé par son absence ne disparaîtra jamais. J'aimerais tant pouvoir revivre des échanges complices entre sœurs et pouvoir philosopher sur des questions métaphysiques, comme nous le faisions si souvent ensemble.

Pendant mes quarts, je pense souvent à elle.

Docteure en biologie, artiste et écrivaine, elle avait écrit puis créé plusieurs spectacles pour vulgariser la science. L'un d'eux, adressé au grand public, *Le chant de l'étoile*, abordait le thème de la vie et de la mort des étoiles. Un sujet qui la passionnait. Celui que j'ai préféré, *L'oracle de Delphi*, racontait la vie de Paul Dirac, un brillant physicien anglais, le père de l'antimatière. S'inspirant de faits réels, Anne avait écrit une fiction qui nous faisait entrer dans l'imagination de ce chercheur (Prix Nobel de physique 1933) en l'accompagnant dans sa quête de la connaissance. À travers la réflexion suivante de Paul Dirac, je reconnais une facette de la personnalité de ma sœur. Je la retrouve un peu. Cela me fait du bien de lui rendre hommage en vous faisant découvrir un petit extrait :

« Je vois ma vie comme un long chemin d'errance parsemé de quelques états de grâce. Comme un somnambule avançant à tâtons vers l'horizon mouvant de notre connaissance, je m'accroche à ma raison ascérée pour discerner au loin quelques ombres fantomatiques.

À quoi bon comprendre ?

Tenter de percer les mystères de la nature, n'est-ce pas là toute la grandeur de l'âme humaine ?

Cette quête remplit mon esprit curieux et donne un sens à ma vie… »

Anne Gaud McKee

Au petit déjeuner, nous avons parlé de notre arrivée à la Martinique. Stéphane et moi sommes presque impatientes de mettre pied à terre et de revoir nos proches. Les autres semblent moins pressées. Quant à Muriel, elle ne se réjouit pas du tout de la fin de notre aventure.

Depuis la terre, Samantha m'envoie chaque jour des messages pour me faire part de l'avancement de l'organisation de notre arrivée. Assistée par Apolline, la fille de Stéphane, elle est en train d'accomplir un travail incroyable pour que notre arrivée soit célébrée dans la joie et que les retrouvailles avec nos familles et nos amis soient réussies.

Savoir que tout ce comité se réjouit de nous accueillir me fait chaud au cœur. Il reste encore 500 milles nautiques à parcourir. Un peu trop à mon goût. Cela fait trois jours complets à bord.

Je me sens bien avec mes amies et je ne crains plus de ne pas trouver ma place dans le groupe. Je suis fière de nous qui avons réussi à vivre en bonne intelligence, dans le respect mutuel. J'en ai juste assez d'être coincée sur *Puma III*. J'ai hâte de me promener sur la plage à la Martinique, de me baigner dans l'océan en sentant le fond sous mes pieds, de pouvoir prendre un verre au bar de l'hôtel, et surtout de revoir mes proches. Je patiente en tâchant de me concentrer sur l'instant présent. Pour me donner un coup de pouce, je décide d'aller sur le pont avant, pour admirer le gennaker et contempler l'horizon.

Dimanche 24 novembre 2019

15:45 UTC-3
Vitesse du bateau : 2 nœuds

C'est la pétole, heureusement que le gennaker nous permet d'avancer, même lentement. Nous avons essuyé deux petits grains. Tout le monde est léthargique à bord. À midi, à table, les conversations étaient décousues. Personne ne s'écoutait.

La fatigue n'aidant pas, aujourd'hui, ce sont deux équipières qui ont eu un échange un peu vif pendant une manœuvre. Mais tout est rentré rapidement dans l'ordre.

Notre force, quand l'une de nous est remuée par un événement ou un comportement, c'est d'être capable de faire la part des choses et de reconnaître ce qui nous appartient. « Savoir séparer les cailloux », comme l'exprime si bien Nadège. Lorsque nous percevons chez l'une ou l'autre de la difficulté à gérer un aspect de la vie à bord, la phrase clé est : « Il faut prendre sur soi. » Le livre que j'ai apporté, *Kilomètre zéro*[9], un roman de développement personnel, nous rappelle que les autres ne sont pas responsables de notre épanouissement, de notre bonheur. Nous n'avons pas de prise sur ce qui nous arrive, en revanche nous pouvons choisir comment nous appréhendons ces événements. « Si nous admettons que le bonheur prend naissance en nous et que rien ne peut le déséquilibrer, nous verrouillons l'accès aux situations extérieures toxiques. Nous observons sans y ajouter de pensées polluantes.[10] »

Une théorie qui, selon moi, dépend peut-être des événements vécus… Je me demande même comment l'appliquer face à la guerre ou à l'extrême violence, par exemple.

---

9 Maud Ankaoua, *Kilomètre zéro*, Eyrolles, 2019.

10 Maud Ankaoua, *op. cit.*, p. 55.

Notre capacité à revenir sur les tensions pour que chacune ne reste pas sur des non-dits et des colères rentrées aura été un enseignement de cette traversée. Point de jurons adressés aux autres sur r'Ose Transat. Mes amies m'ont donné une belle leçon sur ce point !

Didier, le compagnon de Stéphane, est arrivé aujourd'hui à la Martinique accompagné des enfants de cette dernière. Il y a comme un petit avant-goût de fin dans l'air.

Afin de profiter pleinement de ces derniers jours à bord, qui sont un cadeau du ciel pour apprendre sur moi et m'aider à rester reliée au présent, je relis le petit texte ci-dessous.

J'ai offert le livre *Kilomètre zéro* à de nombreuses amies et amis, tant il fait du bien. Je tenais à partager ce passage avec vous. Le cadre se situe en montagne, alors j'ai pris la liberté de remplacer le mot « montagne » par « océan », pour l'accorder avec notre contexte.

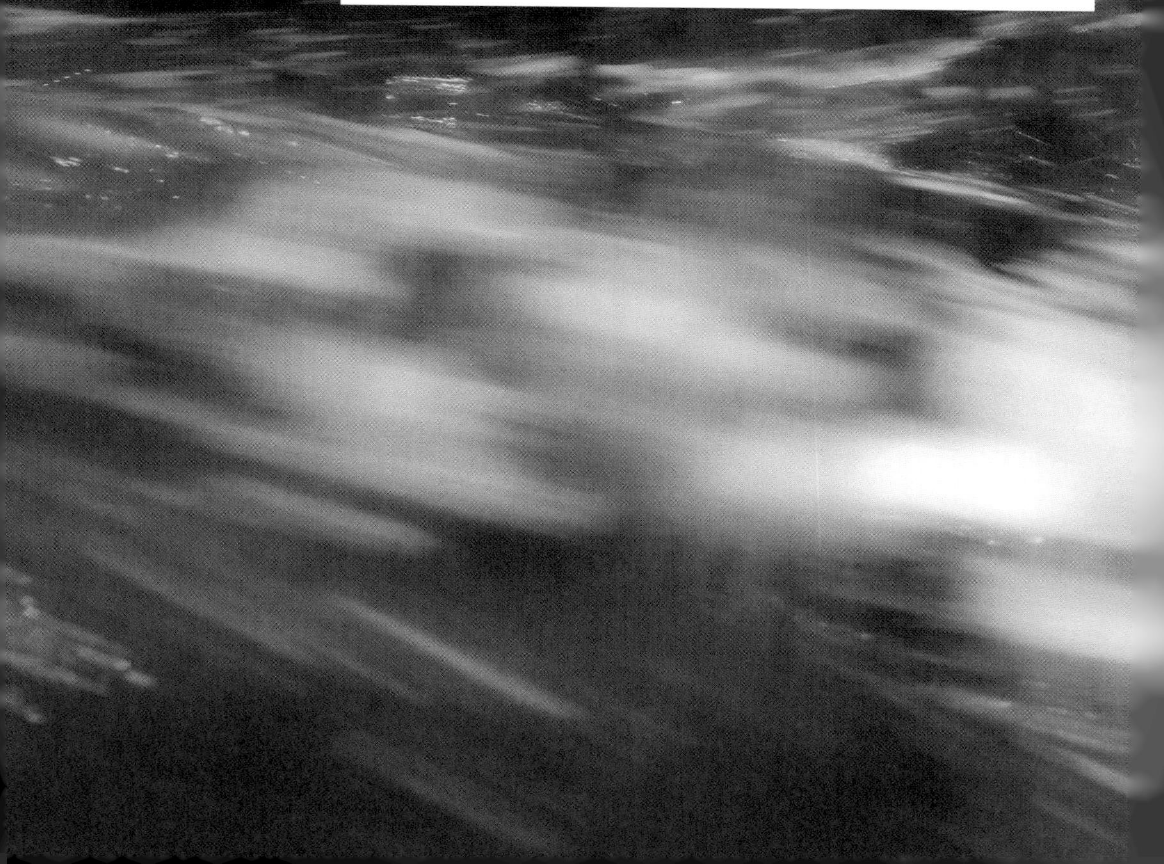

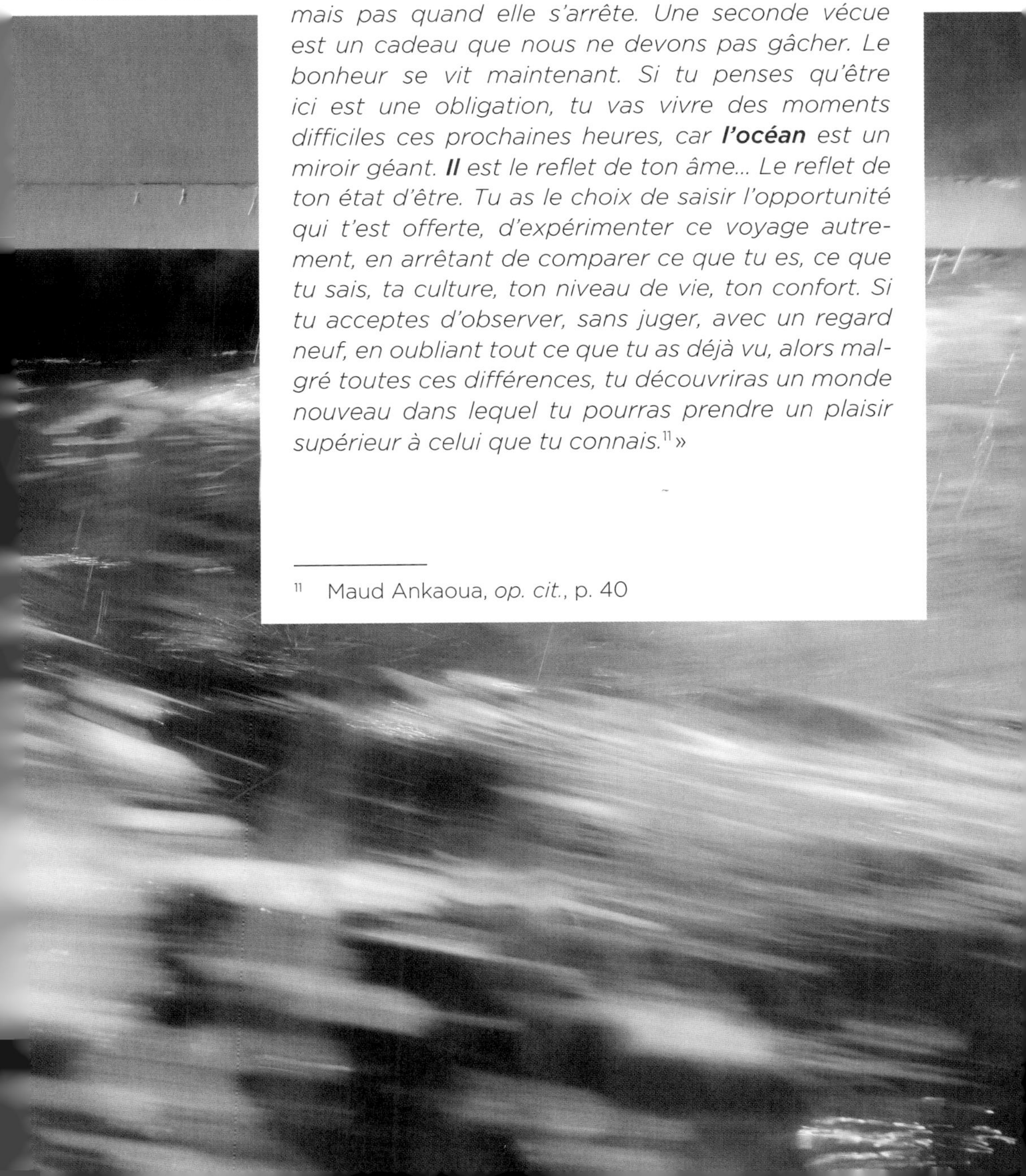

« Chaque instant que tu perds à être malheureuse ne te sera jamais rendu. Tu sais où commence ta vie, mais pas quand elle s'arrête. Une seconde vécue est un cadeau que nous ne devons pas gâcher. Le bonheur se vit maintenant. Si tu penses qu'être ici est une obligation, tu vas vivre des moments difficiles ces prochaines heures, car ***l'océan*** *est un miroir géant.* ***Il*** *est le reflet de ton âme... Le reflet de ton état d'être. Tu as le choix de saisir l'opportunité qui t'est offerte, d'expérimenter ce voyage autrement, en arrêtant de comparer ce que tu es, ce que tu sais, ta culture, ton niveau de vie, ton confort. Si tu acceptes d'observer, sans juger, avec un regard neuf, en oubliant tout ce que tu as déjà vu, alors malgré toutes ces différences, tu découvriras un monde nouveau dans lequel tu pourras prendre un plaisir supérieur à celui que tu connais.*[11] »

---

[11] Maud Ankaoua, *op. cit.*, p. 40

Lundi 25 novembre 2019

15:45 UTC-3
Vitesse du vent: 19 nœuds
Vitesse du bateau: 7 nœuds
Un ris dans la grand-voile.
Foc déployé.

Je suis contente de prendre mon quart seule; je peux réfléchir, me recueillir. Je suis désormais plus à l'aise avec la navigation et cela libère mon esprit des contingences marines.

Moment de grâce. Une sensation que je ne vis pas pendant la journée.

L'obscurité donne une autre saveur à la réalité.

J'ai des fulgurances. Au cours de cette nuit, pendant laquelle *Puma III* glisse sur l'eau, je découvre une nouvelle dimension. Je me suis couchée sur le toit du bateau, en prenant la précaution de m'attacher, pour plonger mon regard dans les étoiles.

Des souvenirs défilent dans mon esprit comme dans un film en accéléré. Je me revois à 18 ans sur une plage en Angleterre, avec un amoureux. C'est comme si j'y étais. J'arrive à capter exactement l'émotion d'alors. Puis me voilà accrochée à une paroi en montagne, avec des amis d'adolescence. Des souvenirs de jeunesse remontent de mon être profond. Il suffit que je repense à un événement de ma vie pour que je puisse y retourner.

Ce moment est inscrit dans la partition de l'espace-temps de l'univers. C'est une évidence. Je viens de traverser une expérience spirituelle très puissante. J'en éprouve une immense gratitude.

«Si l'astronomie fascine, c'est qu'il existe au plus profond de chacun d'entre nous, une compréhension intime et sensible de cet univers infiniment complexe. Qui n'a pas été saisi un jour, par l'un de ces états fulgurants "d'extra-lucidité" face à l'immensité du cosmos.»

Anne Gaud McKee,
à propos de son spectacle *Au fil des étoiles*

Altaïr, l'étoile la plus brillante de la constellation de l'Aigle

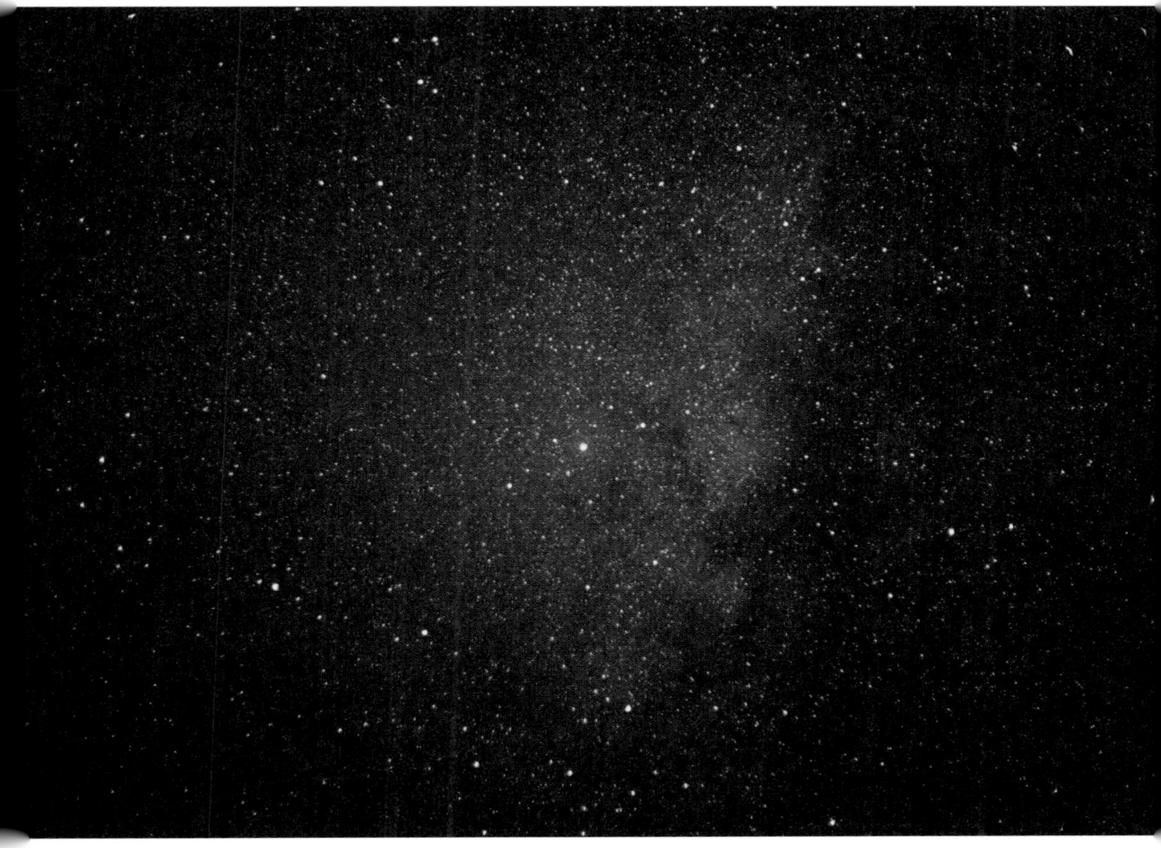

Mardi 26 novembre 2019

03:30 UTC-3
Foc enroulé à 80 %.
Quatre équipières sur le pont, tellement la nuit est belle.
Vitesse du vent: 24 nœuds
Vitesse du bateau: 7 nœuds

13:00 UTC-3
Vitesse du vent: 20,6 nœuds
Vitesse du bateau: 7,5 nœuds

Plus que vingt-huit heures de navigation avant d'arriver en Martinique. Comme ces trois semaines ont passé rapidement finalement!

Ce matin, Muriel, Francesca et moi avons enregistré une discussion philosophique autour des quarts de nuit, puis une seconde sur nos réactions en train de barrer.

Nous sentons un certain laisser-aller à bord de *Puma III*. Il y a des cheveux collés partout, depuis notre dernière baignade. La vaisselle est grasse à cause de l'eau de mer. Les linges de cuisine sont poisseux et ne sèchent plus. Le carré est en désordre.

Durant toute la traversée, nous avons craint de manquer d'eau douce pour constater aujourd'hui qu'il nous en reste encore 200 litres!

Je savoure d'autant plus ces derniers instants précieux, où la vie est comme suspendue, puisque la fin approche. Surtout, j'essaie de m'imprégner de l'énergie de l'océan, de la ressentir au plus profond de moi, afin de la fixer dans mon âme et dans ma chair. Ainsi, quand je serai à terre, il me suffira de fermer les yeux pour pouvoir me transporter sur *Puma III*.

© Caroline Ackermann

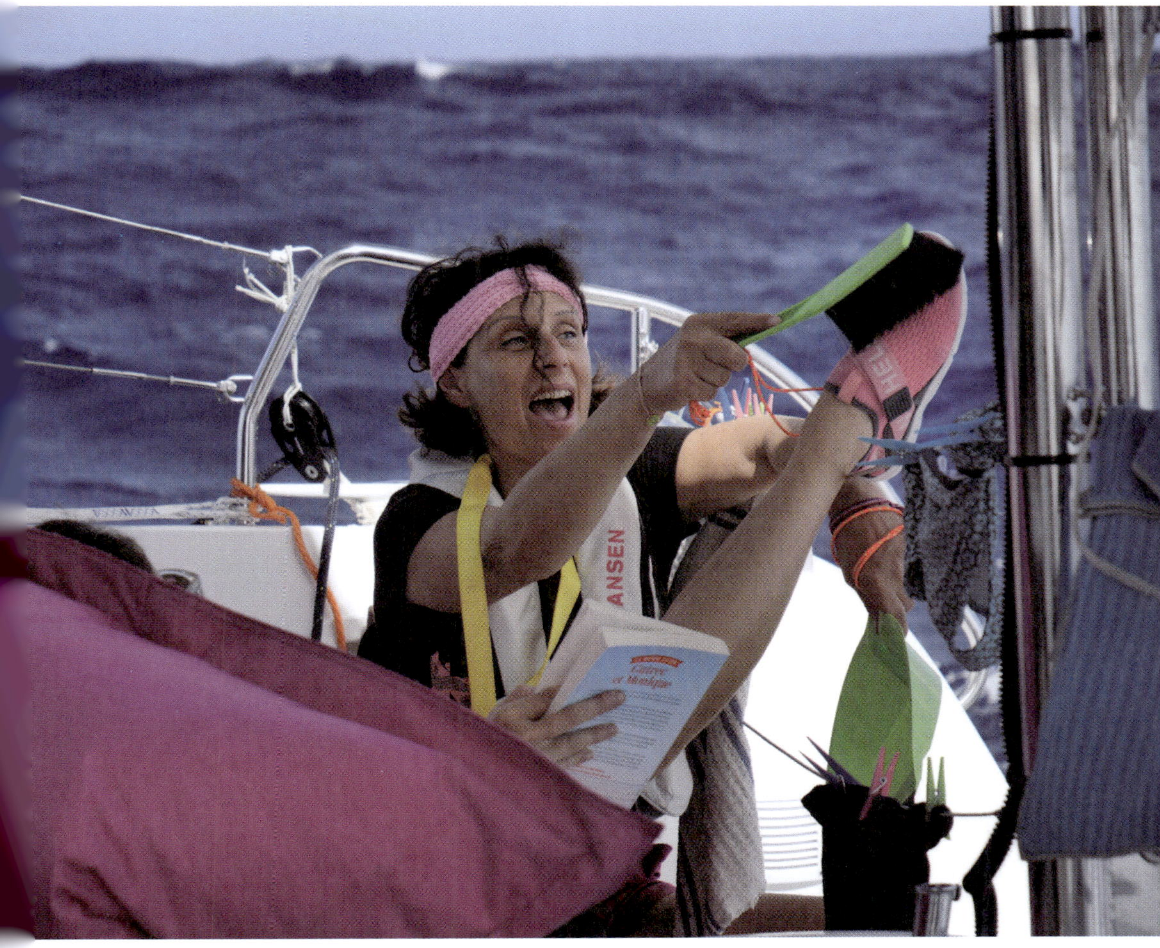

Cet après-midi, nous avons passé deux heures à tourner le dernier tuto de Nadège, en recommençant plusieurs fois certaines scènes. L'occasion de rire aux éclats encore une fois. « Mais pourquoi ne parlez-vous pas plus du cancer », certaines personnes nous diront-elles peut-être ?

Nous avons créé ces tutos spontanément, car ils nous faisaient du bien, nous permettaient de vivre cette légèreté qui nous a cruellement fait défaut pendant la traversée de la maladie.

Bernard, Christian, le mari de Francesca, et leur fils sont arrivés à la Martinique. Ils nous attendent. Cela nous fait chaud au cœur de les savoir là, tout près de nous.

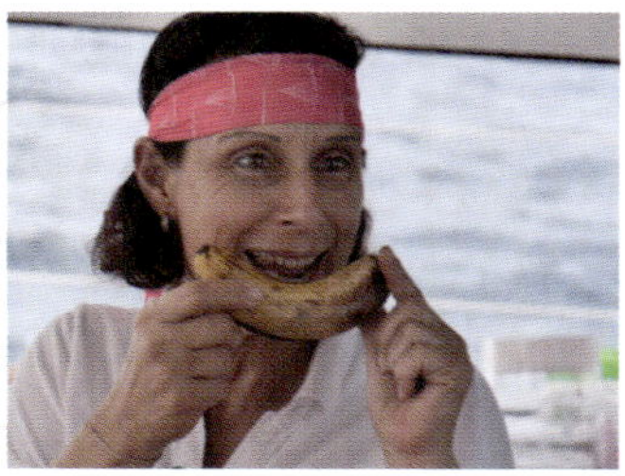
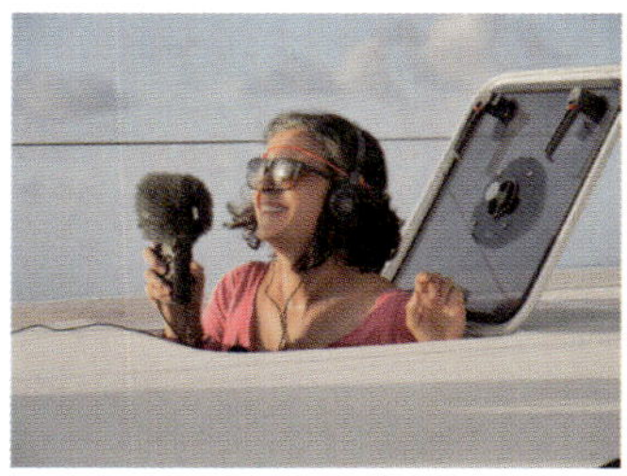
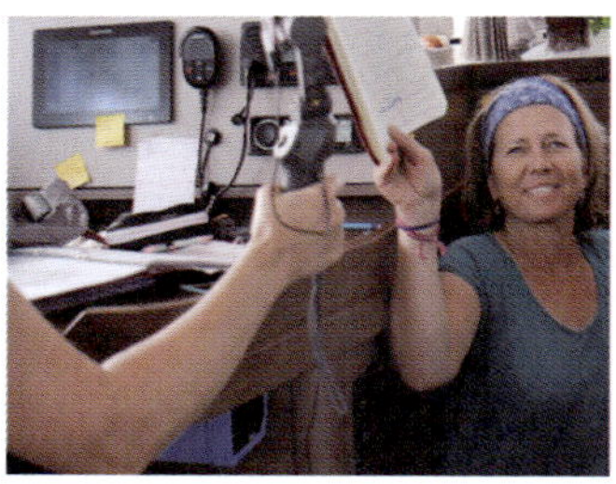
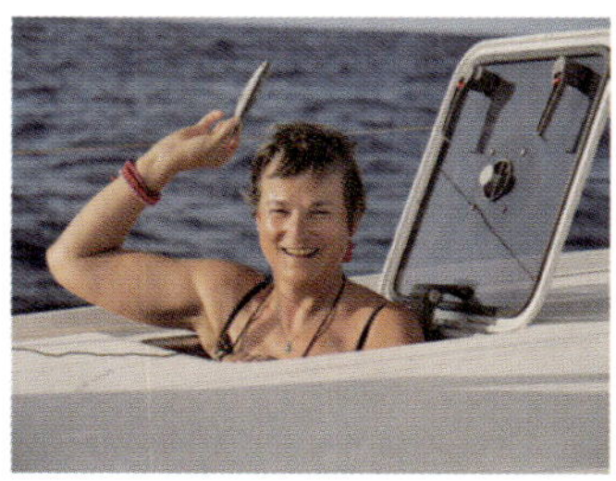

© Caroline Ackermann

Phrases du large

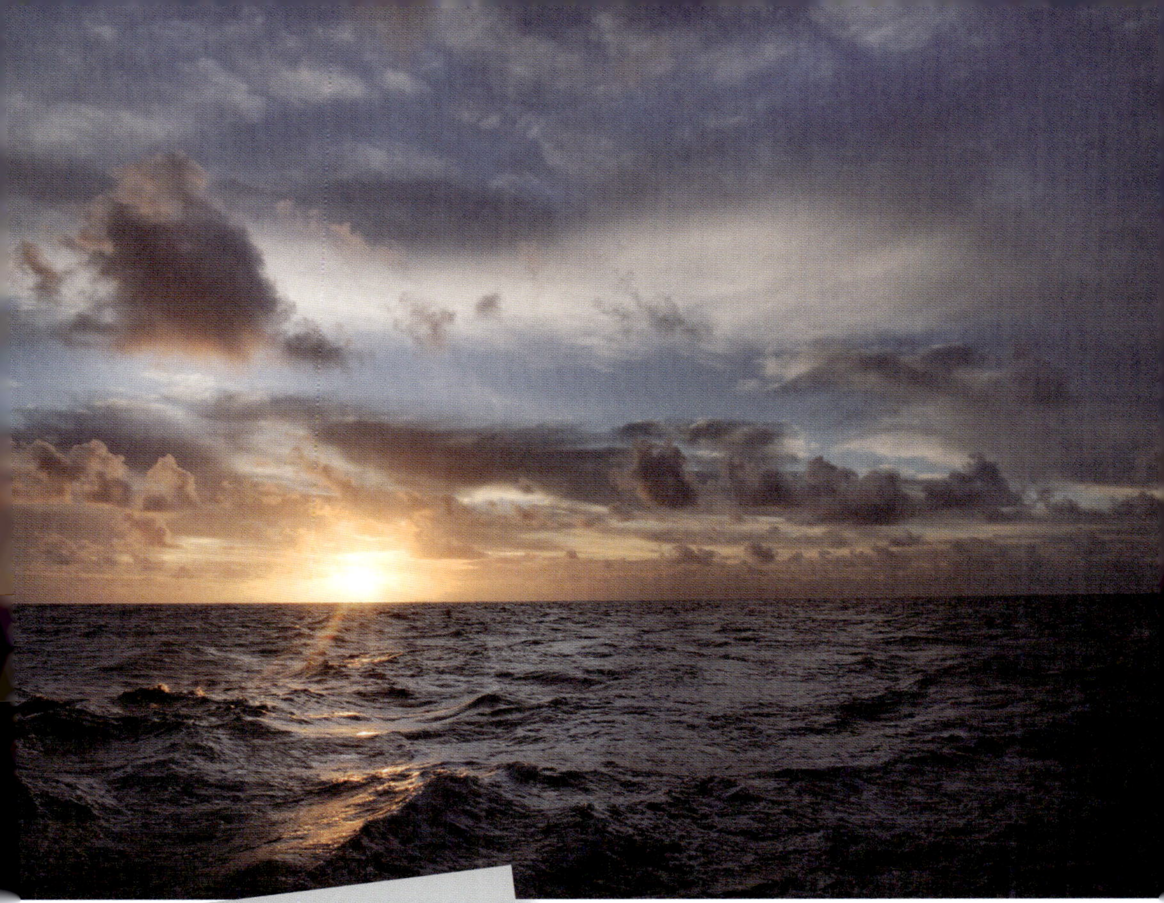

© Caroline Ackermann

23:00 UTC-3
Vitesse du vent: 19,4 nœuds
Vitesse du bateau: 5,5 nœuds

Cette nuit, c'est lune noire. D'après Muriel, c'est aussi le moment propice pour rédiger notre chèque à l'Univers; c'est-à-dire pour formuler nos vœux. Cette lettre d'intention est censée ancrer nos rêves dans notre esprit et les envoyer sous forme d'ondes à l'Univers pour que celui-ci nous les renvoie matérialisés en événements. En émettant par nos pensées, nos émotions, nos croyances et nos actions une vibration, qui est une intention puissante, nous attirerons par résonance ce qui vibre sur la même fréquence. Certains sites ésotériques affirment que c'est un principe de la loi de l'attraction et de la physique quantique. Pourquoi ne pas y croire? Il paraît que cela fonctionne. Alors, chacune s'est installée dans le carré ou le cockpit pour écrire sa lettre.

Mercredi 27 novembre 2019

03:00 UTC-3

Depuis plusieurs jours, on sent la chaleur et la moiteur des tropiques. Pendant les quarts de nuit, un T-shirt suffit.

Notre arrivée en Martinique s'avère compliquée à organiser, car il faut concilier les besoins de l'équipe de production venue de France pour immortaliser ces moments avec un drone, une caméra et un appareil photo et la sécurité nécessaire pour le bateau et l'équipage. Le routage prévoit une arrivée en Martinique à 2 heures du matin, heure locale. Pas possible donc de mouiller dans la baie de Sainte-Anne au milieu de la nuit si on veut permettre à notre photographe Anne et à Amélie et Nicolas, l'équipe de tournage, de capter des images. Samantha, Aurélia et Apolline, la fille de Stéphane, nous aident pour toute cette logistique.

Il me tenait à cœur de trouver un ou une photographe afin d'immortaliser notre arrivée pour illustrer ce livre de bord. Initialement, j'avais demandé à un de nos photographes attitrés de remplir cette mission. Impossible pour lui de se libérer. Il y a deux jours, Aurélia a trouvé la perle rare au sein de son réseau de la course au large: Anne Beaugé, une jeune navigatrice qui vient de terminer la mini-transat. Partie de La Rochelle pour rejoindre la Martinique, elle a effectué une course en solitaire sur un voilier de 6,5 mètres, sans assistance. Elle se trouve encore à la Martinique. Une professionnelle spécialisée dans la photographie de voile. Inspirante.

Cette nuit, Anne m'a envoyé un message qui a résonné en moi: « Vous commencez sûrement à sentir les parfums de la terre qui attire irrésistiblement. Bientôt la joie de l'arrivée. »

07:00 UTC-3
On passe en UTC-4.
06:00 UTC-4

Après avoir évalué plusieurs scénarios possibles pour notre arrivée, Muriel, notre formidable skipper qui n'a pas dormi de la nuit, a eu une excellente idée: afin de répondre aux besoins de l'équipe de production et de pouvoir jeter l'ancre de jour dans la baie de Sainte-Anne, elle nous propose de faire un petit détour par la Barbade pour ralentir notre progression. Notre arrivée au mouillage est donc prévue le lendemain en début d'après-midi. Cela nous laissera le temps de nettoyer le bateau, trier les stocks de nourriture et faire notre toilette.

07:30 UTC-4
Dauphins et
Barbade en vue!

Carine et moi faisons le travail d'approche sur la carte papier, puisque nous n'avons pas téléchargé la carte électronique nous fournissant les détails pour approcher la Barbade. C'est l'occasion de réviser quelques notions pour notre permis mer sous la supervision de Muriel. On a sorti le compas de relèvement, les jumelles, le compas à pointe sèche. Une tâche très intéressante.

© Caroline Ackermann

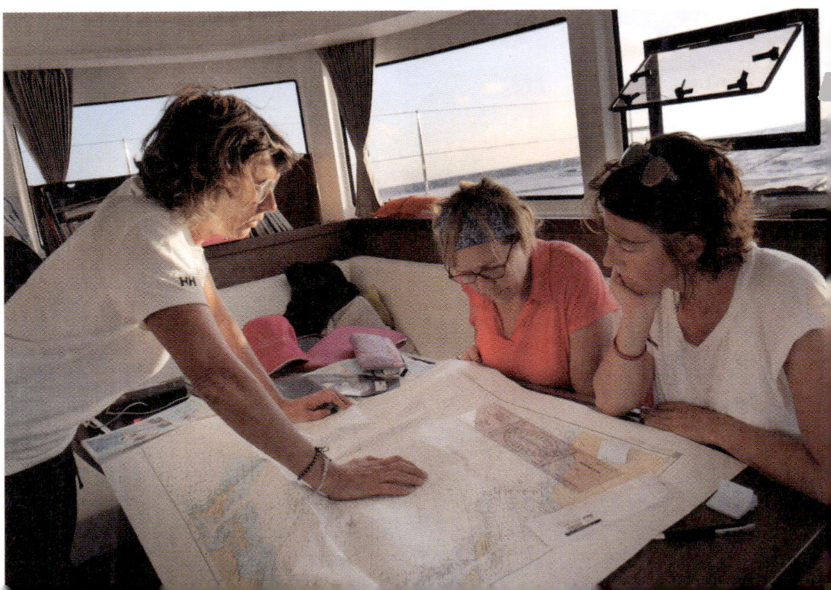

14:25 UTC-4
Mouillage à la Barbade.
On a traversé!!!!

À peine l'ancre jetée, Caroline, Nicole et Carine se précipitent dans l'eau pour rejoindre la plage à la nage. Elles ont besoin de se défouler. Quand elles reviennent, on se met au travail pour trier les restes de vivres, nettoyer le bateau et se laver. Un équipage de jeunes hommes partis pour plusieurs mois à bord d'un voilier – qui mouille à quelques mètres de nous est ravi de pouvoir récupérer nos réserves. De quoi tenir une dizaine de jours, la marge de sécurité que nous avions prévue.

Pendant notre escale, nous découvrons sur les réseaux sociaux que certaines personnes qui suivent notre itinéraire sont étonnées de constater notre changement de cap vers la Barbade: «Mais que leur arrive-t-il?», s'inquiètent-elles. Nous demandons à Aurélia de poster des nouvelles pour les rassurer.

Ce soir, les enfants de Nadège sont arrivés en Martinique.

18:00 UTC-4
Appareillage.
Cap sur la Martinique.

19:30 UTC-4
Danse endiablée sur le pont.

Nous célébrons le départ de cette dernière étape en dansant. Euphorie, excitation, nostalgie. Tels sont les sentiments qui tourbillonnent dans nos têtes pendant que nous virevoltons sur *Puma III* avec la sono à plein tube. Lorsque résonne notre titre préféré, *Il rock di Capitan Uncino*, de Edoardo Bennato, que Caroline nous a fait découvrir, nous nous déchaînons. Je cueille ce moment inoubliable.

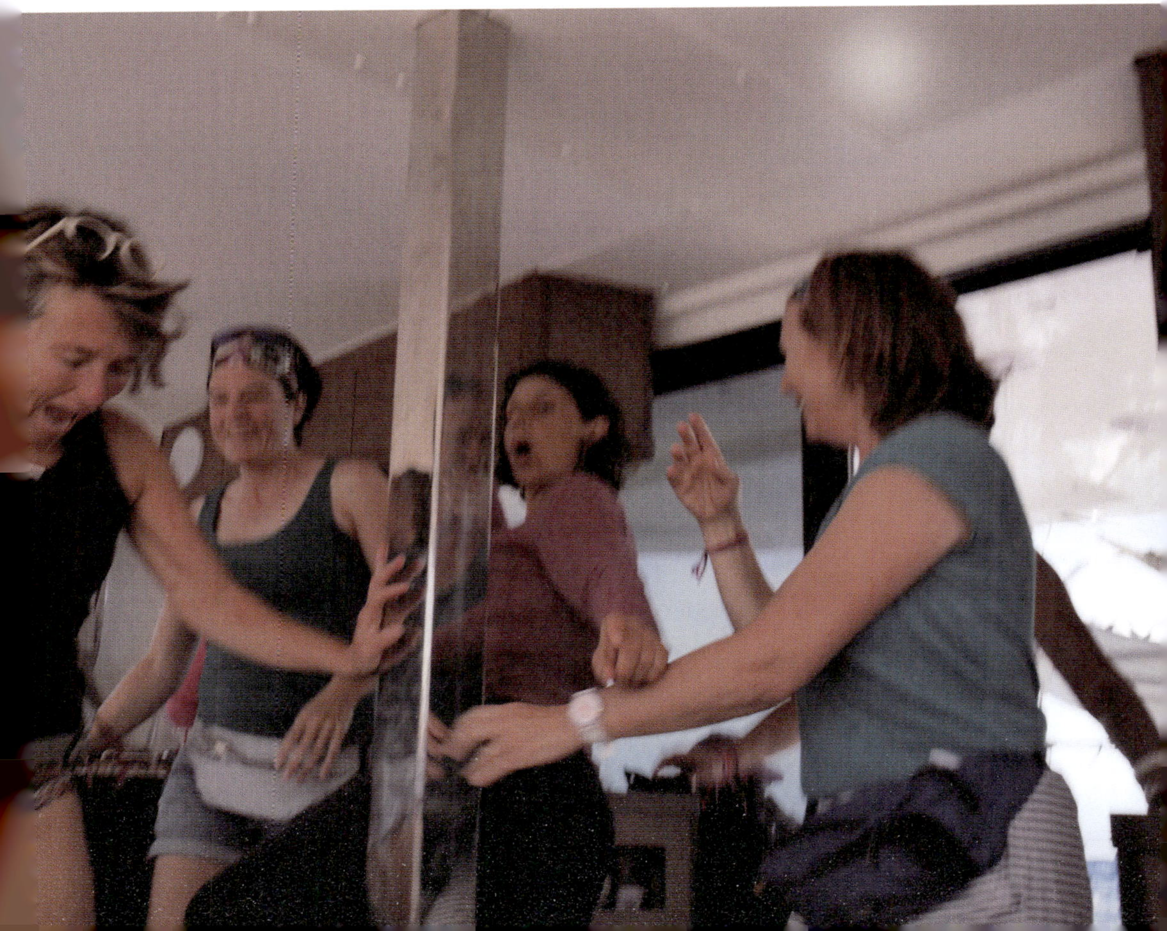

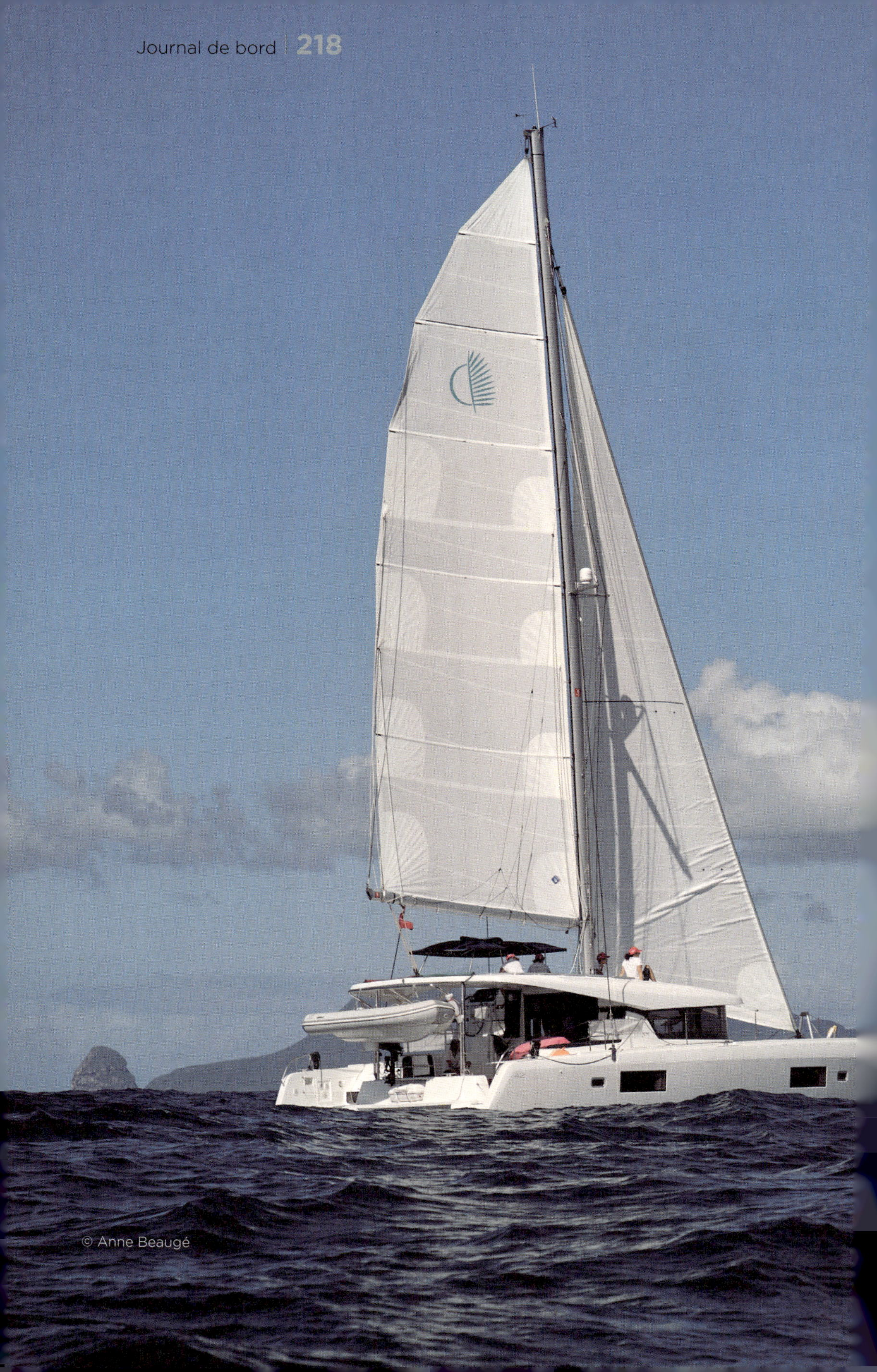

Jeudi 28 novembre 2019

01:00 UTC-4
Vitesse du vent: 22 nœuds
Vitesse du bateau: 8,5 nœuds

Seule, assise dans le cockpit, je savoure mon dernier quart. Ballottée *sur Puma III* qui file à toute vitesse, je ferme les yeux pour ressentir une ultime fois les réactions du catamaran qui fend les vagues.

Avant mon quart, j'ai essayé de dormir un peu pour prendre des forces. En vain. Je suis trop excitée par la perspective d'arriver dans quelques heures. L'air étant étouffant sous les tropiques, Stéphane et moi avons ouvert les écoutilles. Résultat, une vague a inondé notre cabine et nous a réveillées en sursaut. Cela ne nous a pas empêchées d'éclater de rire.

05:15 UTC-4
Vitesse du vent: 18 nœuds
Vitesse du bateau: 7 nœuds
Carine réveille Stéphane, notre «boulangère» qui va préparer une tresse et des pancakes pour accueillir nos familles avec un petit déjeuner royal.

10:00 UTC-4
ARRIVÉE
Mouillage dans la baie de Sainte-Anne.

3264 milles parcourus en 24 jours
Vitesse moyenne de *Puma III*: 5,66 nœuds

Dans quelques instants, nos proches monteront à bord...

Notre cœur bat la chamade.

Au terme de cette transat, je me sens comblée. Comblée d'avoir franchi toutes les étapes pour obtenir mon permis mer, fière d'avoir réussi à surmonter tous les écueils afin de pouvoir vivre cette aventure r'Ose Transat.

Heureuse d'être allée au bout de mon rêve.
Heureuse d'avoir partagé ce rêve fou avec mes compagnes d'odyssée.
Heureuse qui comme...

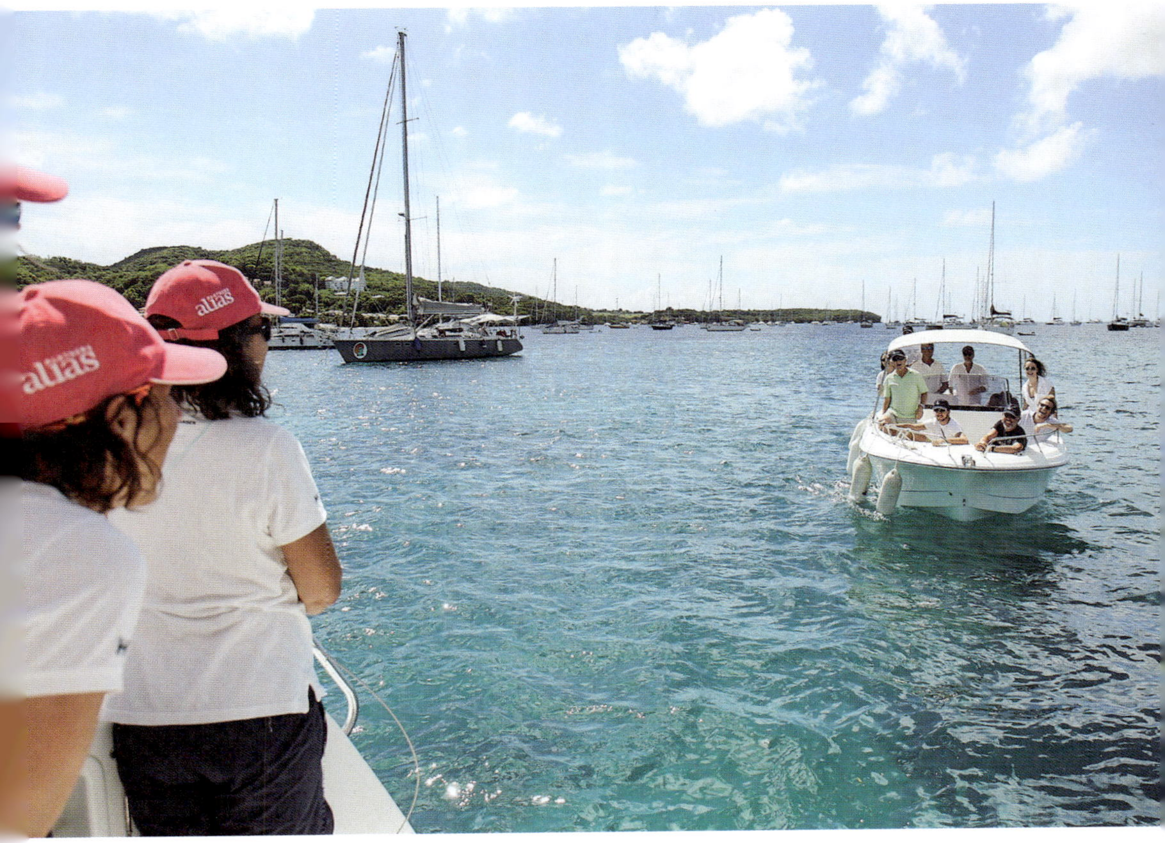

© Anne Beaugé

r'Ose Transat, flashback

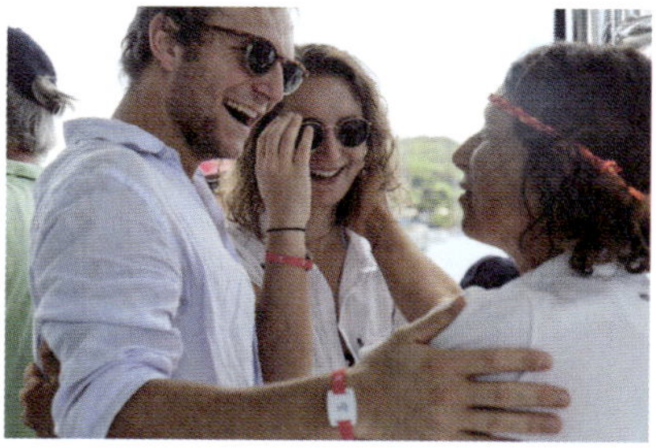
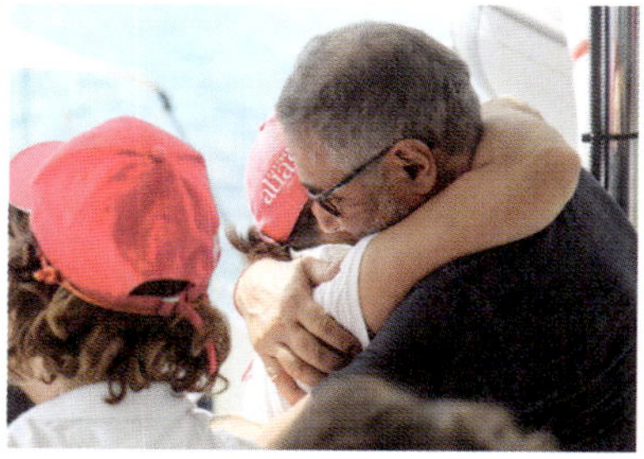
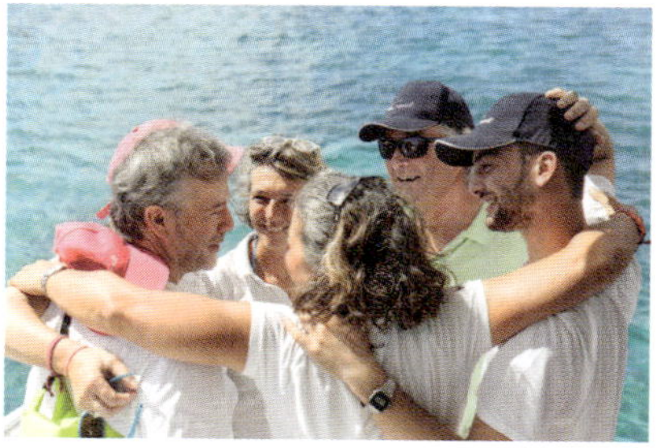
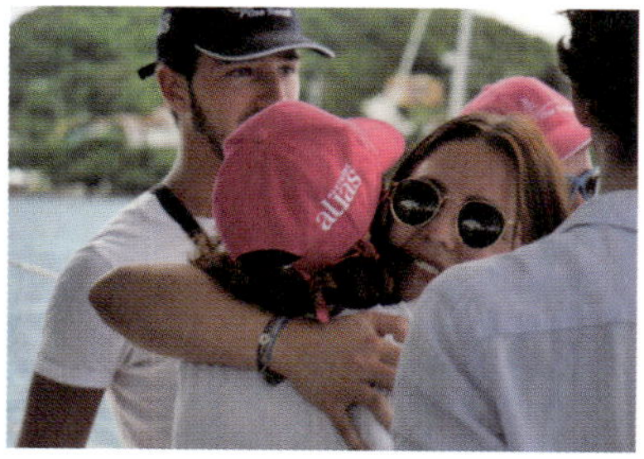

© Caroline Ackermann

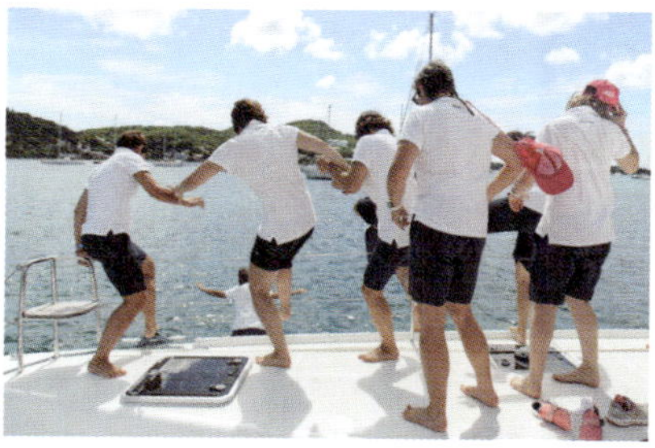
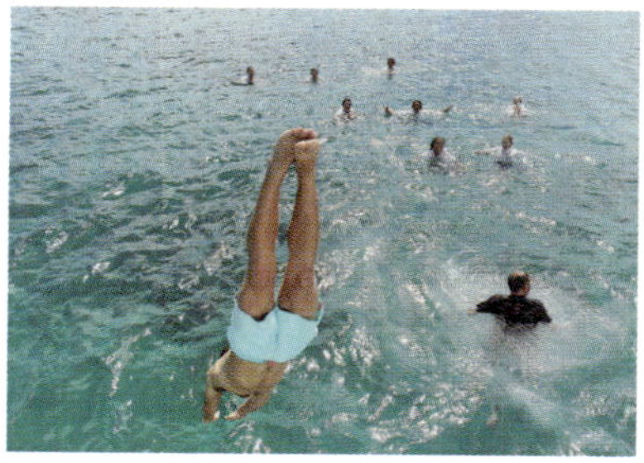
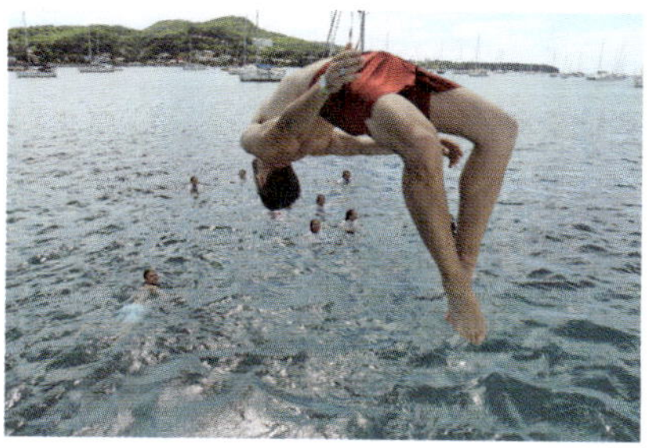
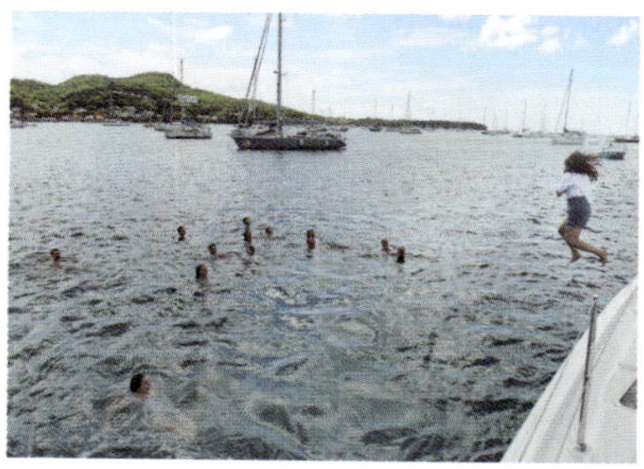
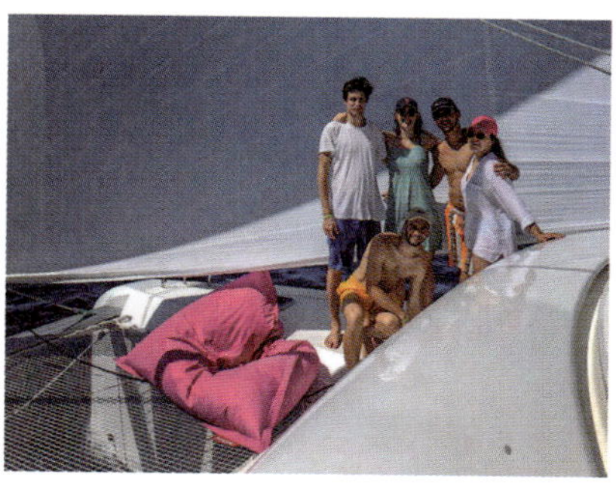

© Elisabeth Thorens-Gaud

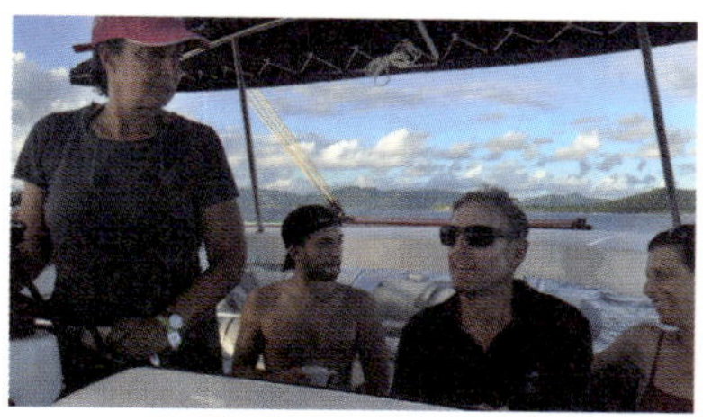

© Elisabeth Thorens-Gaud

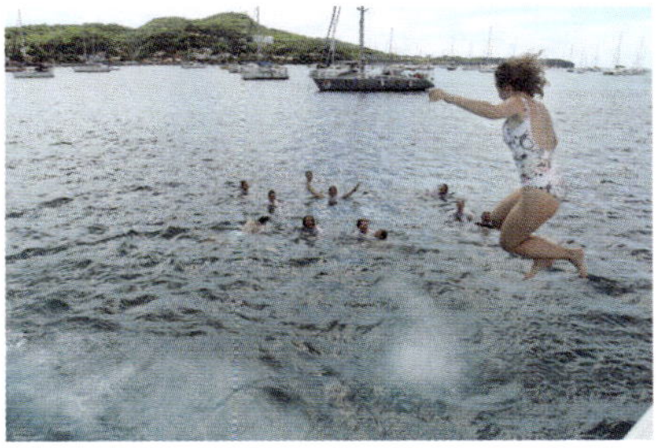

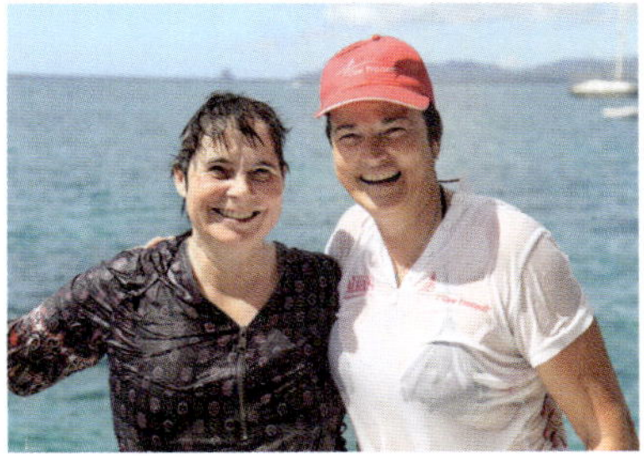

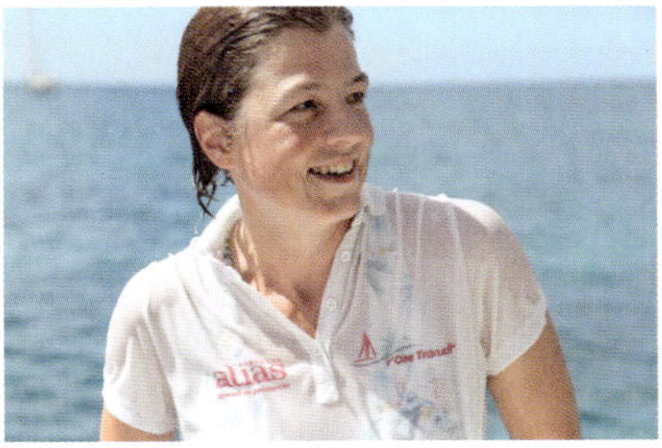

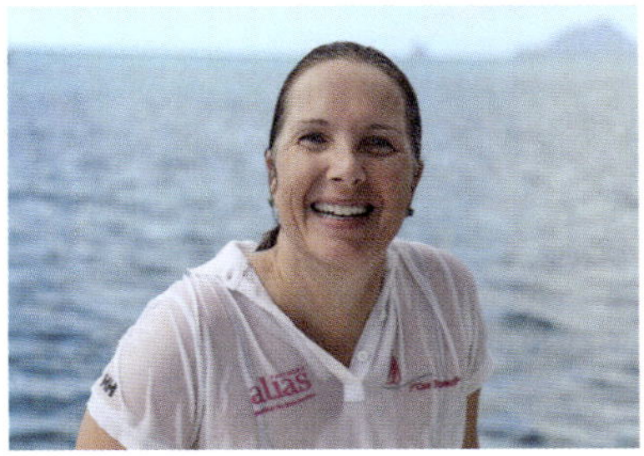

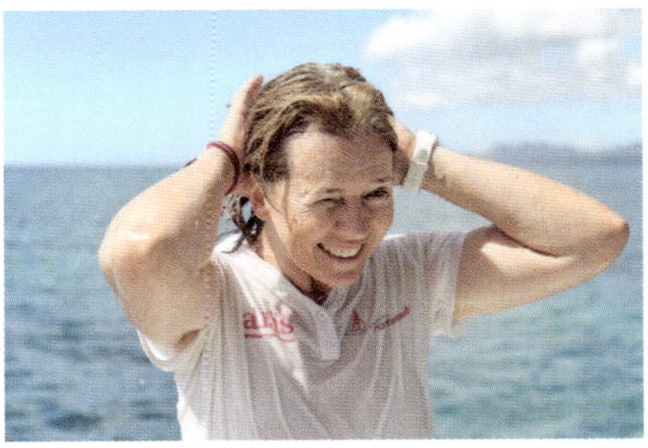

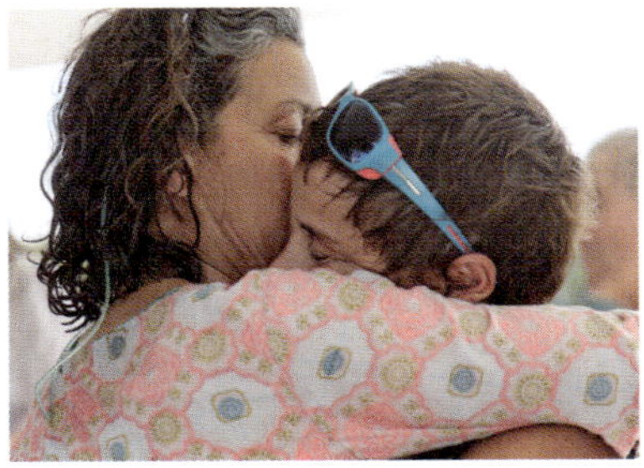

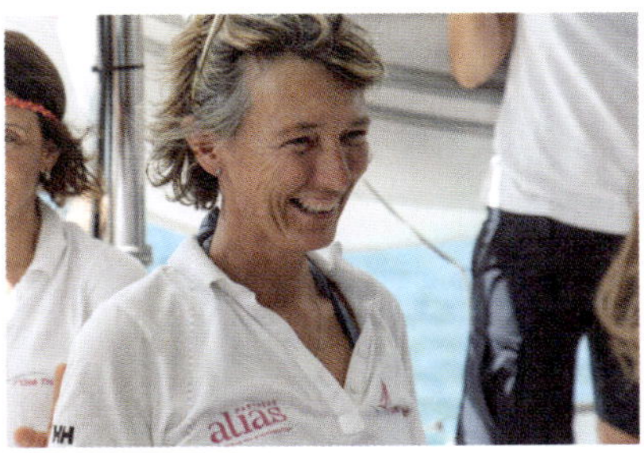

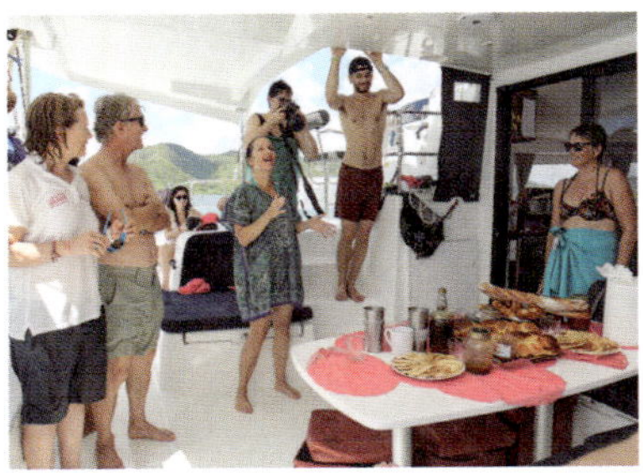

Toutes les photos ont été réalisées par Anne Beaugé, à l'exception des trois créditées.

Épilogue

Naviguer avec le cœur, le corps et l'esprit

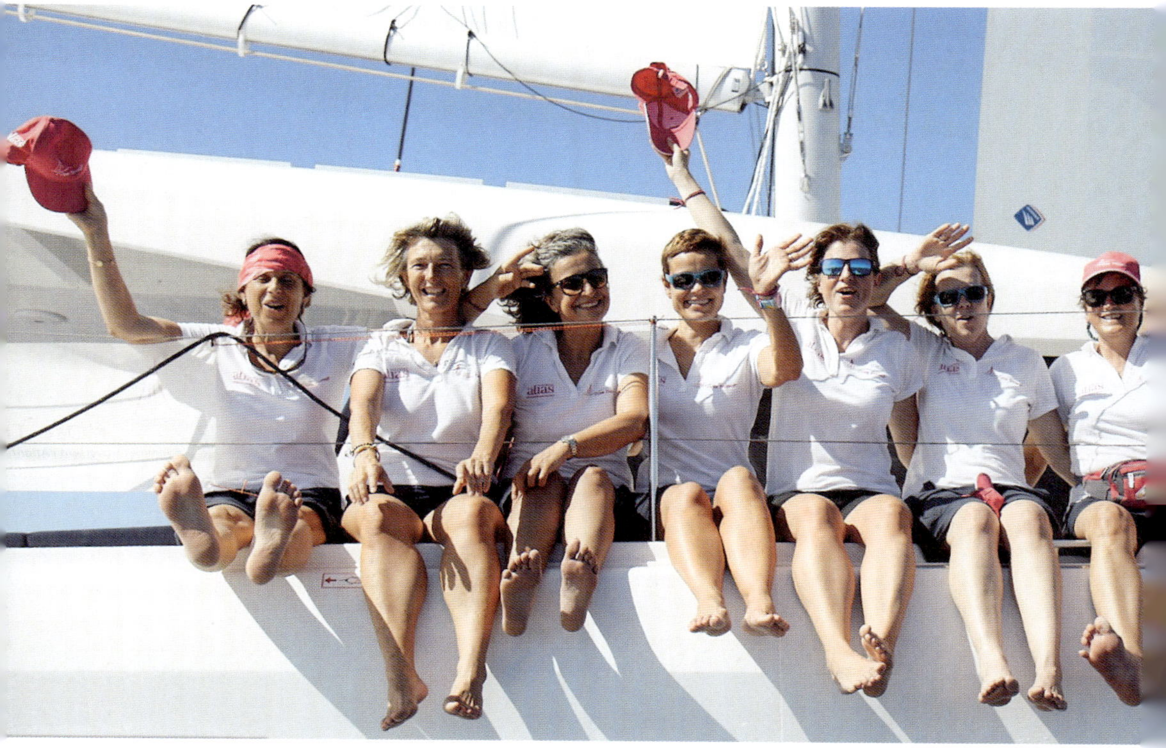

© Anne Beaugé

Avant de mettre un point final à ce récit, il fallait que je vous le dise : peu après notre retour, Didier a demandé Stéphane en mariage.

Je tenais aussi à donner la parole au reste de l'équipage, afin que chacune des membres réponde à ces deux questions que tant de personnes nous ont posées : « Qu'est-ce que ce projet vous a apporté ? Qu'avez-vous retiré de cette traversée ? »

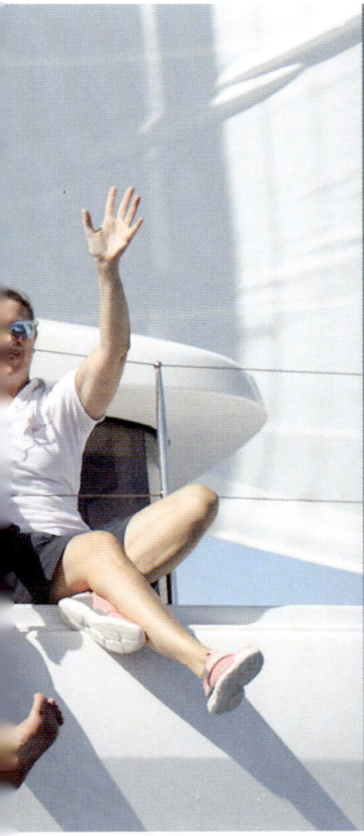

Muriel Andrey Favre, skipper

«r'Ose Transat m'a encore confirmé l'importance d'avoir des projets dans la vie. Sans but, on tourne en rond. Comme le dit la phrase célèbre de Sénèque : "Il n'y a pas de vent favorable pour celui qui ne sait dans quel port il veut arriver." Souvent, le mental nous empêche d'avancer… Oser… Faire le premier pas, le reste suivra. Ce projet en a été la preuve.

Quel cadeau de la vie d'avoir pu vous amener de l'autre côté ! J'en retire des souvenirs, des amitiés, et beaucoup de fierté. Merci à toutes !»

Carine Clément Wiig, médecin à bord

«Ce projet m'a surtout apporté beaucoup de joie. Avant, pendant et après. Il m'a également permis de réaliser une fois de plus que "seule on va plus vite, mais ensemble on va plus loin". De plus, prendre de la distance par rapport à ma vie m'a aussi permis de nuancer "l'urgence" dans laquelle j'évolue au quotidien. J'ai appris à m'arrêter, observer, laisser faire.»

Stéphane Couty, équipière

«S'il n'y avait qu'un mot pour décrire ce que r'Ose Transat m'a apporté, c'est le mot Émotion ! L'émotion de rencontrer une femme incroyable, douée d'une volonté hors normes complétée d'une hyperactivité redoutable. Grâce à Elisabeth, j'ai pu découvrir l'émotion d'être en plein océan, au milieu de nulle part, sans aucune peur sinon celle que la beauté de la nature ne sombre avec la folie des hommes. Émotion portée au gré des vagues, du vent, des aubes qui se lèvent pour un jour nouveau et plein d'espoir, en compagnie de sept autres femmes aussi belles que généreuses.

Émotion du partage avec chacune d'entre elles, différentes et sublimes. Le bonheur de rire à pleine gorge avec Nadège, de chanter à tue-tête avec Caroline, de se confier à Francesca avec sa fidèle pomponnette, de calculer le chemin parcouru avec Carine, de compter les étoiles et les poissons volants avec Nicole, de pêcher avec la Boss, notre skipper Muriel, et de partager avec Eli nos secrets réfugiées dans notre couchette.

Émotion d'amour intense induit par le manque de ceux que nous aimons et avec qui nous aimerions partager chaque instant de ce fabuleux voyage. Émotion de les retrouver, enfin, en réalisant à quel point il est inutile de courir le monde pour trouver son bonheur; il est auprès d'eux.

Je reviens de ce voyage forte de belles émotions, encore plus vivante qu'avant, le cœur gonflé par tant d'amour, de beauté et de complicité.

Le cancer est derrière moi, la vie devant avec mes plus beaux souvenirs!

Carpe diem.»

Nicole Strub, équipière

«J'éprouve une énorme gratitude d'être encore en vie et d'avoir pu faire cette expérience exceptionnelle. J'ai souvent vécu dans l'instant présent, en regardant les levers et les couchers du soleil, de la lune, en observant la faune marine et les oiseaux à l'approche des îles. Si inspirants.

Le fait de côtoyer des femmes ayant été touchées par le cancer du sein a fait resurgir des émotions du passé et m'a fait reprendre conscience de la fragilité de la vie. J'ai trouvé que le confinement à huit sur Puma III, *avec des personnalités différentes, a demandé beaucoup d'adaptation de part et d'autre. Mais cette expérience m'a permis d'accroître ma confiance en moi. J'ai pris soin de m'écouter afin de prendre plus de temps pour moi.»*

Caroline Ackermann, équipière

«Ce projet m'a véritablement remise à flot. Peu à peu j'ai retrouvé confiance en moi et aussi ma place. Je croyais n'avoir besoin de personne. Je me relève de ce traumatisme avec une grande force, celle d'avoir reconnu ma vulnérabilité et d'avoir osé en parler. J'arrive de l'autre côté avec beaucoup de gratitude et de reconnaissance d'avoir eu la chance de vivre une telle expérience, un véritable cadeau de la vie.

Je craignais plus le huis-clos entre femmes que la traversée en elle-même. Sur un bateau, il est impossible de se cacher. Dans ce contexte, les masques tombent et la communication devient plus franche. Nous étions seules, mais ensemble pour affronter les imprévus. Cela m'a rassurée et donné espoir en la solidarité et la bienveillance qui ont été sans failles durant toute la traversée.

À l'arrivée, j'ai constaté que j'avais accepté ma situation et que mes craintes étaient passées par-dessus bord. J'ai maintenant envie que mon expérience puisse aider d'autres femmes.»

Nadège Schriber, équipière

«Avec ce projet, j'ai osé me lancer dans l'inconnu. Il m'a laissé le temps pour des moments d'introspection, de remise en question, d'observation.

J'ai aimé nos moments d'échange, de partage: rires, joies, danses, divins repas. Cependant, tout ne fut pas toujours rose lors de cette transat! J'ai découvert mes limites d'écoute, d'empathie, de tolérance parfois toute relative, mes capacités à accepter les différences des unes et des autres.

Aujourd'hui, j'ai envie de continuer à vivre le moment présent pour l'apprécier, tout en me nourrissant de projets pour le futur, afin d'y puiser une grande partie de mon énergie. Je continuerai inlassablement à traiter, soutenir et aider les femmes dans leur traversée de cette maladie. Ce projet m'aura également permis d'accepter notre vulnérabilité, car à mon immense tristesse, certaines sont parties balayées par cette maladie. Je garde en mémoire de très belles et fortes amitiés.»

Francesca Argiroffo, équipière

«Il y a eu l'écume des jours, il y a eu l'écume des nuits, les fulgurances de l'instant présent. Mes compagnes d'aventure ont la beauté de ces instants et la pro-

fondeur de la mer. Dans notre microcosme et sur l'immensité de l'océan, j'ai appris à me faire et leur faire confiance, à profiter de chaque jour qui nous était donné. Comme le dit Nicolas Bouvier, on pense qu'on fait un voyage, mais c'est le voyage qui nous fait. Quand on vit un périple comme celui-ci, on part aussi à la rencontre des autres et de nous-mêmes. Et on se découvre, humaine parmi les humaines, si différente et si semblable. Quand on a peur, ce n'est pas toujours de tomber, mais de voler.

Avec mes équipières je me suis senti pousser des ailes. Et rien ni personne ne pourra m'enlever ça.

Les ailes sont là, c'est un sentiment extraordinaire.»

Samantha et Markus, venus nous rejoindre à bord quelques jours après notre arrivée en Martinique, se sont aussi exprimés à propos de r'Ose Transat.

Samantha Polgar

«Une rencontre des plus inattendues, un tourbillon d'énergies incroyable, un projet fou devenu rapidement une réalité. Il y a des moments qui ne trompent pas dans la vie: "Tu peux tout accomplir si tu as le courage de le rêver"...

Et j'ai trouvé bien plus que ça. Mon cœur est devenu encore plus grand.»

Markus Burkhardt

«Le projet r'Ose Transat a été pour moi de très belles rencontres, un partage d'une même passion, d'une aventure. Les échanges m'ont à nouveau prouvé qu'il faut se battre pour nos idées, se battre pour nos convictions et se battre pour la Vie, chacun dans notre propre parcours. Je suis heureux et reconnaissant de ce que r'Ose Transat a apporté à toutes celles qui ont traversé, mais également à toutes celles et ceux qui ont gravité autour de ce projet.»

Une pépite turquoise

«Le monde était un coffre de bijoux. Les joyaux demeuraient rares, l'homme ayant fait main basse sur le trésor. Parfois, on tenait encore un brillant devant soi. Alors la Terre étincelait d'un éclat. Le cœur battait plus vite, l'esprit s'enrichissait d'une vision.»

Sylvain Tesson, *La panthère des neiges*

© Anne Beaugé

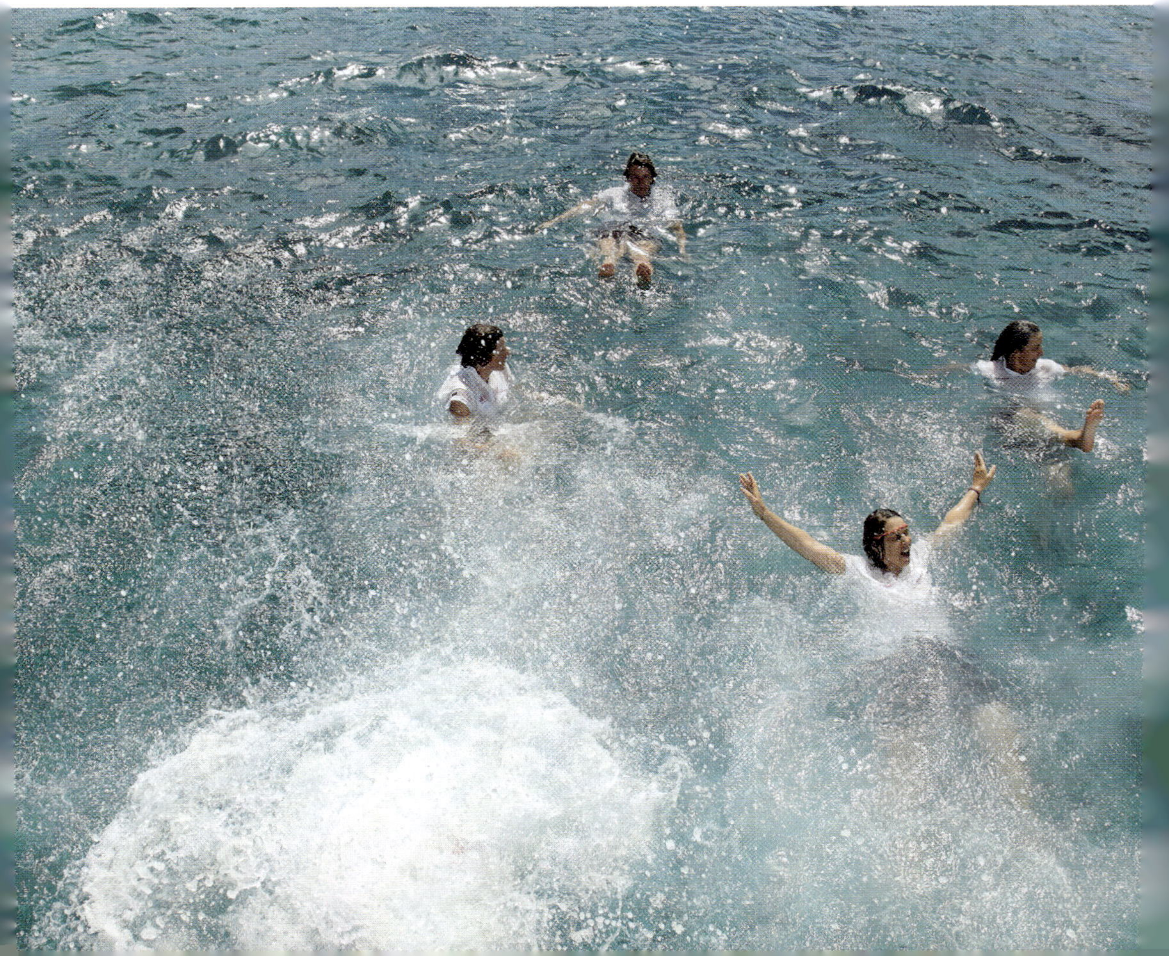

L'aventure r'Ose Transat m'a permis de reprendre confiance après l'épreuve du cancer du sein. Cette traversée m'a laissé le temps nécessaire pour soigner les bleus à mon âme, digérer mes peurs et laisser le traumatisme du cancer derrière moi. Elle a aussi été une respiration dans ma vie, qui m'a permis de réfléchir sur moi-même et de réajuster mon cap. Surtout, elle a été l'occasion de pouvoir réfléchir sur la façon dont j'avais envie de vivre le «dernier chapitre» de ma vie.

Si l'on n'a pas de prise sur le développement d'un cancer, on sait aujourd'hui, comme décrit dans le chapitre «Le cancer expliqué à Muriel», que certains comportements vont contribuer à prévenir cette maladie ou à en diminuer le risque de récidive. Notre traversée a été exemplaire de ce point de vue, car nous avons adopté de bons réflexes: pratique d'une activité physique, choix d'une nourriture saine et équilibrée, bonne gestion du stress et des émotions, soin et attention portés aux liens du cœur, à l'amitié, à l'amour au sens large. Nous avons donc naturellement adopté cette stratégie anti-cancer que tant de thérapeutes promeuvent.

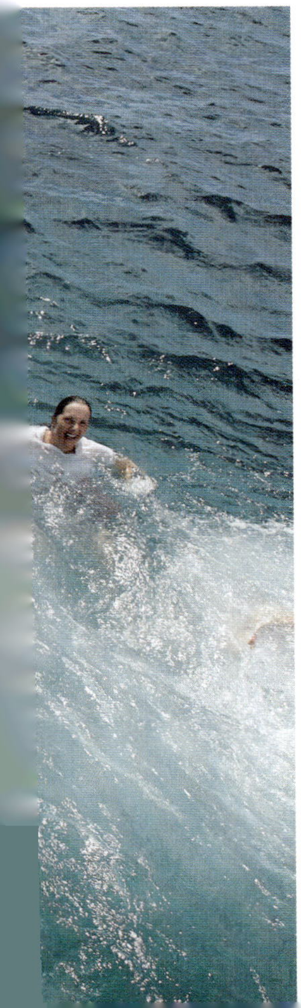

De retour sur terre, je tâche de conserver ces bons réflexes pour continuer à naviguer avec le cœur, le corps et l'esprit. Ces moments de grâce que j'ai vécus au milieu des éléments resteront à jamais gravés dans mon cœur tout comme ceux partagés avec mes amies, qui se sont colorés chaque jour d'une teinte différente, à l'image des tons composant la palette de l'arc-en-ciel que nous avons admiré si souvent quand nous étions sur les flots.

Je suis encore remplie de l'énergie de l'océan et portée par les liens d'amitié qui m'unissent à mes compagnes d'odyssée et à toutes celles et tous ceux qui nous ont soutenues de près ou de loin pour nous accompagner dans cette aventure.

Jamais je n'oublierai ce reflet fugace que j'ai pu apercevoir sur la crête des vagues, cette pépite turquoise, éphémère, que nous avons toutes tenté de photographier, sans succès.

On ne capture pas l'instant.
On s'en imprègne,
Au plus profond de notre âme.
Quant à l'énergie r'Ose Transat,
Elle continue à vibrer,
Et à faire battre nos cœurs.

J'espère pouvoir continuer à naviguer encore longtemps pour me sentir libre comme un fou de Bassan

Fou de Bassan sur l'île de Bonaventure, près de Percé, Québec, Canada

© Shutterstock

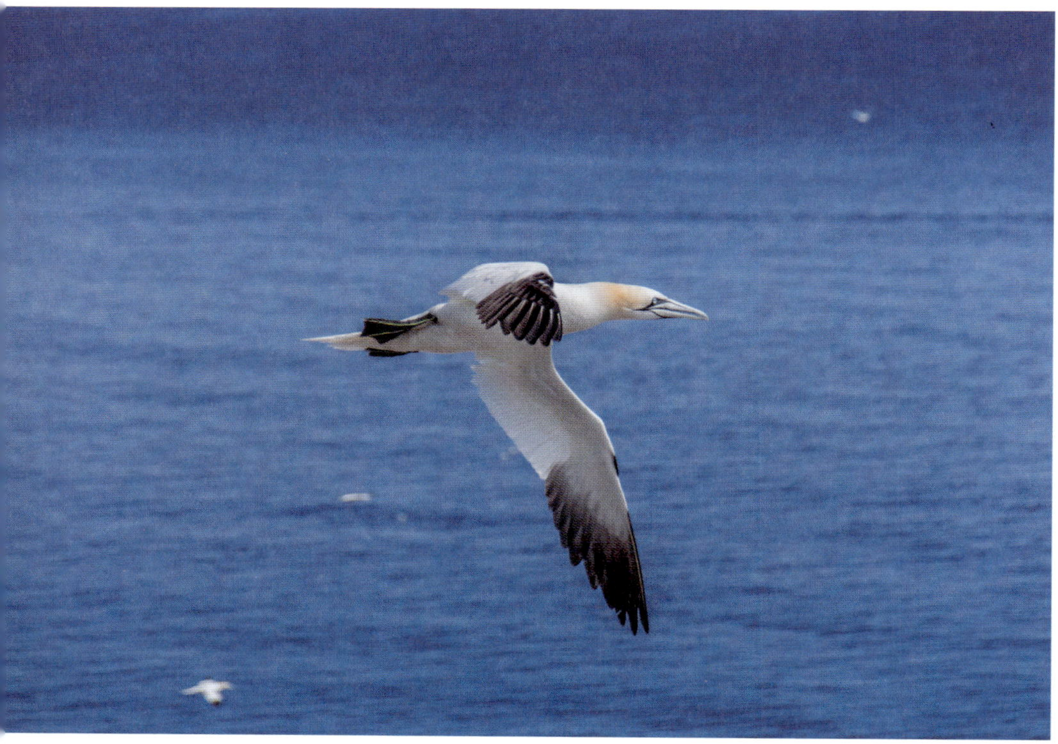

Symphonie

J'ai savouré ces moments de partage, de solidarité,
de sororité.
J'ai ri, comme je n'avais plus ri depuis mon
adolescence.
J'ai aimé,
L'océan, la mer, mes amies, *Puma III*.
J'ai pleuré
Ma sœur, disparue bien trop tôt.
Je lui ai même offert
Une tranche de cake au citron,
Confectionnée sur *Puma III*.
Une simple offrande,
Que j'ai jetée dans l'eau.
J'ai accepté
Que la souffrance de son absence
Ne disparaîtra jamais.

J'ai laissé le cancer derrière moi,
Et accepté son héritage.
La peur,
Qui ressurgira parfois.

Je sais aujourd'hui
Que j'ai besoin de vibrer,
Avec l'eau, la terre, le ciel,
Avec les éléments.
Surtout,
Avec celles et ceux que j'aime,
Pour sentir la symphonie de la vie couler en moi.

Saint-Luc, le 14 avril 2020

Petit lexique marin des termes employés dans le Journal de bord

Accastillage	Ensemble de pièces en métal, plastique ou bois qui sont fixées sur le pont, comme les taquets, les chaumards, le davier, les winches ou cabestans.
Allure	Angle de route du bateau par rapport à la direction du vent.
Amure	Côté du bateau par lequel il reçoit le vent («bâbord amures», lorsque le vent vient de bâbord; «tribord amures», lorsque le vent vient de tribord).
Bon plein	Allure du voilier qui correspond environ à un vent venant d'entre 45° et 60° par rapport à son cap.
Avitaillement	Ensemble des provisions embarquées à bord d'un navire.
Déventer	Soustraire un navire ou une voile de l'emprise du vent.
Drisse	Élément du gréement courant, servant à hisser ou affaler une voile.
Écoute	Bout (cordage) servant à régler l'angle d'une voile par rapport au vent.
Empannage	Changer d'amure vent arrière.
Équipet	Petit casier de rangement pour les petites affaires.
Étai	Élément du gréement, soutenant le mât sur l'avant.
Ferler	Action de plier une voile.
Foc	Voile située en avant du mât.
Grain	Vent fort à très fort et de courte durée, associé à un changement brusque de direction et souvent accompagné de pluie ou de grêle.
Grand largue	Sur un voilier, allure par laquelle le vent provient de 3/4 arrière.
Gennaker	Voile d'avant intermédiaire entre le génois et le spinnaker asymétrique qu'on peut utiliser par vent modéré venant de l'arrière (allure portante).
Génois	Voile à grand recouvrement dont la chute va derrière le mât et superpose en partie la grand-voile.

Gréement	Ensemble des mâts, étais et voiles d'un voilier.
Hauban	Élément du gréement dormant d'un voilier, soutenant un mât latéralement.
Jupe	Prolongement de la coque arrière du bateau juste au-dessus de la surface de l'eau formant une sorte de marchepied.
Lof (lofer)	Rapprocher l'axe du bateau du lit du vent (de la direction d'où souffle le vent). Le contraire est abattre.
Mille	Unité de mesure maritime correspondant à 1852 m.
Nœud	Unité de mesure de vitesse en mer, correspondant à un mille marin à l'heure, soit 1,852 km/h.
Pare-battage	Dispositif (en général un gros boudin) permettant aux bateaux d'éviter de se toucher les uns les autres quand ils sont au port.
Pétole	Absence de vent et mer étale.
Portant	Le voilier est au portant quand le vent vient de l'arrière, donc le portant regroupe les allures de travers à vent arrière.
Près	Le voilier est au près quand le voilier remonte au vent, donc le près regroupe les allures de travers à vent debout.
Ris	Système pour diminuer la surface d'une voile, par plis (prise de ris).
Safran	Partie immergée et pivotante du gouvernail permettant d'orienter le bateau.
Sous-toilé	Le voilier est limité en vitesse car il n'y a pas assez de surface de voile.
VHF	Abréviation de *Very High Frequency* («très haute fréquence»). Nom donné à un système de communication qui utilise des ondes métriques et qui s'adapte particulièrement à la navigation côtière. Ce système possède entre autres un canal de sécurité (canal 16) qui dispose d'une veille fonctionnant 24 h/24.
Waypoint	Désigne, en navigation, un point de la route à atteindre où doit avoir lieu un changement de cap.
Winch	Treuil manuel ou électrique pour manœuvrer les voiles d'un navire.

Remerciements

Je remercie du fond du cœur pour leur contribution à cet ouvrage

Équipage r'Ose Transat : Muriel Andrey Favre, skipper, Carine Clément Wiig, médecin à bord, Caroline Ackermann, Francesca Argiroffo, Stéphane Couty, Nadège Schriber, Nicole Strub, Veronika Bertin, équipière remplaçante

Spécialistes : Dre Carine Clément Wiig, Dre Marie-Christine Gailloud-Mathieu, Dr Didier Jallut, Pr. Bernard Thorens, Ph.D.

Photographes : Caroline Ackermann, Germain Arias-Schreiber, Anne Beaugé, Wiktoria Bosc

Lithographie : Anne Beaugé

Édition des textes et transcription des entretiens : Andréane Leclercq

Graphiste : Anne Kummli

Les Éditions Favre, en particulier Sophie Rossier, mon éditrice, pour son enthousiasme, sa confiance et sa bienveillance ainsi que Sylviane Deriaz et Aline Lehmann

Les membres du comité de l'association Heureuse qui comme…

Véronique Berney, Me Emmanuèle Argand, Dre Stéphane Couty, Elisabeth Assal, Dre Irène Iselin ainsi que Kathleen De Baets Druart, Enfin Finance

La Loterie Romande pour son soutien à cet ouvrage

Je remercie du fond du cœur les personnes qui m'ont accompagnée tout au long de l'aventure r'ose Transat

Ma famille, mes amies et mes amis

Samantha Polgar et Stéphane Couty, **mes rencontres de l'Univers**

Markus Burkhardt

Aurélia Roura Mouraud, **notre chargée de communication** et le navigateur Alan Roura, **parrain de r'Ose Transat**

L'équipe de production du film *Voir la terre respirer,* Sophie Inglin, réalisatrice, Amélie Piano, Spicy Motion, Nicolas Renault, Spicy Motion

Sophie Wietlisbach, **graphiste**

Les diverses sociétés, institutions et fondations. En particulier:

Alias Partners, Maxime de Raemy, qui nous a permis de rêver plus fort, Pierre Chèvre, Susy dos Santos, leurs collaboratrices et collaborateurs

Réseau Lausannois du Sein, Dr Didier Jallut, Dre Carine Clément Wiig, Dr Abderrahim Zouhair, grâce auxquels j'ai pu réaliser mon rêve

Clinique La Source, Dimitri Djordjèvic, Alison Hick Duvoisin, Véronique Déforel

Hôpital de La Tour, Rodolphe Eurin, Dre Antonella Valiton, Chiara di Lella, Gregory Bolard, Dr Ambroise Champion

CHUV, Pr. Pierre-François Leyvraz, Dr Khalil Zaman

SONGe, Dre Anne Hügli

Centre Assal, Dr Mathieu Assal, Dre Lisca Drittenbass

Fondation Francine Delacrétaz, Dre Marie-Christine Gailloud-Mathieu, Florence Dizdari

HUG, Bertrand Levrat, Agnès Reffet

Helly Hansen, Jean-Marie Ebener

Commune de Pregny-Chambésy, Philippe Pasche

Lagoon, Construction navale Bordeaux, Alexandre Dauberville

Advanced Tracking, Christophe Allan, grâce à qui nous avons pu partager des messages et des images pendant notre traversée

Star Voyage Antilles, Thibaud Bouffard

Barbosa Sàrl, Xavier Barbosa

Voile Évasion, Fabienne et Cyril Lanfranchi

Hissez Ô, Amanda Mahieux

Les conjoints et les compagnons des membres de l'équipage: Hervé Favre, Vincent Ciletti, Didier Gevaux, Christian Keller, Christian Kern, Patrick Schriber, Daniel Bertin

Et aussi

Cécile Beal, Anne-Lise Berger Bapst, Laurence Bezaguet, Sylvia Bonanomi, François Bryand, Marie-Gabrielle Cajoly, Maya Chelmis, Annick Chevillot, les membres de l'association Crisalide, Amparo Cruchon, Margaux Delley, Laura Doria, Stéphane Emery, Denis Gaillard, Olivier Gallandat, Alain et Joëlle Gervaix, Marcel Goehring, Nicolas Grange, Anna Hellman, Fleur Helmig, Carole Hubscher, Pr. Christophe Iselin, Carole Jallut, Marie Jallut, Maël Jallut, Pierre-Yves Jorand, Apolline Jouve, Cristiana Juge, Anne-Marie Maillefer, Pr. Pierre-Yves Martin, Amanda Mahieux, Quentin Mayerat, Saskia Meier, Serge Michel, Pierre Moizan, Géraldine Müller Maras, Marielle Morerod, Ksenija Pavletic, Elisabeth de Pin, Sébastien Perrin, Isabelle Peyrot Perdrizet, Laure Pingoud, Nicole Pomezny, Alexandre de Raemy, Sylvia de Raemy, Pierre Ratajski, Daniel Rossier, Eliane Rossier, Florence Ruffetta, l'association des Saturnales, Dre Doris Schmitter, Nathalie Seiler, Nadia Spang, Michèle et Philippe Thorens, Pr. Jean-Daniel Tissot, Alec Tournier, Blaise Triponex, Evelyne Vuaridel, Marceline Vuaridel, Marc-Daniel Wachtl

Et toutes celles et ceux, si nombreuses et nombreux, qui ont participé à ce projet de près ou de loin en le soutenant, et qui se reconnaîtront.

Sponsor principal

alias PARTNERS
gestion de patrimoine

Sponsors

Clinique de La Source Lausanne

La Tour Medical Group

CHUV Centre hospitalier universitaire vaudois

CENTRE ASSAL DE MÉDECINE ET DE CHIRURGIE DU PIED

Réseau Lausannois du Sein

songe Réseau de sénologie et onco-gynécologie genevois

Fondation Francine Delacrétaz

HUG Hôpitaux Universitaires Genève

LAGOON

PREGNY-CHAMBÉSY

Fournisseurs

Partenaire communication et géolocalisation satellite

inmarsat

advanced tracking

We.Stream www.we.stream

Coups de cœur

Écouter ce titre sur YouTube

Il rock di Capitan Uncino, d'Edoardo Bennato

C'est Caroline qui nous a fait découvrir ce titre un jour après avoir quitté les Canaries, pendant que nous préparions le repas. Un souvenir marquant. La musique à plein tube, habitées par une joie de vivre extraordinaire et merveilleuse qui a rempli chacune de nos cellules, nous avons toutes commencé à danser.

Quand je ferme les yeux en écoutant ce morceau, j'arrive encore à ressentir dans tout mon être le bonheur prodigieux que j'ai ressenti à cet instant précis.

Visionner ce titre sur YouTube

La tristitude, d'Oldelaf, single de l'album « Le monde est beau », 2011

Francesca a fait découvrir ce hit à tout notre équipage. Avant d'arriver au Cap-Vert, chaque fin de journée, au moment de prendre l'apéro, nous lui demandions de nous faire écouter cette chanson, jusqu'au jour où... son smartphone s'est cassé. Ce qui a généré une immense frustration chez nous toutes. Si bien qu'une après-midi, comme des personnes en manque de leur drogue, Muriel et moi, bien que nous nous l'étions interdit jusque-là, avons tenté d'écouter ce titre en streaming via la liaison satellite. Heureusement, la connexion était mauvaise. Après le refrain, la communication a été coupée. Ce n'était pas raisonnable de gaspiller de précieuses données, même si notre accès aux communications était illimité.

Fondation Francine Delacrétaz

Soutient les femmes touchées par le cancer du sein
https://fondationfrancinedelacretaz.ch

Film documentaire sur l'aventure r'Ose Transat

Voir la terre respirer, un film de Sophie Inglin, 2020

Nadège, Caroline, Nicole et Elisabeth racontent comment elles ont vécu la traversée de la maladie et comment le projet r'Ose Transat, porteur d'espoir, a été un déclencheur pour rebondir vers un nouveau cap.

Informations : www.rosetransat.com